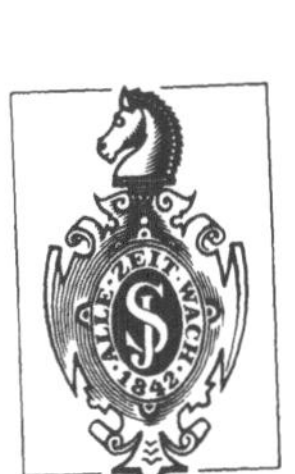

Hansjörg Schütz

Spontane intrazerebrale Hämatome

Pathophysiologie, Klinik und Therapie

Mit Beiträgen von
B. Lochner und R. Schönmayr
sowie einem Geleitwort
von W. Dorndorf

Mit 80 Abbildungen

Springer-Verlag
Berlin Heidelberg New York
London Paris Tokyo

Priv.-Doz. Dr. med. Hansjörg Schütz
Neurologische Klinik
am Zentrum für Neurologie und Neurochirurgie
der Justus-Liebig-Universität
Am Steg 18, 6300 Gießen

Dr. med. Bernd Lochner
Arzt für Radiologie
Mainzer Landstraße 191, 6000 Frankfurt 1

Priv.-Doz. Dr. med. Robert Schönmayr
Neurochirurgische Klinik
am Zentrum für Neurologie und Neurochirurgie
der Justus-Liebig-Universität
Klinikstraße 29, 6300 Gießen

ISBN-13:978-3-540-18633-5   e-ISBN-13:978-3-642-73246-1
DOI: 10.1007/978-3-642-73246-1

CIP-Titelaufnahme der Deutschen Bibliothek
Schütz, Hansjörg:
Spontane intrazerebrale Hämatome: Pathophysiologie, Klinik u. Therapie / Hansjörg Schütz. Mit Beitr. von
B. Lochner u. R. Schönmayr sowie e. Geleitw. von W. Dorndorf. – Berlin; Heidelberg; New York; London;
Paris; Tokyo: Springer, 1988
ISBN-13:978-3-540-18633-5

Gesamtherstellung: Brühlsche Universitätsdruckerei, Gießen
2125/3130-543210

*Meiner Frau Helene und
meinen Töchtern Sarah
und Olivia gewidmet*

Geleitwort

Bildgebende Verfahren haben die Diagnose spontaner intrazerebraler Hämatome perfektioniert. Nie zuvor konnten Lokalisation, Größe und Auswirkungen der Blutungen mit solcher Präzision erfaßt werden wie heute. Damit sind die Grundlagen geschaffen worden für eine neue Definition des Spontanverlaufs der Krankheit, der Kriterien, die ihn beeinflussen und der Risikofaktoren, die für Hirnblutungen prädisponieren. Mehr Gewißheit darüber hat sich schon immer für die Prävention einer Krankheit und ihre Behandlung gelohnt.

Fortschritten der Therapie ist ein Rückgang der Sterblichkeit an intrazerebralen Hämatomen in den letzten Jahrzehnten zu verdanken. Die bessere Akutversorgung vital gefährdeter Patienten auf neurologischen Intensivstationen und die verbesserte Technik, lebensbedrohliche Komplikationen beherrschen zu können, haben gewiß dazu beigetragen.

Schütz hat die Pathophysiologie, Klinik und Therapie spontaner intrazerebraler Hämatome dem heutigen Stand des Wissens entsprechend zusammengefaßt. Beiträge zwei weiterer Autoren über die diagnostische Aussagekraft der Magnetresonanztomographie und die Möglichkeiten und Grenzen neurochirurgischer Intervention ergänzen das Werk. Grundlage der Darstellung sind Erfahrungen an 250 Kranken. Selten sind Daten aus einem Kollektiv dieser Größenordnung mit einwandfrei gesicherter Diagnose während der letzten 20 Jahre zusammengestellt worden.

Das Thema darf die Aufmerksamkeit der Neurologen, Neurochirurgen und Internisten gleichermaßen beanspruchen. Dem Buch ist weite Verbreitung zu wünschen zum Nutzen der Wissenschaft und für das Wohl der Kranken.

Gießen, Januar 1988   Wolfgang Dorndorf

Vorwort

"New clues to an old entity"
L. R. Caplan

Wer sich in den letzten 10 Jahren eingehender mit den spontanen, d. h. nicht verletzungsbedingten intrazerebralen Blutungen beschäftigt hat, erlebte einen erstaunlichen Wandel dieses altbekannten Krankheitsbildes. Der klassische Krankheitsverlauf der Hirnmassenblutung ist heute schon fast die Ausnahme geworden. Nur noch wenige Kranke gelangen in die Klinik, nachdem sie bei lange bekanntem Bluthochdruck plötzlich bewußtlos zusammengebrochen sind, und bieten bei der Aufnahme das charakteristisch gerötete Gesicht, die forcierte Atmung, das „Tabakblasen" und das „breite Bein" auf der gelähmten Körperhälfte. Auch ist der schon Stunden nach Beginn eintretende zentrale Atemstillstand selten geworden.

Heute ist die Sterberate der Betroffenen nur noch knapp halb so hoch wie vor Jahren. Viele Überlebende erholen sich besser als erwartet. Die operative Intervention ist selbst bei Kleinhirnhämatomen seltener erforderlich. Sogar schwere Brückenblutungen, die früher nahezu immer letal verliefen, werden mit z. T. überraschend gutem Rehabilitationsergebnis überwunden. Außerdem ist der Anteil der intrazerebralen Blutungen bei Hypertonie kleiner geworden, während die Anzahl der nichthypertoniebedingten intrazerebralen Blutungen anstieg. Die zerebrale Amyloidangiopathie der älteren Menschen tritt in zunehmendem Maße in den Blickpunkt des Interesses. Durch die Magnetresonanztomographie lassen sich biochemische Veränderungen innerhalb eines intrazerebralen Hämatoms erkennen.

In diesem Buch wird versucht, einen möglichst breiten Überblick über das bisherige Wissen und die neueren Erkenntnisse auf dem Gebiet der Hirnblutungen zu vermitteln. Der eigene Beitrag zu diesem Thema besteht aus einer retrospektiven Untersuchung der Krankheitsverläufe von 251 Kranken aus den Jahren 1980–1984. In zwei weiteren Beiträgen von Herrn Dr. med. B. Lochner und Herrn Prov.-Doz. Dr. med. R. Schönmayr werden die diagnostischen Möglichkeiten der Magnetresonanztomographie dargestellt bzw. der derzeitige Stand der operativen Behandlung aufgezeigt.

Herrn Prof. Dr. W. Dorndorf danke ich für Anregungen und Ratschläge sowie dafür, daß er mir die notwendige Zeit zur Ausarbeitung des Themas eingeräumt hat. Herrn Prof. Dr. H. Gänshirt, meinem ersten neurologischen Lehrer, der mich auch vor Jahren zur Beschäftigung mit diesem Thema ermutigt hat, bin ich dankbar für die Überlassung eines Teils der ausgewerteten Krankengeschichten. Weiterhin verdanke ich Herrn Prof. Dr. A. Agnoli einen großen Teil der Computertomographien und Herrn Prof. Dr. B. Schachenmayr die pathoanatomischen Abbildungen. Frau U. Hopf und Frau A. Valenta sowie Herr K. Kunz haben die umfangreichen Fotoarbeiten bzw. einen Teil der Graphiken hergestellt. Mein Dank gilt auch Frau P. Keil für ihre Hilfe bei der Abfassung des

Manuskripts. Schließlich danke ich allen Ärzten der Neurologischen Universitäts-
klinik Gießen für ihre kollegiale Hilfe und für manche kritische Anmerkung.

Gießen, im Frühjahr 1988   Hansjörg Schütz

Inhaltsverzeichnis

Inhaltsverzeichnis

1 Historischer Überblick

Nach Zülch (1961) sind spontane intrazerebrale Hämatome im menschlichen Körper einzigartige Ereignisse und kommen außer im Gehirn in keinem anderen Organ mehr vor. Wie weit die Kenntnis der nicht verletzungsbedingten Hirnblutungen in der Medizingeschichte zurückreicht, wissen wir nicht. Ob sie vielleicht schon Anlaß waren für die bis zum Beginn unserer Zeitrechnung auch in unserem Raum noch ausgeübten prähistorischen Schädeltrepanationen, ist nicht mehr zu klären, da keine schriftlichen Aufzeichnungen überliefert sind. Den Ärzten des Altertums und des Mittelalters jedenfalls waren spontane intrazerebrale Hämatome unbekannt. Hippokrates (460–370 v. Chr.) nahm zwar verschiedene Ursachen des Schlaganfalls an, generell vermutete er jedoch eine Überhitzung der Blutgefäße im Gehirn, die zum Andrang von Schleim (Humor phlegmaticus) oder zu einem Fluß der schwarzen Galle im Gehirn führe (McHenry 1969). Auch Galen (131–201), der große neuroanatomische Kenntnisse besaß, waren spontane intrazerebrale Hämatome unbekannt. Im Gegensatz zu den geringen pathoanatomischen Kenntnissen der damaligen Zeit waren den Ärzten jener Epoche, wie z. B. Paul von Aegina (625–690) und Caelius (5. Jahrhundert) schon verschiedene Schweregrade und Verlaufsformen der Apoplexie bekannt (Creutz 1966). Die scholastische Medizin und die Medizin der Renaissance trugen, aufgrund ihres geringen Interesses an Autopsien, wenig neue Erkenntnisse bei. Erst als im 17. Jahrhundert die Anzahl der Körpersektionen stieg, wurde der pathoanatomische Hintergrund des Schlaganfalls langsam deutlicher.

Einer der ersten, in der damaligen Zeit wohl auch der berühmteste Kranke mit einem intrazerebralen Hämatom war Marcello Malpighi (1628–1694), der die mikroskopische Pathologie begründete und die Kapillaren und roten Blutkörperchen entdeckte. 4 Jahre vor seinem Tode erlitt er eine Lähmung der rechten Körperhälfte und starb, nachdem auch eine Lähmung der linken Körperhälfte aufgetreten war. Die von Baglivi (1666–1703) vorgenommene Autopsie ergab eine Blutung im rechten Seitenventrikel, während sich in der Nähe des linken Seitenventrikels eine ältere hämorrhagische Zyste befand (Fazio 1983).

Die wichtigste Entdeckung dieser Zeit machte jedoch der heute wenig bekannte, aus Schaffhausen stammende Leibarzt am Württembergischen Hof in Stuttgart, Johann Jacob Wepfer (1620–1695), der die ersten exakten Beschreibungen von 4 Patienten mit Schlaganfällen, verursacht durch intrazerebrale Hämatome, lieferte (Wepfer 1658) (Abb. 1). Gestützt auf Harveys Entdeckung des Blutkreislaufs erkannte er, daß Karotiden, Vertebralarterien und Jugularvenen Zu- und Abflüsse des Hirnkreislaufes sind und daß Schlaganfälle durch eine Behinderung dieses Blutflusses entstehen. Außerdem erkannte er, daß livide Gesichtsfarbe und harter, unregelmäßiger Pulsschlag zu Hirnblutungen prädisponieren. Ihm blieb jedoch unbekannt, daß sich die Hämatome immer in der der Lähmung gegenüberliegenden Hirnhälfte befanden.

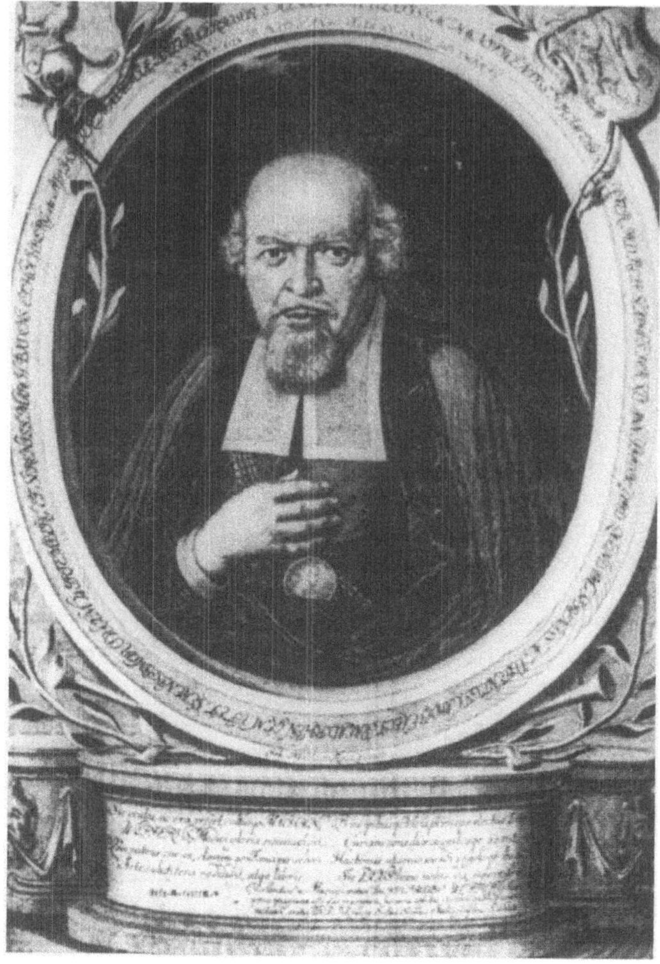

Abb. 1. *Johann Jacob Wepfer* (1620–1695) aus Schaffhausen, Schweiz, der 1658 eine der ersten wissenschaftlichen Veröffentlichungen über spontane intrazerebrale Hämatome verfaßte

Der nächste Fortschritt gelang erst 100 Jahre später Giovanni Battista Morgagni (1682–1777), der als erster systematisch Sektionsbefunde mit klinischen Symptomen verglich und so feststellte, daß die Schädigung im Gehirn auf der Gegenseite der Lähmung lag (Morgagni 1961). Er unterschied sanguinöse und seröse Apoplexien. Als Ursache der Hirnblutungen vermutete er die Ruptur eines Aneurysmas und nahm an, daß Hirnschlagadern schwächere Wände haben als andere Arterien, so daß schon eine geringe Wanddehnung zur Ruptur führen könne. Er beobachtete auch, daß die weiche Hirnsubstanz von der austretenden Blutmasse sowohl verdrängt als auch zerrissen wird und schloß daraus, daß die Größe des Hämatoms vom Durchmesser des Gefäßes sowie von der Größe der Rupturstelle und der Konsistenz des Gehirns abhängt. Weiterhin stellte er fest, daß Hämatome in das Ventrikelsystem einbrechen und bis zur Hirnoberfläche vordringen können. Ferner wies er darauf hin, daß Hirnblutungen gelegentlich überlebt werden, da er auch abgekapselte, ältere, hämorrhagische Zysten entdeckte. Als Therapie empfahl er den Aderlaß, um die Kraft des Herzens und der Schlagadern zu schwächen und dadurch ein Größerwerden des Hämatoms zu verhindern.

In den folgenden Jahrhunderten bis zur Mitte des 19. Jahrhunderts galt das Interesse der meisten Neurologen den zerebrovaskulären Verschlußkrankheiten. Nur wenige Ärzte, darunter Antoine Serres (1787–1867) (Serres 1819), Cayne (1812) sowie Cooke (1819) und vor allem John Abercrombi (1781–1844) beschäftigten sich mit der Erkennung und Behandlung spontaner intrazerebraler Hämatome (Abercrombi 1828; McHenry 1969).

1866 machten Charcot u. Bouchard eine der bis heute entscheidendsten Entdeckungen auf dem Gebiet der spontanen intrazerebralen Hämatome (Charcot u. Bouchard 1868). Jean Martin Charcot gilt nicht nur als einer der bedeutendsten französischen Neurologen, sondern auch als einer der Begründer der Neuropathologie. Er überwachte persönlich die Autopsien in der von ihm geleiteten Salpetrière. Neben wichtigen neurologischen Beobachtungen gelangen ihm mit relativ einfachen Mitteln in einer Reihe von Krankheiten grundlegende neuropathologische Entdeckungen, wie z. B. bei der amyotrophen Lateralsklerose, der multiplen Sklerose, der Tabes dorsalis, der Poliomyelitis anterior und verschiedenen Formen der Muskeldystrophie. Mit Henri Bouchard untersuchte er Gehirne von Patienten, die an spontanen intrazerebralen Hämatomen gestorben waren. Ihre Technik war einfach: Auf der Suche nach einer Blutungsquelle wuschen sie das geronnene Blut und das umliegende Hirngewebe vorsichtig unter fließendem Wasser aus. Dabei zum Vorschein kommende Gefäßfragmente wurden mikroskopisch untersucht. Sie stießen dabei auf eine Vielzahl winziger Gefäßdilatationen, welche sie als *miliare Aneurysmen* bezeichneten und von denen sie annahmen, daß ihre Ruptur solche Hirnblutungen auslöse (Abb. 2).

Charcots Theorie von der Entstehung spontaner intrazerebraler Hämatome blieb lange Zeit unangefochten. Erst 1909 stellte Ellis die These auf, daß es sich bei den beschriebenen Strukturen nicht um echte Aneurysmen handele, sondern um kirschförmige Blutkoagel, die bei der Ruptur von Gefäßwänden entstanden waren (Ellis 1909). Auch Pick bestätigte dies und sprach von Aneurysmata spuria (Pick 1910).

In den folgenden Jahrzehnten wurde die Aneurysmatheorie nahezu vollständig verlassen. Die schon früher geäußerte Ansicht, daß spontane intrazerebrale Hämatome durch Einblutungen in vorgeschädigtes Hirngewebe entstehen, gewann an Bedeutung (Rouchoux 1844). Besonders richtungsweisend erwiesen sich die Veröffentlichungen von Rosenblath, der postulierte, daß bei Hochdruckkrisen ein unbekannter, möglicherweise renaler Faktor umschriebene Hirnbezirke so stark schädige, daß es zu einer Sickerblutung aus nekrotischen Kapillarwänden komme, welche zu einem großen Blutungsherd konfluieren (Rosenblath 1918, 1927). Westphal erweiterte diese Theorie dahingehend, daß die primäre Gefäßwandschädigung durch Angiospasmen infolge einer Hochdruckkrise entstehe (Westphal 1932). Die Gefäßspasmen führen zu Ischämie und Nekrosen des Hirngewebes und der Gefäßwände. Nach Lösung des Spasmus erfolgten dann viele kleine Blutungen in das zerstörte Gewebe hinein, die sich zu Massenblutungen ausweiten (Böhme 1927; Scholz u. Nieto 1938). Schließlich formulierte Schwartz,

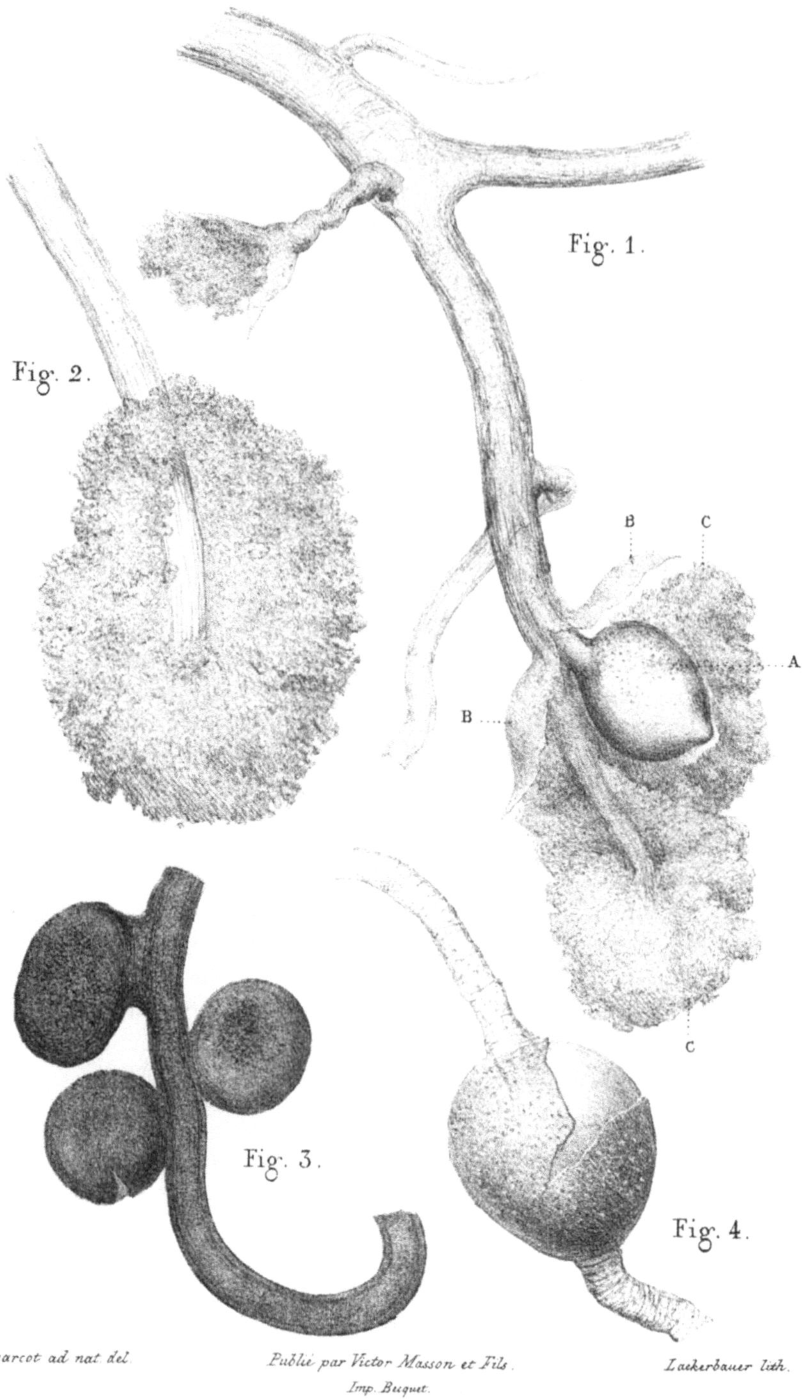

Abb. 2. *Miliare Aneurysmen*. Kopie der Originalzeichnung von Charcot u. Bouchard (1868). Es sind verschiedene Gefäßfragmente mit unterschiedlich ausgebildeten Aneurysmen dargestellt, durch deren Ruptur nach Auffassung von Charcot u. Bouchard intrazerebrale Massenblutungen ausgelöst werden

daß ischämische Hirninfarkte, hämorrhagische Infarkte und spontane intrazerebrale Hämatome nur unterschiedliche Folgen eines sog. angiospastischen Insultes seien (Schwartz 1930).

Als sich diese heftig diskutierten Theorien schließlich durch die Untersuchungen von Rühl, Fahr und Anders als unhaltbar erwiesen (Anders u. Eicke 1939; Fahr 1937; Rühl 1927), vertrat vor allem Spatz wieder die Auffassung, daß Hirnblutungen durch eine Gefäßruptur verursacht werden (Spatz 1939). Er hielt jedoch an der Bedeutung des Angiospasmus für die Entstehung der Gefäßschäden fest, verstand jedoch darunter eine chronische Gefäßwandverengung durch konstant erhöhten Blutdruck (Bayliss-Effekt). Dieser Vorgang führe auf Dauer zu einer Hyalinose mit Bildung von fusiformen Aneurysmen, die schließlich rupturieren (Green 1930; Scholz 1938). Hingegen betonte Zülch weiterhin die Bedeutung akuter Hochdruckkrisen und die dadurch entstehenden Gefäßwandnekrosen und führte damit die bis heute andauernde Debatte fort, inwieweit exogene Faktoren über einen Blutdruckanstieg intrazerebrale Hämatome auslösen können (Zülch 1961, 1971).

2 Heutige Theorien über die Entstehung spontaner intrazerebraler Hämatome

Auch heute ist die wissenschaftliche Diskussion über die Entstehung spontaner intrazerebraler Hämatome noch nicht abgeschlossen. Wie zu Beginn der Epoche der modernen Medizin vor ca. 130 Jahren ist umstritten, ob intrazerebrale Hämatome durch Ruptur kleiner Aneurysmen oder durch das Zusammenfließen kleiner Sickerblutungen entstehen.

2.1 Mikroaneurysmen

Die Wiederentdeckung der Mikroaneurysmen verdanken wir R. W. Ross Russell. Er verglich 1963 in einer Gruppe von älteren normotonen Patienten und einer Gruppe von Hypertoniekranken die Gefäßdurchmesser von Arterien in verschiedenen Hirnregionen anhand von Post-mortem-Arteriographien mit Bariumsulphat. Überraschenderweise entdeckte er dabei eine große Zahl sackförmiger Erweiterungen kleiner Hirnarterien und konnte dadurch erstmals seit Charcot und Bouchard echte Mikroaneurysmen nachweisen. Ihre Anzahl schwankte individuell zwischen 1 und 20. Sie kamen bevorzugt im Putamen, im Globus pallidus, Thalamus, Nucleus caudatus und der Capsula interna, seltener im subkortikalen Marklager vor. Alle Fälle mit mehr als 10 Mikroaneurysmen hatten eine Hypertonie. Betroffen waren nur die kleinen Arterien mit einem Durchmesser zwischen 100 und 300 µm, während die Hauptstämme der lentikulostriären Gefäßgruppe frei waren. Mikroskopisch waren die Muskelschicht der betroffenen Gefäße verdünnt und die elastischen Anteile gelichtet. Die Mikroaneurysmen selbst hatten einen Durchmesser von 300–900 µm. An ihrem Ursprung endete die Muskelschicht der Gefäßwände abrupt, während die Elastika noch in den Anfangsteil des Aneurysmas hineinreichte. Die Aneurysmawand bestand praktisch nur noch aus Intima und Adventitia. Manche Mikroaneurysmen hatten extrem dünne Gefäßwände. Bei anderen war die Gefäßwand durch Einlagerung von Fibrin und Wucherung von Kollagen im Sinne einer fribrinoiden Degeneration verdickt. Außerdem waren sowohl intra- als auch extramural Spuren früherer Mikroblutungen erkennbar. Bei einigen Mikroaneurysmen war fast das gesamte Gefäßlumen thrombosiert (R. W. Ross Russell 1963) (Abb. 3).

Die Entstehung dieser zuvor lange Zeit bezweifelten Mikroaneurysmen wurden entweder durch eine kongenitale Wandschwäche der Lamina muscularis der betroffenen Arterien erklärt oder durch eine besondere Disposition der Hirnarterien zur Bildung von Mikroaneurysmen. Die unterschiedliche Wanddicke der Mikroaneurysmen wurden als Entwicklungsstufen einer fortschreitenden Gefäßerkrankung interpretiert. Begünstigt durch eine chronische Hypertonie komme es anfangs zu einer Ruptur der Lamina muscularis und der Elastika. Die dadurch

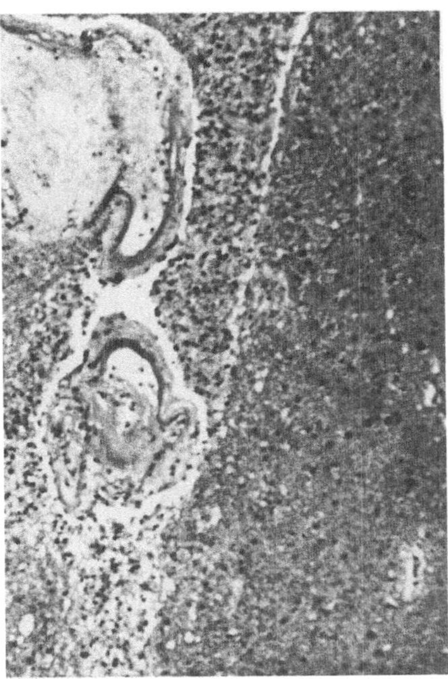

Abb. 3. *Mikroaneurysmen. Oben:* Kleine intrazerebrale Arterien mit rupturiertem Mikroaneurysma und lumenverschließender Thrombose. In der Umgebung reichlich Siderophagen nach Blutresorption. *Unten:* Sektorförmige Wandektasie in einem Arterienausschnitt. (Die Abbildung wurde dankenswerterweise von Herrn Prof. Dr. med. Schachenmeyer, Institut für Neuropathologie der Justus-Liebig-Universität Gießen, zur Verfügung gestellt)

entstehende Aussackung der Gefäßwand sei zunächst noch dünn. Mikroblutungen, Austritt von Fibrin oder Proliferation von Kollagen führe zu einer Verdikkung der geschädigten Gefäßwand. Schließlich schieße dieser Selbstheilungsvorgang über das Ziel hinaus und führe zu einer Thrombosierung des Gefäßlumens, das sich im Endstadium ganz verschließen und so einen kleinen, lokalisierten Infarkt oder „Lakune" verursachen kann. Spontane intrazerebrale Hämatome und lakunäre Hirninfarkte sind somit beides die Folge der selben Hirngefäßkrankheit und kommen daher auch nebeneinander in den selben Hirnregionen vor. Beide sind die Folge einer chronischen arteriellen Hypertonie (R. W. Ross Russell 1984).

Ausgedehnte Untersuchungen mittels Post-mortem-Radiographie bestätigten später die Existenz von Mikroaneurysmen vor allem an den kleinen Hirnarteriolen mit einem Gefäßdurchmesser unter 250 μm, vereinzelt auch an Arteriolen bis 500 μm (Cole u. Yates 1967a) (Abb. 4). Abgesehen von den Stammganglien kamen sie vor allem im subkortikalen Marklager und der Brücke, weniger häufig auch in den Kleinhirnhemisphären vor. Wenig oder überhaupt keine Mikroaneurysmen fanden sich im Mittelhirn, dem Hypothalamus und der Medulla oblongata. In manchen Hirnen war die Anzahl der Mikroaneurysmen so groß, daß man von einem regelrechten „Status aneurysmaticus" sprechen konnte (Abb. 5).

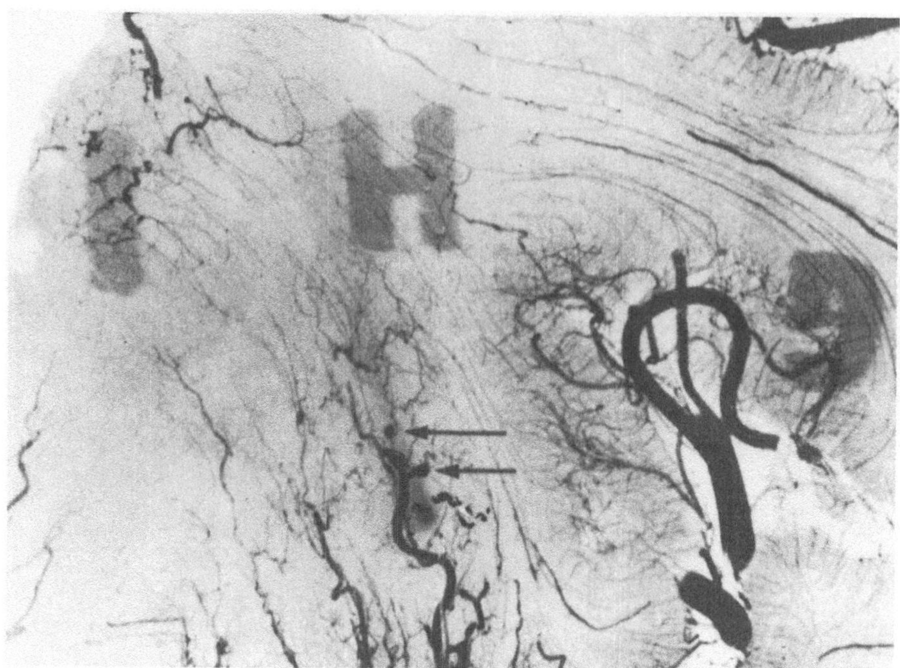

Abb. 4. Zwei mittels Post-mortem-Arteriographie mit Bariumsulfat dargestellte größere *Mikroaneurysmen* im Bereich der lateralen Äste des lentikulostriären Gefäßbaums. (Nach Cole u. Yates 1967 a)

Ausschlaggebend für die jeweilige Anzahl der Mikroaneurysmen waren das Alter der Gestorbenen und das Vorhandensein einer chronischen arteriellen Hypertonie. Unter normotonen Gestorbenen fanden sich erst ab einem Alter von 65 Jahren Mikroaneurysmen. Unter Hypertoniekranken kamen Mikroaneurysmen vereinzelt schon vor dem 50. Lebensjahr vor, unter den 65- bis 70jährigen waren sie in über 70% der Fälle nachweisbar. Insgesamt hatten 35% der Hypertoniekranken Mikroaneurysmen im Vergleich zu nur 7% der Normotonen. In der Umgebung einiger Mikroaneurysmen waren frisches Blut und Blutpigment erkennbar (Cole u. Yates 1967 a, b).

Auch heute noch geht ein großer Teil der Autoren davon aus, daß spontane intrazerebrale Hämatome bei älteren Hypertoniekranken durch die Ruptur von Mikroaneurysmen ausgelöst werden. Für diese Theorie spricht, daß Mikroaneurysmen einen Locus minoris resistentiae darstellen, aus dem Plasma, Blut und Kontrastmittel austreten können. Außerdem kommen sie bevorzugt in den Hirnregionen vor, in denen auch die Mehrzahl der hypertonischen Massenblutungen entstehen. Bemerkenswert ist weiterhin, daß Mikroaneurysmen nur in Hirn- und Retinaarterien vorkommen und auch spontane Hämatome außer im Gehirn und an der Retina in keinem anderen Organ des Menschen auftreten.

Rupturierte Mikroaneurysmen am Rande eines intrazerebralen Hämatoms wurden bisher nur in Ausnahmefällen gesehen. Insbesondere liegt z. Z. noch kein Beweis dafür vor, daß sie neben Mikroblutungen und kleinen lokalisierten Häma-

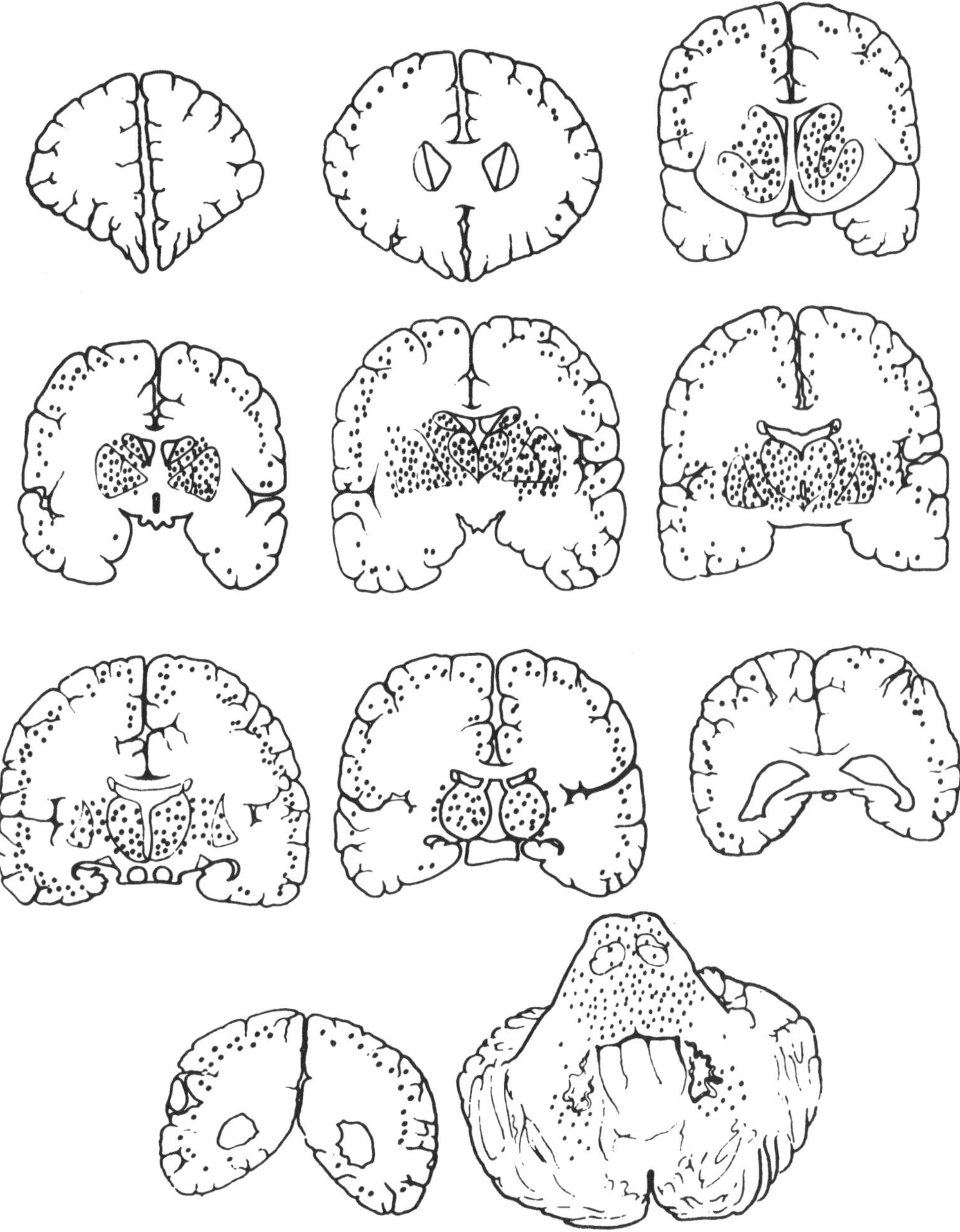

Abb. 5. Verteilung der *Mikroaneurysmen* in den Gehirnen von 53 älteren Individuen (46 Hypertoniker und 7 Normotone). Neben den Stammganglien und dem Thalamus, der Capsula interna, der Brücke und dem Kleinhirn ist vor allem das subkortikale Marklager der hinteren Hirnhälfte betroffen. (Nach Cole u. Yates 1967a)

tomen auch große hypertonische Massenblutungen verursachen können, deren rasche Ausbreitung und oft sehr großes Volumen eher für eine arterielle Blutung aus einem größerkalibrigen Gefäß sprechen, bei denen ja Mikroaneurysmen nicht mehr vorkommen.

2.2 Die Dominotheorie

Die entgegengesetzte Theorie vertrat C. Miller-Fisher mit seiner sog. „Dominotheorie", indem er die Entstehung spontaner intrazerebraler Hämatome auf das an einer Stelle beginnende, serienweise Abreißen kleiner Hirnarterien zurückführte (Fisher 1961).

Er stützte sich dabei auf den Nachweis von innerhalb oder in der Randzone von Blutungshöhlen gelegenen Fibrinkugeln ("fibrin globes"), die er auf Serienschnitten durch eine ca. 3,5 cm große Brückenblutung mikroskopisch nachweisen konnte. Die systematische Aufarbeitung von insgesamt 550 Serienschnitten durch diese Blutung ergab an 24 Stellen zwischen 0,5 und 5 mm dicke, kugelförmige Gebilde, die alle den rupturierten Enden kleiner Hirnarterien von 50–200 µm pfropfartig aufsaßen (Abb. 6). Diese Kugeln enthielten ein zentrales, das rupturierte Gefäß direkt verschließendes Thrombozytenaggregat. Darüber befand sich eine dicke Schale von roten Blutkörperchen, eingeschlossen in ein dichtes Fibrinnetz (Abb. 7). Die Untersuchung einer kleinen Putamenblutung ergab sogar den Hinweis auf einen primären Blutungsort. Hier ragte eine relativ große, rupturierte Arterie, die von einer Fibrinkugel umschlossen war, direkt in die Blutungshöhle hin-

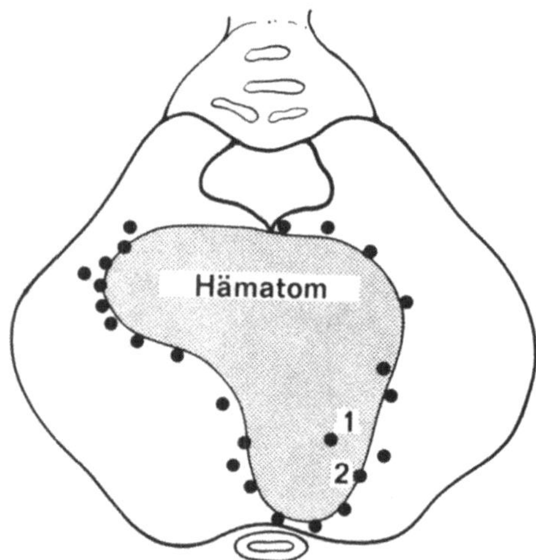

Abb. 6. Schematische Darstellung einer großen paramedianen Brückenblutung. Am Rande des Hämatoms und teilweise in das Koagel hineinragend finden sich 26 fibrinhaltige Verschlußthromben *("fibrin globes")*, die wie Sektkorken kleineren rupturierten Arterien aufsitzen, welche durch das lawinenartig anschwellende Hämatom abgerissen wurden. *1* und *2* sind besonders große Fibrinthromben. (Nach Fisher 1971. Mit freundlicher Erlaubnis des Charles C. Thomas Verlags, Springfield, Illinois.)

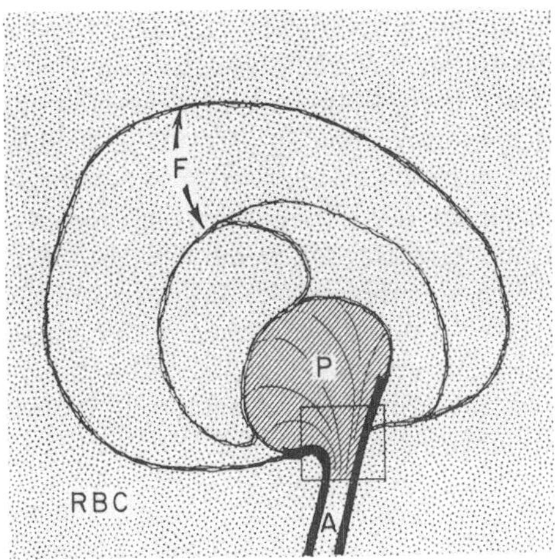

Abb. 7. Schematische Darstellung eines fibrinhaltigen Verschlußthrombus *("fibrin globe")*. *A* rupturierte Arterie, *P* Blutplättchen, *F* Fibrinhülle, *RBC* rote Blutkörperchen, d.h. das Hämatom, in dem der Verschlußthrombus eingebettet war. (Nach Fisher 1971. Mit freundlicher Erlaubnis des Charles C. Thomas Verlags, Springfield, Illinois.)

ein. In den Randzonen befanden sich darüber hinaus mehrere kleine, ebenfalls durch Fibrinkugeln verschlossene Gefäße. Alle rupturierten Arteriolen zeigten schwere hypertonische Gefäßwandveränderungen im Sinne der Lipohyalinose.

Der Autor schloß daraus, daß hypertonische Massenblutungen durch Ruptur einer oder zwei benachbarter kleiner Arteriolen mit weitgehend degenerierter Gefäßwandmuskulatur von 200–500 µm Durchmesser beginnen. Die ausströmende Blutmasse zerreißt nach und nach in einer Art Dominoeffekt weitere in der Nähe liegende kleinere Arterien, so daß die aus vielen kleinen Gefäßen gespeiste Blutung schließlich lawinenartig anschwillt. Als wichtigster Gefäßfaktor ist die Lipohyalinose anzusehen, die generalisiert oder segmental vorkommt und Gefäßrupturen begünstigt. Thrombosierte oder nichtthrombosierte Mikroaneurysmen, perikapillär gelegene Mikroblutungen ("red dots") sowie lakunäre Infarkte, die auch in der Nähe von Massenblutungen vorkommen, sind sekundäre Veränderungen der gleichen schweren hypertonischen Gefäßkrankheit (Fisher 1959; 1971; 1981).

Aus dieser Sicht wären die Charcot-Bouchardschen miliaren Aneurysmen ihrer Funktion nach fibrinhaltige Verschlußthromben, die entstehen, sobald die Blutung zum Stehen gekommen ist. Daß es sich hierbei nicht um echte Aneurysmen infolge schwerer Hypertonie, sondern um kugelförmige Thromben handelt, konnten auch Cole u. Yates (1967a, b, c) bestätigen. Sie fanden solche fibrinhaltige Kugeln nicht nur bei Kranken mit hypertonischen Massenblutungen, sondern auch in der Randzone von Blutungshöhlen jüngerer, normotoner Patienten, die infolge intrazerebraler Massenblutungen durch Ruptur eines Aneurysmas des Circulus arteriosus cerebri gestorben waren. Sie beschrieben zwei Typen von Pseudoaneurysmen. Einmal handelt es sich um kugelförmige, 1 mm bis 5 cm dikke Verschlußthromben, die auffallend denen von Charcot und Bouchard abgebildeten beerenförmigen Aneurysmen glichen. Der zweite Typ waren aufgetriebene, mit der Blutungshöhle direkt in Verbindung stehende Arteriolen, deren Gefäßwände in ihrem unteren Teil vor Einmündung in das Hämatom über eine längere Strecke mit einem dicken, unregelmäßig geformten, bullösen Mantel von Erythrozyten umgeben waren. Auch diese Strukturen hatten große Ähnlichkeit mit den länglichen Aneurysmen der Charcot-Bouchardschen Abbildung (Abb. 2, Fig. 4). Auch sie sind nicht Ursache, sondern Folge der Blutung. Sie entstehen dadurch, daß durch den Druck des Hämatoms Erythrozyten eine Strecke weit retrograd in den perivaskulären Raum abgerissener, in der Umgebung der ursprünglichen Rupturstelle gelegener Arteriolen gepreßt werden. Neben diesen Pseudoaneurysmen fanden sich auch direkt durch den Druck des Hämatoms abgerissene größere Äste des lentikulostriären Gefäßbaums.

2.3 Derzeitiger Stand der Forschung

Wie zu Beginn dieses Jahrhunderts sind die Meinungen über die Entstehung der spontanen intrazerebralen Hämatome auch heute noch geteilt. Vieles, insbesondere ihre Lokalisation in den tiefgelegenen Arteriolen der Hypertoniekranken, spricht immer noch für die These der *miliaren Mikroaneurysmen*. Die überzeugendsten neuen elektronenmikroskopischen Untersuchungen unterstützen jedoch die Richtigkeit der *Dominotheorie*. Eine besondere Schwierigkeit bei der Beurteilung der verschiedenen Gefäßveränderungen im Bereich der Randzone großer Blutungen bereitet jedoch immer noch die Frage, ob es sich bei einem rupturierten Gefäß um die eigentliche Blutungsquelle oder um einen Gefäßabriß infolge der lawinenartig anschwellenden Massenblutung handelt (Gänshirt 1983).

Die neuesten Ergebnisse einer japanischen Gruppe deuten darauf hin, daß die Größe des Hämatoms, wie schon von Morgagni vermutet, vom Gefäßkaliber des rupturierten Gefäßes abhängt. Eine tödlich verlaufende hypertonische Stammganglienblutung entsteht durch Ruptur dicker lentikulostriärer Gefäße zwischen 500 und 800 μm. Kleine lateral gelegene Stammganglienhämatome, die sich gut ausräumen lassen und meist überlebt werden, entstehen aus kleinen, höchstens 300 μm dicken Arteriolen. Die meisten Arteriolen rupturieren direkt an oder in unmittelbarer Nachbarschaft von Gefäßbifurkationen. In den meisten Fällen besteht eine schwere Mediadegeneration mit Abriß der Elastika. Obwohl die Intima dieser Arteriolen häufig verdickt ist, sind die Gefäße infolge lang andauernder Hypertonie dilatiert. *Rupturierte Mikroaneurysmen* fanden sich nur in 2 Fällen, im Gegensatz dazu konnten in insgesamt 61 Fällen rupturierte dickere Arteriolen festgestellt werden. Darüber hinaus fanden sich häufig sekundäre Gefäßabrisse (Takebayaschi u. Kaneko 1983).

Alle bisherigen pathophysiologischen Theorien gehen von einer schweren hypertonischen Gefäßkrankheit aus und können daher gut die Entstehung hypertonischer Stammganglien-, Brücken- oder Kleinhirnhämatome im höheren Lebensalter erklären. In ihrer jetzigen Form reichen sie jedoch nicht aus, z. B. Stammganglienblutungen jüngerer Kranker ohne chronische Hypertonie zu erklären. Es wurde daher die These aufgestellt, daß die Gefahr einer intrazerebralen Blutung im Stadium einer labilen Hypertonie besonders groß sei, da hier die Gefäßwände noch nicht verdickt und gerade entstehende Mikroaneurysmen noch besonders dünnwandig sind und daher leichter zerreißen (Mohr et al. 1978). Außerdem ist denkbar, daß gelegentliche Blutdruckkrisen bei sonst normotonen jungen Patienten im Gehirn direkt zu Gefäßnekrosen führen (Ross Russell 1984).

2.4 Arteriovenöse Mikroangiome

Spontane intrazerebrale Hämatome können auch durch arteriovenöse Mikroangiome verursacht werden. Da es sich hierbei um dysontogenetische Malformationen handelt, werden sie auch als kryptische arteriovenöse und venöse Hamartome bezeichnet (Russell 1954). Pathoanatomisch läßt sich die Gruppe der Mikroangiome noch einmal in arteriovenöse Angiome, kavernöse Angiome, kapilläre Teleangiektasien und venöse Angiome unterteilen (Krayenbühl u. Siebermann 1965; Jellinger 1986). Ihre Erstbeschreibung geht auf Olivecrona (1927) zurück, der bei 3 Patienten mit Hirnblutungen ohne erkennbare Risikofaktoren kleine arteriovenöse Angiome fand. Unabhängig davon wiesen im Jahre 1922 Hawthorne sowie 1928 Craig u. Adson auf Hirnblutungen im jugendlichen und frühen Erwachsenenalter hin, vermutlich ebenfalls verursacht durch kleine Gefäßmißbildungen. Die Existenz solcher oftmals nur mikroskopisch erkennbarer Gefäßmißbildungen wurde später vielfach bestätigt. 1951 definierte Margolis die Rolle der kryptischen Hamartome als eigenständige Krankheit gegenüber anderen Gefäßmißbildungen des Gehirns (Margolis et al. 1951).

Leider besteht bis heute keine Übereinkunft, ab welcher Größe eine arteriovenöse Mißbildung als kryptisches Hamartom bezeichnet werden soll. Ein Teil der Autoren plädiert dafür, alle Angiome unter 20–30 mm so zu nennen. Dagegen werden in der neueren angelsächsischen Literatur nur solche Gefäßmißbildungen als kryptische Angiome bezeichnet, die nicht mehr arteriographisch, sondern nur noch computertomographisch darstellbar sind (Becker et al. 1979; Bell et al. 1978; Bitoth et al. 1982; Cohen et al. 1982; Golden u. Kramer 1978; Shuey et al. 1979; Steiger u. Tew 1984).

Die Besonderheit dieser Mikroangiome liegt darin, daß der weitaus größte Teil bis zur Ruptur klinisch stumm ist. Nur selten verursachen sie schon vor der ersten massiven Blutung chronische oder intermittierende Kopfschmerzen, episodische Herdsymptome und insbesondere epileptische Krampfanfälle. Da sie sich überwiegend in den Hirnlappen befinden, kommt es meist zu Blutungen in der weißen Substanz. Kryptische Hamartome kommen jedoch auch ausnahmsweise in den Stammganglien, dem Kleinhirn und öfters in der Brücke sowie im Mittelhirn vor, wo sie durch rezidivierende Blutungen zu sog. „Schokoladenzysten" führen können (Roberson et al. 1974).

In diagnostischer Hinsicht bereiten sie oft besondere Schwierigkeiten. Einerseits sind sie, wenn überhaupt, selbst in der Vergrößerungsarteriographie bei sorgfältiger Auswertung nur schwer auszumachen (Jensen 1980). Sie können durch ausgetretenes Blut anfangs komprimiert sein und erst im Rahmen einer erneuten Arteriographie nach Resorption des Hämatoms nachweisbar werden. Andererseits können sie auch nach der Ruptur thrombosieren. Paradoxerweise wurde früher die Diagnose auch durch den insgesamt günstigen Verlauf der Hämatome erschwert. Da die Ruptur eines Mikroangioms meist überlebt wird und Rezidivblutungen selten sind, bot sich nur selten die Möglichkeit eines autoptischen Nachweises. Die Einführung hochauflösender Computertomogramme brachte jedoch hier einen entscheidenden Durchbruch. Mittels Kontrastinfusionen sind heute kryptische Hamartome oft zweifelsfrei zu diagnostizieren (Hayman et al. 1981; Kramer u. Wing 1977; Terao et al. 1979). Einen weiteren Fortschritt bedeutet hier auch das Magnetresonanztomogramm (s. Kap. 5 sowie Abb. 62).

Das Erkrankungsalter liegt unter dem der hypertonischen Massenblutung. Verdächtig auf ein Mikroangiom sind Hirnblutungen im jüngeren Lebensalter, besonders wenn keine Risikofaktoren bestehen und das Hämatom außerhalb der Stammganglien lokalisiert ist. Die *Prävalenz* der kryptischen Hamartome ist schwer zu beurteilen. Russell (1954) berichtete über 21 Mikroangiome unter 461 spontanen intrazerebralen Hämatomen. Unter computertomographisch untersuchten Patienten machen sie ca. 10% aller arteriovenösen Mißbildungen aus (Leblanc et al. 1979; Leblanc u. Ethier 1981). Nach McCormick sei ihr Anteil an den Hämatomen ungeklärter Ätiologie zwar beträchtlich, der genauere Prozentsatz sei jedoch nicht zu ermitteln (McCormick u. Rosenfield 1973). Nach Gänshirt bleibt in allen Statistiken ein Bodensatz ätiologisch nicht klassifizierbarer Hämatome, der etwa 10% beträgt. Insbesondere unter den Lobärhämatomen dieser Gruppe befindet sich ein beträchtlicher Anteil von arteriovenösen Mikroangiomen (Gänshirt et al. 1979; s. auch Kap. 13.2).

3 Auslösende Faktoren

Die Frage, ob spontane intrazerebrale Hämatome, ähnlich wie Subarachnoidalblutungen infolge Ruptur eines Aneurysmas, durch äußere Anlässe ausgelöst werden können, ist nicht ohne weiteres zu beantworten. In den meisten Fällen fällt es schwer, den Beginn einer Hirnblutung, die ja nicht notgedrungen akut einsetzen muß, mit einem prägnanten äußeren Ereignis in Zusammenhang zu bringen. Dennoch gibt es Fälle, in denen eine spontane Hirnblutung zweifelsfrei während oder kurz nach einer Situation auftrat, in der, sei es durch körperliche Aktivität oder Erregung, ein Blutdruckanstieg stattgefunden hat. Im folgenden werden einige gesicherte Auslösemechanismen beschrieben. Anschließend werden Untersuchungsergebnisse von Ereignissen und Beobachtungen mitgeteilt, die die Entstehung spontaner Hirnblutungen begünstigen können.

3.1 Amphetaminabusus

Ein Auslösemechanismus ist die Einnahme von Amphetaminen. Die Anzahl der bisher mitgeteilten Fälle ist im Verhältnis zur Verbreitung dieser Drogensucht gering. Am häufigsten wurde Methamphetamin eingenommen, seltener Pseudoephedrin oder Phenylpropanololamin (Kase 1986).

Viele der Betroffenen waren amphetaminabhängig. Einige nahmen jedoch vor solch einer Hirnblutung zum ersten Mal Amphetamine ein, z. B. in Form von Appetitzüglern. Etwa die Hälfte verabreichte sich intravenöse Injektionen. Der Rest nahm es entweder oral oder nasal ein. Meist direkt danach, in seltenen Fällen erst 4–6 h später, wurden die Betroffenen verwirrt, bekamen Kopfschmerzen, Halbseitensymptome oder epileptische Anfälle. Bei der ersten Untersuchung hatte nur ein Teil von ihnen einen erhöhten Blutdruck. In vielen Fällen fehlten jedoch Zeichen einer sympathikotonen Krise.

Die Hämatome befanden sich in der Regel in der weißen Substanz, waren mitunter sehr ausgedehnt und wurden z. T. nicht überlebt (Delaney u. Estes 1981; Goodman u. Becker 1970; Weis et al. 1970; Yarnell 1977). Häufig war das zerebrale Gefäßsystem unauffällig. Manche Patienten hatten im Arteriogramm perlschnurartige Veränderungen an den mittleren und kleinen Hirnarterien, ähnlich der Periarteriitis nodosa. Diese Veränderungen verschwanden nach Kortikoidbehandlung und Drogenabstinenz. Ähnliche Befunde ließen sich auch tierexperimentell reproduzieren. Da sie auch bei Amphetaminabhängigen, die nur Tabletten einnahmen, vorkamen, scheidet eine bakterielle Embolie infolge Endokarditis oder eine toxische Schädigung durch ein unbekanntes Lösungsmittel als Ursache dieser Veränderungen aus. Es wurde daher eine toxische „speed-vasculitis" postuliert, die pathoanatomisch gekennzeichnet ist durch fibrinoide Nekrosen der Media und Intima sowie perivaskuläre Zellinfiltrate (Citron et al. 1970; Harrington et al. 1983).

Als Ursache der Hämatome wird von den meisten Autoren ein plötzlicher, möglicherweise nur passagerer, durch das Sympathikomimetikum induzierter Blutdruckanstieg angenommen (Bessen 1982; Caplan et al. 1982). Andere führen die Hirnblutungen auf die oben beschriebene „speed- oder amphetamin-vasculitis" zurück (Fallis u. Fisher 1985). Eine weitere These besagt, daß es im Rahmen einer wiederholten Amphetamineinnahme zur Bildung von Antikörpern kommt und daß das Hämatom auf eine Immunvasculitis zurückzuführen sei. Dies würde insbesondere die Hämatome erklären, die erst 4–6 h nach der Drogeneinnahme auftreten (Caplan et al. 1982).

3.2 Intrazerebrale Hämatome nach Karotisendarteriektomie

Auch nach der operativen Beseitigung hochgradiger Stenosen der A. carotis interna können spontane intrazerebrale Hämatome auftreten. Zwar kommt diese postoperative Komplikation der Karotisoperation heute nur noch in weniger als 1% aller Eingriffe vor, dennoch wird ein kausaler Zusammenhang zwischen beiden Ereignissen z. Z. nicht mehr bestritten. In den bisher mitgeteilten Fällen entstanden die Hämatome meistens im Gebiet eines vorausgegangenen Hirninfarktes. Hierfür ist der eine von Biller et al. (1984) berichteter Fall typisch. Vor der Operation war im Computertomogramm ein lakunärer Infarkt im Bereich des Linsenkerns erkennbar. 2 Monate nach Beseitigung einer hochgradigen Karotisinternastenose starb der Kranke an einem großen Putamenhämatom in der gleichen Hemisphäre. Bei den anderen Kranken kam es postoperativ jedoch zu einem Hämatom in einem bisher intakten Hirnareal. Beispielsweise erkrankte ein Patient 2 Tage nach der Endarteriektomie einer über 90%igen Karotisstenose an einem Thalamushämatom. Präoperativ bestand ein älterer Hirninfarkt parietookzipital (Biller et al. 1984).

Der zeitliche Abstand zwischen dem operativen Eingriff und dem Auftreten der Hämatome schwankte unter den einzelnen Kranken z. T. beträchtlich. Die Mehrzahl der Patienten erlitt die Hirnblutung innerhalb der ersten 2–4 Tage postoperativ. Es gab jedoch auch Kranke, die erst 2–4 Monate nach dem Eingriff an einer Hirnblutung in der betroffenen Hemisphäre starben. Außerdem bekamen sowohl Kranke mit älteren, als auch mit frischen Hirninfarkten oder kurz vorangegangenen transitorisch-ischämischen Attacken Hirnblutungen.

Die Entstehung der Hämatome wird durch das Zusammentreffen mehrerer Faktoren erklärt, von denen jedoch der plötzliche Blutdruckanstieg in dem poststenotischen Gefäßgebiet der wichtigste zu sein scheint. Caplan postulierte, daß hochgradige Karotisstenosen das poststenotische Gefäßgebiet vor den Auswirkungen einer chronischen Hypertonie schützen. Das bedeutet, daß hier keine oder nur geringfügige hypertonische Gefäßveränderungen entstehen, im Gegensatz zur kontralateralen Hirnhälfte, welche von der frei durchgängigen A. carotis interna versorgt wird. Durch den Wegfall der vorgeschalteten Stenose und dem dadurch bedingten plötzlichen Blutdruckanstieg werden Gefäßrupturen begünstigt (Caplan et al. 1978).

Wahrscheinlich wird die Entstehung eines intrazerebralen Hämatoms nach Karotisendarteriektomie zusätzlich durch passagere Blutdruckkrisen begünstigt, die häufig postoperativ durch Dysregulation der Barorezeptoren im Karotissinus ausgelöst werden (Bowe et al. 1975; Lehv et al. 1970; Solomon et al. 1986; Towne u. Bernhard 1980). Ein weiterer zusätzlicher Faktor ist die Hyperperfusion der betroffenen Hirnhälfte nach Beseitigung einer hämodynamisch wirksamen Karotisstenose (Sundt et al. 1981; Sundt et al. 1983). Schließlich kommt hinzu, daß ein Teil der Kranken mit postoperativen Hirnblutungen Antikoagulanzien erhalten hat (Solomon et al. 1986).

3.3 Saisonale und tageszeitliche Häufung, akute äußere Anlässe

Die entscheidende Rolle der chronischen arteriellen Hypertonie bei der Entstehung spontaner intrazerebraler Hämatome ist unbestritten. Der Anteil der Hypertoniekranken unter den Hämatompatienten schwankt, je nach Untersuchung, zwischen 56 und 80%. Darüber hinaus läßt sich vermuten, daß insbesondere bei vorhandener Hypertonie ein Hämatom direkt durch einen nochmaligen plötzlichen oder auch anhaltenden, kontinuierlichen Blutdruckanstieg über eine bestimmte Norm hinaus ausgelöst wird. Beweise für diese Vermutung lassen sich jedoch nur in Ausnahmefällen erbringen. So berichtete Caplan über 3 Patienten, die während einer starken Kälteperiode im Freien, unabhängig von körperlicher Belastung, plötzlich eine intrazerebrale Blutung bekamen. Später ließ sich nachweisen, daß alle drei beim "cold pressure test" im Rahmen der Kälteexposition eine vermehrte Katecholaminausschüttung und dadurch einen starken Blutdruckanstieg hatten. Er sah darin einen Hinweis darauf, daß es bei diesen 3 Patienten im Rahmen eines überschießenden Kältereflexes zu einer Hirnblutung gekommen ist (Caplan et al. 1984). Dies entspricht einer persönlichen Beobachtung: Nach einem Kälteeinbruch mit starkem Schneefall kamen innerhalb weniger Tage mehrere Patienten zur Aufnahme, die im Freien, z. T. allerdings beim Schneeschippen, an einer intrazerebralen Massenblutung erkrankt waren.

Der gleiche Entstehungsmechanismus durch Kälteexposition erklärt vielleicht auch die von zwei Autorengruppen in Minnesota bzw. England registrierte Häufung intrazerebraler Hämatome während der Wintermonate und im Frühjahr (Habermann et al. 1981; Ramirez-Lassepas et al. 1980). Die Frage der saisonalen Häufung bleibt jedoch weiterhin kontrovers, da andere Populationsstudien bisher keine solche jahreszeitliche Häufung nachweisen konnten (Caplan et al. 1984).

Im Gegensatz zur bisher ungeklärten Frage der zirkanulären Häufung besteht eine eindeutige Beziehung zwischen Krankheitsbeginn und bestimmten Tageszeiten. Spontane intrazerebrale Hämatome treten häufiger am Tag als in der Nacht auf. Tsementzis et al. (1985) fanden darüber hinaus unter 118 Hämatompatienten ein Erkrankungsmaximum zwischen 10.00 Uhr und 12.00 Uhr. Eine weitere, wenn auch nicht so deutliche Häufung trat zwischen 16.00 Uhr und 18.00 Uhr auf, während die ersten Krankheitssymptome am seltensten zwischen 4.00 Uhr und 6.00 Uhr begannen. Unter den eigenen 251 Kranken mit spontanen intrazerebralen Hämatomen lag der Krankheitsbeginn in 73% der Fälle zwischen 8.00 Uhr und 20.00 Uhr. Nur in 13% der Fälle traten die ersten Krankheitssymptome

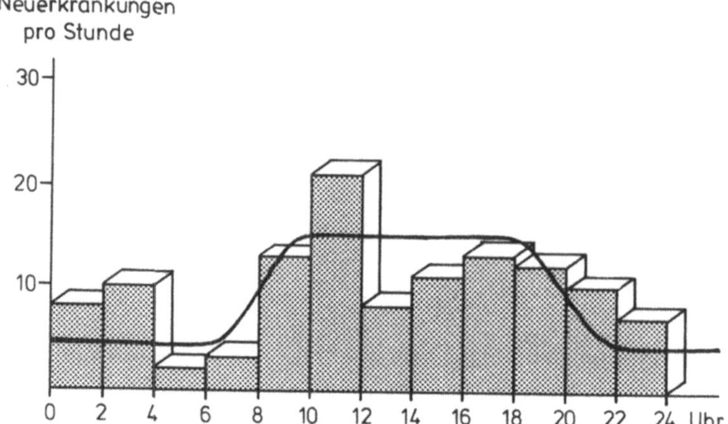

Abb. 8. *Tageszeitliche Verteilung* des Krankheitsbeginns. Durchschnittliche Anzahl der Neuerkrankungen pro Stunde. Es besteht eine Erkrankungshäufung zwischen 10.00 Uhr und 12.00
Uhr sowie zwischen 16.00 Uhr und 18.00 Uhr. Zwischen 4.00 Uhr und 8.00 Uhr erkranken die
wenigsten (nach Tsementzis et al. 1985). Unter den eigenen Patienten (*durchgehende Linie*) erkrankten tagsüber ebenfalls ca. 3mal so viele wie nachts

Tabelle 1. Tageszeit des Krankheitsbeginns ($n = 251$)

Zeitpunkt	Anzahl	Durchschnittliche Neuerkrankungen/h
6.00–20.00	184 (73%)	13
20.00–24.00	11 (4,5%)	4,4
Im Nachtschlaf	33 (13%)	
Unbekannt	23 (9%)	

nachts während des Schlafes und nur bei 4,5% in der Zeit zwischen 20.00 Uhr und
24.00 Uhr auf (Abb. 8). Bezogen auf die Stundenzahl ergab sich für den Vormit-
tag, den Nachmittag und den Abend eine gleichmäßige Inzidenz. In den späten
Abendstunden und im Schlaf hingegen sank die Anzahl der Neuerkrankungen etwa auf ein Viertel (Tabelle 1).

Die unterschiedliche Häufigkeit des Krankheitsbeginns bei Tag und Nacht
korrespondiert weitgehend mit den physiologischen tageszeitlichen Schwankungen des menschlichen Blutdrucks, der ja ebenfalls nachts, besonders in den frühen
Morgenstunden zwischen 4.00 Uhr und 6.00 Uhr, seinen tiefsten Punkt erreicht,
im Laufe des Vormittags zwischen 10.00 Uhr und 12.00 Uhr und am Nachmittag
jeweils einen Gipfel hat und in den Abendstunden wieder zu fallen beginnt (Krönig 1976).

Durch telemetrische intraarterielle Blutdruckmessungen wurde festgestellt,
daß schwere körperliche Tätigkeit regelmäßig zu einer Zunahme des Blutdrucks
führt. Vor allem isometrische Kraftentfaltung, bei der es zu einer Zunahme der
Bauchpresse sowie des intrathorakalen Drucks mit nachfolgendem Anstieg des

venösen Abflußwiderstandes im Schädel kommt, ist häufig mit einer erheblichen Zunahme des systolischen Blutdrucks verbunden. Obwohl der prozentuale Anstieg des systolischen Drucks bei solchen Betätigungen unter Normotonen und Hypertonen gleich ist, kann es bei Hochdruckkrankheiten zu weitaus gefährlicheren systolischen Druckwerten kommen als beim Gesunden. Isometrische Betätigungen können durchaus zu einer 40%igen Zunahme des systolischen Drucks führen. Bei einem Ausgangswert von 120 mm Hg bedeutet dies, daß dabei nur ein Druck von ca. 170 mm Hg erreicht wird. Die gleiche Tätigkeit hat jedoch bei einem Hypertoniekranken mit systolischen Ausgangswerten von 180 mm Hg einen Anstieg auf 250 mm Hg zur Folge. Daß der Blutdruck auch emotionalen Schwankungen unterliegt, ist ebenfalls seit langem bekannt (Zabel 1910). Das gilt sowohl für ungewohntes Kopfrechnen als auch z. B. für einen familiären Konflikt, bei dem der systolische Blutdruck durchaus ebenfalls um die Hälfte ansteigen kann (von Uexküll u. Wick 1962).

Um festzustellen, inwieweit akute Anlässe, die geeignet sind, einen solchen Blutdruckanstieg zu verursachen, als Auslösemechanismen für intrazerebrale Hämatome in Frage kommen, wurden in der bereits zitierten Studie von Tsementzis et al. (1985) die äußeren Umstände des Krankheitsbeginns untersucht. Dabei stellte sich heraus, daß die ersten Symptome in weitaus den meisten Fällen während körperlicher Belastung einsetzten. Am häufigsten traten die Hirnblutungen beim Steuern eines Kraftfahrzeugs und bei starkem Alkoholkonsum auf. Unter den eigenen Patienten traten in 48 Fällen (20%) die ersten Symptome direkt im Anschluß oder während einer außergewöhnlichen Belastung auf. Am häufigsten waren schweres Heben, Tragen von Lasten, Pressen, Arbeiten in gebückter Haltung, Radfahren, jedoch nur ausnahmsweise Stuhlgang oder sexuelle Betätigung. Weitere 68 Patienten (27%) erkrankten bei alltäglichen Verrichtungen wie z. B. Spazierengehen, Essen und Körperpflege. Über emotionale Streßsituationen waren keine sicheren Angaben erhältlich.

Wenngleich jede 5. intrazerebrale Blutung in engem Zusammenhang mit einem äußeren Ereignis entsteht, ist dieser Anteil immer noch geringer als der der Patienten, die bei starker körperlicher Anstrengung eine Subarachnoidalblutung erleiden. Zwar spricht auch das überwiegende Auftreten der intrazerebralen Hämatome während des Tages für die grundsätzliche Bedeutung externer Faktoren, dennoch erscheinen die meisten Auslösemomente weniger prägnant als bei der Aneurysmablutung. Der Grund hierfür ist wahrscheinlich in der Tatsache zu suchen, daß spontane intrazerebrale Hämatome durch die Ruptur einer den sog. Widerstandsgefäßen des Hirnkreislaufs nachgeschalteten Arteriole entstehen, welche insbesondere, wenn schon eine hypertonische Hirngefäßerkrankung vorhanden ist, spontanen Blutdruckschwankungen nicht mehr so stark ausgesetzt ist, wie die Arterien des Circulus arteriosus Willisi.

4 Spontane intrazerebrale Hämatome im kranialen Computertomogramm

Die Einführung der kranialen Computertomographie bedeutete auf dem Gebiet der intrazerebralen Hämatome ein Umwälzung (Houndsfield 1973). Hämatome konnten damit sofort diagnostiziert werden. Insbesondere kleinere Blutungen, die nicht in das Ventrikelsystem einbrachen, keine Bewußtseinsstörung und keine Hemiplegie verursachten und daher früher oft als Hirninfarkt verkannt worden wären (Drury et al. 1984), ließen sich im CT ohne weiteres erkennen (Butzer et al. 1976; Goldstein et al. 1973; Grumme et al. 1976, 1979; Löhr et al. 1977; Müller u. Wiggli 1977; Paxton u. Ambrose 1974; Pineda 1977; Weisberg 1979). Das CT zeigte außerdem, daß auch Kranke mit großen Hämatomen und ausgedehnter Ventrikeleinbruchsblutung initial wach sein und das Ereignis später überleben können. Am anschaulichsten schilderte W. Kinkel, ein Neurologe aus Toronto, die veränderte Situation: Als bei einem neurologischen Meeting erstmals das CT-Bild einer intrazerebralen Blutung gezeigt wurde, waren alle Anwesenden überrascht, daß der Patient trotz Tamponade eines Seitenventrikels nicht komatös war, wie dies bis dahin bei einem so starken Ventrikeleinbruch erwartet wurde (Kinkel 1986).

Die Folge dieser Umwälzung war, daß die Sterberate in großen Untersuchungsserien nach Einführung des Computertomogramms nicht mehr 80% betrug (Dyken 1970; Fisher et al. 1974; Furlan et al. 1979; Matsumoto et al. 1973; Shafer et al. 1983; Toole u. Patel 1974; Whisnant et al. 1971), sondern zwischen 28 bzw. 35 und 50% lag (Douglas u. Haerer 1982; Helweg-Larsen et al. 1984; Hungerbühler et al. 1983; Herold et al. 1982; Drury et al. 1984; Wiggins et al. 1978). Auch das klinische Bild wandelte sich: In der Ära vor Einführung des CTs galt als typisch für intrazerebrale Massenblutung, daß der Patient plötzlich zusammensackt, bewußtlos eingeliefert wird, als Halbseitensymptom ein „breites", außen rotierendes Bein, „Tabakblasen", als Zeichen der zentralen Fazialisparese sowie beidseits positive Pyramidenbahnzeichen und eine zentrale Atemstörung hat (Growes 1983; McKissock et al. 1959; Rose 1948). Schon in den ersten Jahren nach Einführung der Computertomographie wurde deutlich, daß diese Verlaufsform der intrazerebralen Massenblutung nur in einem kleinen Teil der Fälle zutraf (Caplan und Mohr 1978; Caplan 1979; Feindel 1980; Kinkel u. Jacobs 1976). Die Mehrzahl der Hämatome war, je nach Lokalisation und Größe, durch mehr oder weniger typische Symptomkomplexe gekennzeichnet. Beispiele hierfür sind das Putamenhämatom, das Thalamushämatom, das im Tegmentum lokalisierte Brückenhämatom und die benigne Kleinhirnblutung. Darüber hinaus zeigte sich, daß auch sog. lakunären Syndromen wie der ataktischen Hemiparese und dem "pure sensory stroke" nicht nur lakunäre Hirninfarkte, sondern auch kleine, lokal begrenzte Hämatome zugrunde liegen können (Mori et al. 1984; Rosenberg u. Koller 1981).

Intrazerebrale Hämatome erscheinen im CT als kompakte, scharf begrenzte, hyperdense Masse, die je nach zeitlichem Abstand zu ihrer Entstehung von einem hypodensen Saum umgeben ist. Der Absorptionswert des intrazerebralen Blutes liegt zwischen 40 und 90 Houndsfield-Einheiten (Scott et al. 1974). Dieser hohe Absorptionswert ist in erster Linie auf den Hämoglobinanteil des Blutes zurückzuführen (New 1977). Theoretisch besteht daher die Möglichkeit, daß sich intrazerebrale Hämatome bei Kranken mit schwerer Anämie im CT als isodenser oder hypodenser Bezirk darstellen. Daß dies tatsächlich in Ausnahmefällen vorkommt, teilten Kasdon et al. (1977) mit. Ein Kranker mit einem Hämatokrit von 20% hatte eine primär hypodense Kleinhirnläsion, die sich bei der Operation als Kleinhirnhämatom herausstellte. Im Ventrikelsystem und Subarachnoidalraum wird Blut durch den Liquor cerebrospinalis verdünnt. Ventrikeleinbruchsblutungen sind daher erst ab einem bestimmten Ausmaß im CT erkennbar.

Der Abbau des Hämoglobins ist 6–10 Tage nach der Blutung erkennbar. Von diesem Zeitpunkt an sinkt der Absorptionswert täglich um ca. 1,4 Houndsfield-Einheiten. Außerdem verkleinert sich der hyperdense Bezirk etwa ab dem 6. Tag vom Rande her, so daß sein Durchmesser täglich etwa um 0,65 mm abnimmt (Dolinskas et al. 1977; Nahser et al. 1980; Kendall u. Radue 1978; Schumacher et al. 1982; Herold et al. 1982). Kleine Hämatome werden nach 2–3 Wochen isodens, große erst nach ca. 1–2 Monaten. 6 Monate nach der Blutung ist im CT nur noch eine schlitzförmige oder ovale Hypodensität an der Stelle erkennbar, an der sich die hämosiderinhaltige Zyste befindet. In diesem Stadium besteht eine bemerkenswerte Diskrepanz zwischen der ursprünglichen Hämatomgröße und dem im Vergleich dazu auffallend kleinen verbleibenden hypodensen Bezirk.

Das perifokale Hirnödem und die Zeichen der intrazerebralen Raumforderung, wie Ventrikelkompression und Verlagerung sowie Kompression der perimesenzephalen Zisternen, werden im Gegensatz zur Absorptionsquote und dem Durchmesser des Hämatoms erst ab Mitte der 3. Krankheitswoche allmählich geringer. Dies deutet darauf hin, daß das anfängliche Kleinerwerden des Hämatoms und die Abnahme seiner Dichte innerhalb der ersten Wochen lediglich durch den Abbau des Hämoglobins zustande kommt und die eigentliche Resorption der Blutung erst ab der 3.–4. Woche stattfindet. Im Magnetresonanztomogramm, wo erst das aus Hämoglobin entstandene Methämoglobin als signalreicher Bezirk erkennbar wird, ist das geronnene Blut daher noch lange Zeit, nachdem es im CT schon isodens geworden ist, in nahezu unveränderter Größe erkennbar (s. Kap. 5, Abb. 22).

4.1 Das „Ringenhancement"

Ein neuroradiologisches Phänomen hat zu Beginn der CT-Ära gelegentlich zu Mißverständnissen Anlaß gegeben. Nach Kontrastmittelgabe kam es bei einem großen Teil der spontanen intrazerebralen Hämatome zu einer ringförmigen Kontrastmittelanreicherung, wie es bis dahin vor allem bei malignen Hirngeschwülsten oder Hirnabszessen bekannt war (Messina 1976; Zimmerman et al. 1977). Der Kontrastmittelring ist meistens rund, kann jedoch auch abhängig von der Form des Hämatoms unregelmäßig konfiguriert sein (Abb. 9). Er ist frühe-

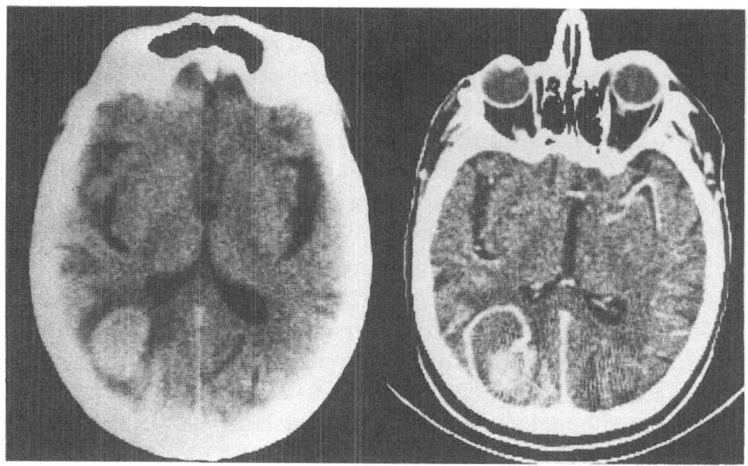

Abb. 9. *Ringenhancement. Links:* ca. 2 Wochen alte Okzipitallappenblutung. *Rechts:* das gleiche Hämatom ca. 3 Wochen nach seiner Entstehung. Nach Kontrastmittelgabe kommt es zu einer ringförmigen Kontrastmittelanhebung

stens am Ende der ersten Krankheitswoche erkennbar. Manchmal kann er jedoch auch erst 2 Monate nach einer Hirnblutung erscheinen, insbesondere wenn der Kranke initial hochdosiert mit Kortikoiden behandelt wurde. Das „Ringenhancement" verschwindet i. allg. bis zur 9. Woche nach Krankheitsbeginn, gelegentlich überdauert es jedoch bis 6 Monate (Weisberg 1980). In seltenen Fällen kommt ein Ringenhancement bei intrazerebralen Hämatomen auch ohne Kontrastmittel vor ("iron ring sign") (Lennington et al. 1979). Hier führt die Kontrastmittelgabe zu keiner zusätzlichen Anreicherung. Der Kontrastmittelring wird unter Steroidgabe schwächer.

Seine Entstehung ist letztlich nicht geklärt. Wahrscheinlich ist er auf eine Hypervaskularisation des perifokalen Hirnparenchyms während der Resorption des Hämatoms zurückzuführen (Laster et al. 1978). Diskutiert wird fernerhin eine Störung der Bluthirnschranke ähnlich wie beim Hirninfarkt. Das „Ringenhancement" ist für die Resorptionsphase spontaner intrazerebraler Hämatome sehr typisch. Differentialdiagnostisch abzugrenzen sind, besonders bei hypo- bzw. isodensen Hämatomen, Hirnabszesse, Glioblastome und Melanommetastasen, fernerhin ischämische Hirninfarkte, Aneurysmen und ganz selten auch hämorrhagische Hirninfarkte (Weisberg 1980).

4.2 Differentialdiagnose: Hämorrhagischer Hirninfarkt

Gelegentlich ist es schwierig, im Computertomogramm zwischen einem spontanen intrazerebralen Hämatom und einem *hämorrhagischen Hirninfarkt* zu unterscheiden. Hämorrhagische Hirninfarkte entstehen durch multilokuläre, sekundäre Einblutungen in ein Infarktgebiet. Ihre Erstbeschreibung geht auf Lidell (1873) sowie Fischer u. Adams (1941) zurück. Bei der hämorrhagischen Transfor-

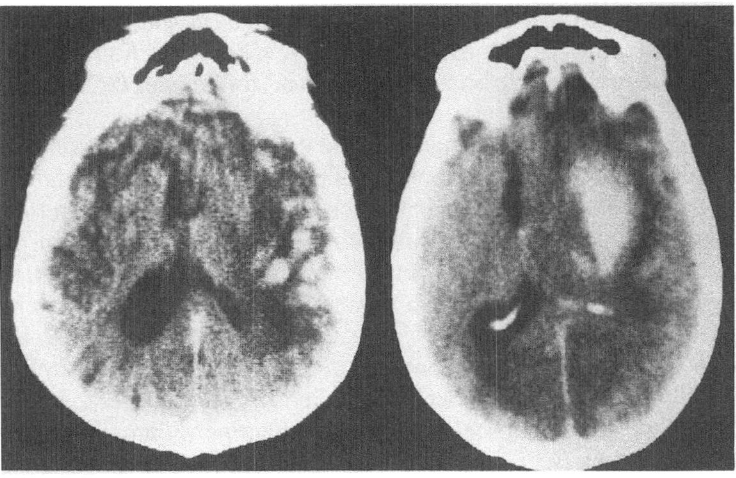

Abb. 10. *Hämorrhagische Hirninfarkte. Links:* größere petechale Einblutungen in einen Media-infarkt rechts. *Rechts:* großer Infarkt im rechten Linsenkern mit homogener hämorrhagischer Infarzierung („Purpura")

mation eines Infarktes entstehen durch unzählige kapilläre und venöse Extravasate mehr oder weniger ausgeprägte petechiale Blutungen, die ab einer bestimmten Intensität im CT als punktförmige Zonen vermehrter Dichte innerhalb eines Infarktgebietes erkennbar sind. Ihr Absorptionsquotient liegt unter dem der Hämatome. Die Petechien können auch zu einer *Purpura* konfluieren (Hart u. Easton 1986). Im Gegensatz zu den Petechien ist in diesem Fall im CT eine zusammenhängende Blutung erkennbar, deren Absorptionsquotient einem Hämatom entspricht (Abb. 10).

Im Unterschied zu einem spontanen intrazerebralen Hämatom befindet sich das Blut jedoch innerhalb des Versorgungsgebiets einer großen Hirnarterie. Der hämorrhagisch transformierte Bezirk und der nichthämorrhagische Randsaum überschreiten daher die anatomisch determinierten Gefäßprovinzen nicht. Grenzzoneninfarkte können zwar einen hämorrhagischen Randsaum haben, eine ausgedehnte Blutung in einem solchen Grenzbezirk spricht jedoch eher für eine primäre Hirnblutung, als für einen hämorrhagisch transformierten Hirninfarkt.

Je ausgedehnter der Infarkt, desto größer ist das Risiko einer hämorrhagischen Transformation (Lodder et al. 1986). Über die Hälfte der Infarkte transformieren sich erst in der 2. Krankheitswoche (Hornig et al. 1986). Im Gegensatz zu spontanen intrazerebralen Hämatomen führen hämorrhagische Infarkte zu keiner nennenswerten Massenverlagerung und zu keiner bedeutenden Ventrikeleinbruchsblutung, wenngleich der zerebrospinale Liquor oft xanthochrom ist. Auch ein „Ringenhancement" nach Kontrastmittelgabe spricht für ein spontanes intrazerebrales Hämatom. Bei hämorrhagischen Infarkten kommt es dagegen häufiger zu einer diffusen Kontrastmittelanreicherung. Sie erstrecken sich sowohl über das Mark als auch über die Hirnrinde. Subkortikale intrazerebrale Hämatome bleiben dagegen auf die weiße Substanz beschränkt und reichen nur bis an den Kortex heran (Kase u. Mohr 1986). Bei konfluierenden Blutungen ist die Differentialdiagnose zur primären Hirnblutung im CT nur dann möglich, wenn das betroffene Territorium einer Gefäßprovinz entspricht. *Hirnembolien* sind praktisch nur zu unterscheiden, wenn Mark und Hirnrinde betroffen sind (Schumacher et al. 1982).

Neuere Untersuchungen zeigten, daß die Prävalenz der hämorrhagischen Infarkte mit 43% aller Hirninfarkte viel größer ist als früher angenommen wurde (Hornig et al. 1986). Das Problem, zwischen einem hämorrhagischen Infarkt und einem spontanen intrazerebralen Hämatom unterscheiden zu müssen, stellt sich daher häufiger, als bisher vielfach angenommen wurde. In zweifelhaften Fällen müssen auch klinische und arteriographische Befunde berücksichtigt werden. Obwohl die Prozentzahlen je nach Untersuchungsreihe zwischen 29 und 73% schwanken, wird allgemein angenommen, daß etwa die Hälfte aller ischämischen Infarkte Folge einer kardialen Hirnembolie sind (Fisher et al. 1984; Lodder 1984; Ott et al. 1986). Da embolische Hirninfarkte häufiger hämorrhagisch werden, spricht der Nachweis einer Emboliequelle im Herzen eher für einen hämorrhagischen Infarkt und gegen ein spontanes intrazerebrales Hämatom. Bei manchen Kranken kann die Differentialdiagnose nur durch eine zerebrale Arteriographie geklärt werden. Größere spontane intrazerebrale Hämatome führen zu einer Gefäßverlagerung, während im Falle eines hämorrhagischen Infarktes, insbesondere bei frühzeitiger zerebraler Arteriographie, ein Gefäßverschluß vorhanden ist (Tabelle 2).

Besonders wichtig ist die Abgrenzung gegen eine massive sekundäre Hirnblutung im Infarktgebiet. Diese sekundären Hämatome ("frank hematomas") unterscheiden sich im CT nicht von einer primären Hirnblutung (Abb. 11) (Bass 1983; Bogouslavsky 1985). Im Gegensatz zu dem gewöhnlichen, durch multifokale

Tabelle 2. Differentialdiagnose: spontane Hirnblutung, hämorrhagischer Hirninfarkt

	Spontanes Hämatom	Hämorrhagischer Infarkt	Sekundäres Hämatom ("frank hematoma")

Krankheits-
beginn
	Rasch,
	  progredient
		Unterschiedlich	Schlagartig, mit
			  plötzlicher Ver-
			  schlechterung nach
			  einiger Zeit

Emboliequelle	∅	Gelegentlich	Ja
Arteriogramm	Massenverlagerung	Gefäßverschluß	Gefäßverschluß

CT:	Kompaktes
	  Hämatom
		Petechien bis
		  konfluierende
		  Blutung (Purpura)
			Kompaktes Hämatom

Massen- verlagerung	Ja	Gelegentlich leicht	Ja
Ventrikel- einbruch	Ja	Gelegentlich leicht	Ja

Lokalisation	Stammganglien
	  oder subkortikal
		Innerhalb einer
		  Gefäßprovinz
			Stammganglien
			  oder subkortikal
			  oder bis Kortex

Kontrastmittel	Ringenhancement	Schrankenstörung,
		  selten Ringen-
		  hancement
			Schrankenstörung,
			  selten Ringen-
			  hancement

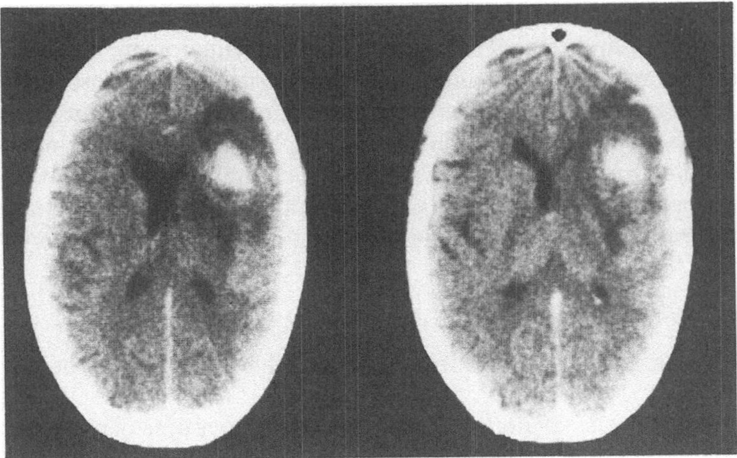

Abb. 11. Hämorrhagischer Hirninfarkt *(„frank hematoma")*. Kompaktes Hämatom im Zentrum eines ausgedehnten vorderen Mediainfarktes bei angiographisch nachgewiesenem Mediaastverschluß

Blutungen entstandenen hämorrhagisch transformierten Hirninfarkt werden diese Hämatome wahrscheinlich durch die Ruptur einer einzelnen oder nur weniger größerer Hirnarterien ausgelöst (Cerebral Embolism Study Group 1984). Als Entstehungsmechanismus wird folgendes diskutiert: Durch einen größeren Embolus wird eine großkalibrige Hirnschlagader verschlossen. Dadurch kommt es zu einer ischämischen Gefäßwandnekrose. Wenn sich das Gefäßlumen nach Migration des Embolus wieder öffnet, zerreißt die beschädigte Gefäßwand unter dem Druck des einschießenden Blutstroms, so daß ein großes Hämatom entsteht, das sogar über das ursprüngliche Infarktgebiet hinausreichen kann (Hornig et al. 1986; Seto et al. 1984). Im CT können dann sowohl ein ausgedehntes fingerförmiges Ödem, eine erhebliche Massenverlagerung und sogar eine beträchtliche Ventrikeleinbruchsblutung bestehen. In diesen seltenen Fällen kann nach Kontrastmittelgabe auch eine ringförmige Anreicherung im Sinne eines „Ringenhancements" entstehen. Erfahrungsgemäß sind diese sekundären Hämatome besonders häufig unter Kranken, die während der Behandlung mit Antikoagulanzien einen kleinen Hirninfarkt erlitten haben (Cerebral Embolism Study Group 1986). Man kennt derart große, raumfordernde, sekundäre Hämatome aber auch von Kranken mit Hirnarterienverschlüssen, die unter thrombolytischer Therapie eine intrazerebrale Blutung bekommen haben.

Erwartungsgemäß führt ein solches "frank hematoma" durch seinen raumfordernden Charakter auch zu einer Zunahme der neurologischen Symptome, während dies sonst im Falle der hämorrhagischen Transformation eines Hirninfarktes nicht der Fall ist. Prinzipiell gelten die üblichen klinischen Unterscheidungskriterien zwischen spontanen intrazerebralen Hämatomen und Hirninfarkten insbesondere bei embolisch ausgelösten sekundären Hämatomen nur bedingt. In beiden Fällen ist der Beginn der Symptome plötzlich, beide können zu Hirndrucksymptomen führen, beide können im Verlauf der ersten Tage eine progrediente neurologische Symptomatik zur Folge haben. Auch fokale und generalisierte epileptische Anfälle sind sowohl bei spontanen Lobärhämatomen, als auch bei subkortikalen Hirnembolien bekannt. Letztlich läßt sich die Diagnose meistens nur durch den angiographischen oder dopplersonographischen Nachweis eines Gefäßverschlusses sichern oder durch eine gründliche kardiologische Untersuchung zum Ausschluß bzw. Nachweis einer kardiogenen Emboliequelle (Tabelle 2). Für ein „frank hematoma" beweisend ist naturgemäß, wenn an der Stelle eines ischämischen Hirninfarkts in einem späteren CT ein großes kompaktes Hämatom erscheint.

4.3 Lokalisation und Einteilung der verschiedenen Hämatomtypen

Heute werden die spontanen intrazerebralen Hämatome nach ihrem Entstehungsort in Putamenhämatome, Thalamushämatome, Lobärhämatome, Kleinhirnhämatome und Ponshämatome eingeteilt. Diese auf Miller-Fisher zurückgehende Klassifizierung geht davon aus, daß die hypertonischen intrazerebralen Blutungen dort entstehen, wo die Lipohyalinose der kleinen Hirnschlagadern am stärksten ausgeprägt ist, nämlich in Striatum, dem Thalamus, der Pons, dem Zerebellum und dem subkortikalen Bereich der Hemisphären (Fisher 1961).

Erfahrungsgemäß lassen sich auch nichthypertoniebedingte intrazerebrale Hämatome gut in dieses Schema einordnen. Über die Miller-Fishersche Einteilung hinausgehend, hat es sich als zweckmäßig erwiesen, große Stammganglienhämatome, die vom Inselkortex bis zur Ventrikelwand reichen und bei denen nicht zu entscheiden ist, ob sie vom Putamen, dem Thalamus, dem Caput nuclei caudati oder der Capsula interna ausgehen, in eine besondere Gruppe, als „totale Stammganglienhämatome" zusammenfassen. Dieser Begriff ist identisch mit der 1963 von Mutlu eingeführten Bezeichnung „quadrilaterale Hämatome" und mit Jellingers Begriff „totale Basalganglienhämatome" (Mutlu et al. 1963; Jellinger 1977). Mit der Verfeinerung des Auflösungsvermögens der modernen Computertomographen ließen sich in den letzten Jahren innerhalb der Gruppe der Stammganglienhämatome sowohl klinisch als auch computertomographisch zwei weitere, allerdings viel seltener vorkommende Hämatomtypen abgrenzen. Es handelt sich um lokal begrenzte oder in das Ventrikelsystem einbrechende Hämatome des Caput nuclei caudati und kleine, lokal begrenzte Hämatome im Bereich des hinteren Schenkels der Capsula interna.

Intrazerebrale Hämatome bleiben entweder auf ihr Entstehungsgebiet begrenzt und bilden kugelförmige oder ovoide Blutungshöhlen oder aber sie wühlen sich in benachbarte Hirnregionen ein bzw. brechen in den Subarachnoidalraum oder das Ventrikelsystem ein. Da beide Typen sowohl unter hypertonen als auch unter normotonen Kranken vorkommen, führte Beneš die verschiedenen Verlaufsformen auf die unterschiedliche Größe der rupturierten Gefäße, den unterschiedlich großen Gefäßwiderstand und den jeweiligen Blutdruck zum Zeitpunkt der Ruptur zurück (Beneš et al. 1972).

Die lokalisatorische Zuordnung der lokal begrenzten, benignen, im angloamerikanischen Schrifttum gewöhnlich als "hematoma" bezeichneten Blutungen gelingt meist ohne Schwierigkeiten. Die Bestimmung des Entstehungsortes kann jedoch problematisch werden, wenn sich eine intrazerebrale Massenblutung ("hemorrhage") von ihrem Entstehungsort, z. B. innerhalb der Stammganglien, so stark ausbreitet, daß sich schließlich ein großer oder sogar überwiegender Teil des Blutes in einem Hirnlappen befindet. Die Klassifikation kann zusätzlich dadurch erschwert werden, daß es in solchen Fällen zu einer erheblichen Verlagerung von Hirnanteilen kommt, deren Ausmaß anhand des CTs eher unter- als überschätzt wird. Unter diesen Umständen müssen verschiedene Gesichtspunkte berücksichtigt werden. Schon aus statistischen Gründen ist es viel wahrscheinlicher, daß eine solche Massenblutung von den Stammganglien ausgeht und sich von dort aus in den Parietal- oder Temporallappen hineinwühlt, als daß sich ein Lobärhämatom in umgekehrter Richtung von einem Hirnlappen bis in die Stammganglienregion erstreckt (Abb. 12).

Eine ausgedehnte Massenblutung, die z. B. die Putamen-Claustrum-Region einbezieht, kann daher in der Regel als Putamenhämatom angesehen werden, auch wenn sich ein großer Teil des Blutes bis in den Parietallappen ausgedehnt hat. Umgekehrt kann ein großes Lobärhämatom leicht als primäre Stammgan-

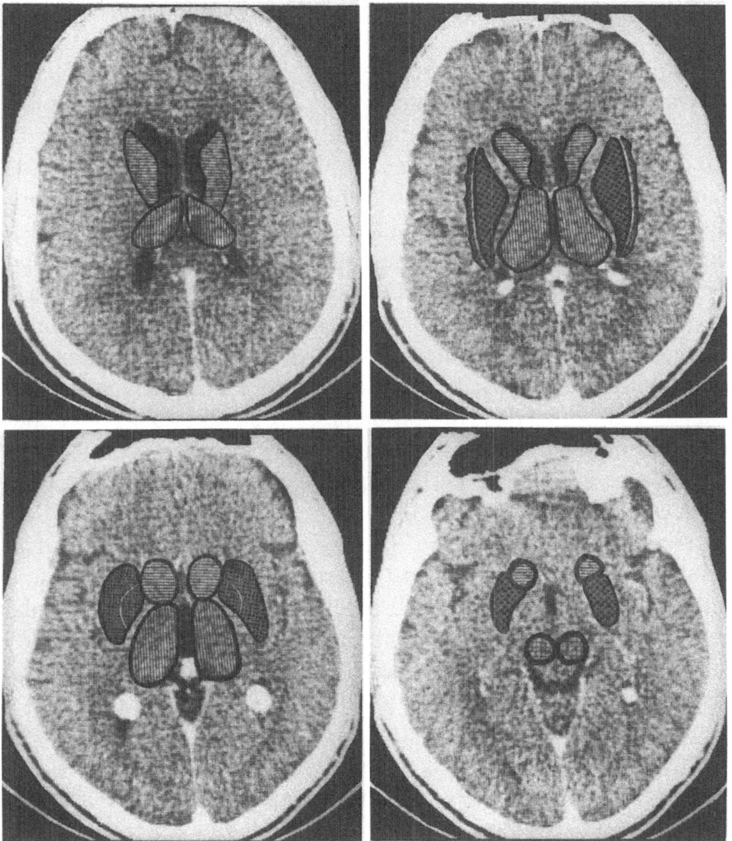

Abb. 12. Projektion des Thalamus, der Stammganglien und des Nucleus ruber auf ein kraniales Computertomogramm mit 8-mm-Schichten

glienblutung verkannt werden, wenn es zu einer beträchtlichen Kompression und Verlagerung geführt hat. In zweifelhaften Fällen erweist sich die Ätiologie bei der Einordnung nach Entstehungsorten als hilfreich. Eine schwere Hypertonie macht eine Massenblutung, die von den Stammganglien ausgeht, wahrscheinlicher, während ein normaler Blutdruck im Zweifelsfall eher für einen Entstehungsort außerhalb der Stammganglien spricht, wenngleich dies nicht ausnahmslos gilt. Einerseits erlaubt die Lokalisation eines Hämatoms meistens einen recht genauen Rückschluß auf die Entstehungsart. Andererseits gelingt es in manchen Fällen aber auch, über eine bekannte Ätiologie den Entstehungsort einer Blutung besser zu lokalisieren. Allgemein gilt die Regel, daß sich zwar Stammganglienblutungen häufig in die weiße Substanz ausdehnen, Lobärhämatome jedoch so gut wie nie in die Stammganglien einbrechen. Ausnahmen sind Aneurysma- und Angiomblutungen (Abb. 61).

4.4 Computertomographische Aspekte der einzelnen Hämatomtypen

Putamenhämatome entstehen durch die Ruptur eines oder mehrerer Arteriolen der lateralen Gruppe des lentikulostriären Gefäßbaumes. Die Blutung beginnt am lateralen Rand des Putamens und breitet sich anfangs konzentrisch, ab einer gewissen Größe stärker in anteriorposteriorer Richtung, als nach medial und lateral aus. Daher haben sie im CT häufig eine linsenförmige oder ovoide Gestalt. Falls das Hämatom diese Ausbreitungsrichtung beibehält, erreicht es den vorderen Anteil der Capsula interna und das Caput nuclei caudati und kann schließlich in das Vorderhorn des Seitenventrikels einbrechen. Der Ventrikeleinbruch kann geringfügig sein. Es kann jedoch auch vorkommen, daß sich ein großer Teil des Hämatoms in den Seitenventrikel entleert und eine Ventrikeltamponade verursacht. Eine weitere Ausbreitungsrichtung besteht nach seitlich unten in den Temporallappen. Seltener kann es auch zu einer Ausdehnung nach hinten über den hinteren Schenkel der Capsula interna kommen mit Einbruch in das Hinterhorn. Die beiden häufigsten Ausbreitungsrichtungen der Putamenhämatome sind jedoch nach parietal, wobei das Hämatom die Corona radiata erreicht und in Richtung Capsula interna nach medial. Das Hämatom kann eine beträchtliche Größe erreichen und eine erhebliche Verlagerung der Mittellinie und des Hirnstamms verursachen (Abb. 13; s. auch Kap. 6.2).

Ein großer Teil der sog. *totalen Stammganglienhämatome* geht ursprünglich wahrscheinlich vom Putamen aus und destruiert von lateral kommend den Globus pallidus, die Capsula interna, den Nucleus caudatus und den Thalamus. Zu diskutieren ist, ob eine solche Massenblutung die gleiche verheerende Wirkung hätte, wenn sich der Blutstrom statt nach medial in das Marklager der Hirnlappen oder in das Ventrikelsystem ergießen würde (Abb. 14; s. auch Kap. 6.1)

Hämatome des Caput nuclei caudati stellen aus anatomischer Sicht eine Untergruppe der striären Massenblutungen dar. Obwohl sie im gleichen Versorgungsgebiet wie die Putamenhämatome entspringen, nämlich in den lateralen Ästen der lentikulostriären Gefäßgruppe, kommen sie viel seltener vor als diese. Der Grund hierfür ist unklar. Beide Male handelt es sich vor allem um hypertonische Blutungen. Eine mögliche Erklärung für die Seltenheit einer Gefäßruptur im Kopf des

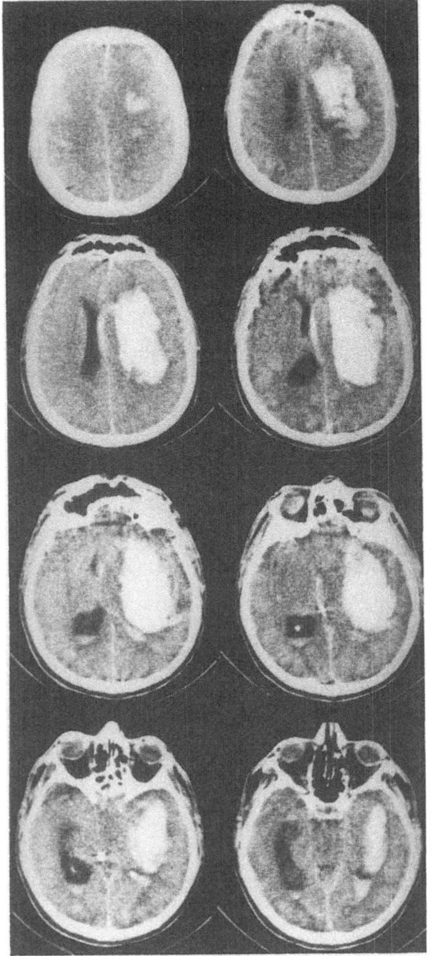

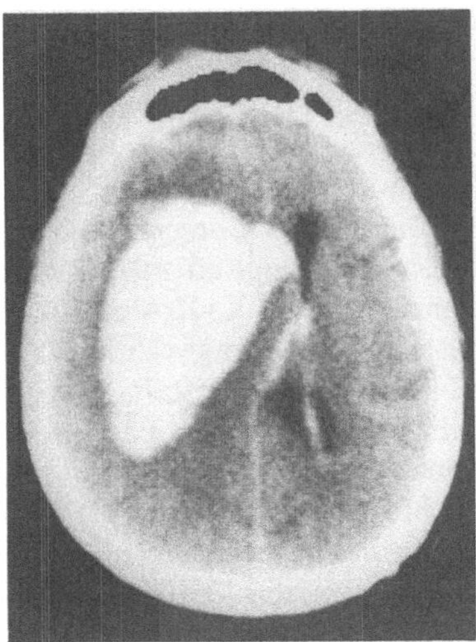

Abb. 13   Abb. 14

Abb. 13. Großes *Putamenhämatom* mit Ausbreitung in parietaler Richtung und Ventrikeleinbruch (Typ III A)

Abb. 14. *Totales Stammglanglienhämatom*. Die Blutung geht möglicherweise von der Putamen-
Claustrum-Region aus, umfaßt nahezu die gesamte Stammganglienregion und bricht in den Seitenventrikel ein

Schweifkerns mag die von Miller-Fisher mitgeteilte Beobachtung sein, daß die Lipohyalinose im proximalen Anteil der lentikulostriären Gefäßgruppe, die ja vorwiegend das Putamen versorgt, stärker ist als in ihren distalen Anteilen, die das
Caput nuclei caudati versorgen (Fisher 1979).

Die Hämatome unterteilen sich in zwei Verlaufsformen. Einerseits handelt es
sich um benigne, lokal begrenzte Hämatome, andererseits um größere Massenblutungen, die eine ausgedehnte Ventrikeleinbruchsblutung verursachen und/
oder nach lateral bzw. vertikal in das Hirnparenchym eindringen. Wegen ihres

seltenen Vorkommens müssen Hämatome des Schweifkernkopfes differentialdiagnostisch von intrazerebralen Hämatomen infolge Ruptur eines Aneurysmas der A. communicans anterior abgegrenzt werden, da eine Unterscheidung vom CT her gelegentlich unmöglich sein kann (Weisberg 1984; s. auch Kap. 6.4).

Auch *Thalamushämatome* lassen sich je nach ihrer Lokalisation und ihrer Ausbreitungsrichtung in verschiedene Typen unterteilen. Es gibt lokal begrenzte Hämatome, die praktisch das gesamte Kerngebiet erfassen. Sehr kleine Hämatome können auf die medialen oder die dorsalen Kerne begrenzt bleiben (Kawahara et al. 1986). Häufig entspringen die Hämatome am äußeren Rand des Thalamus und breiten sich nach lateral über den hinteren Schenkel der inneren Kapsel bis zum Globus pallidus und zum Putamen aus. Seltener dehnt sich die Blutung in vertikaler Richtung aus. Dies geschieht entweder nach parietal bis zur Corona radiata oder nach kaudal bis in das Mittelhirn. Vor allem medial gelegene Thalamushämatome brechen häufig in das Ventrikelsystem ein und verursachen eine Tamponade des betreffenden Seitenventrikels. Größere und vor allem posterolateral gelegene Blutungen, die nicht in das Ventrikelsystem einbrechen, können den angrenzenden Seitenventrikel so stark komprimieren, daß sich der Liquor im Temporalhorn, dem Hinterhorn und der Cella media staut. Auch eine Blockade des Foramen Monroi mit Hydrocephalus internus ist möglich (Abb. 76; s. Kap. 6.3 sowie 15.5).

Die *Lobärhämatome* entstehen im subkortikalen Marklager. Sie breiten sich meistens in longitudinaler Richtung entlang der Faserbündel der weißen Substanz unterhalb des Kortex aus, so daß Kortex und weiße Substanz schlitzförmig auseinandergedrängt werden (Yates 1977). Kleine Hämatome behalten daher eine linsenförmige Gestalt. Erst größere Blutungen nehmen eine ovale oder rundliche Form an. Es kommen jedoch auch kleine kugelförmige, subkortikale Hämatome vor. Sie sind typisch für die zerebralen Amyloidangiopathie. Lobärhämatome breiten sich in der Regel nur im subkortikalen Marklager aus und umgehen die Basalganglien und die Capsula interna. Sehr große Hämorrhagien können jedoch auch in das Ventrikelsystem einbrechen.

Die lobären Hämatome treten proportional gesehen viel häufiger in der hinteren Hälfte der Großhirnhemisphären auf, als in der Frontal- und Präzentralregion (Kase et al. 1982; Ojemann u. Mohr 1976; Rosenblum 1977). Dies stimmt mit den Mitteilungen von Cole u. Yates überein, daß subkortikal gelegene Mikroaneurysmen, die ja mit der Entstehung intrazerebraler Hämatome in Verbindung gebracht werden, sowohl unter alten Hypertoniekranken, als auch unter älteren Menschen mit normalem Blutdruck häufiger temporal, parietal und okzipital vorkommen als frontal, temporopolar und präzentral (Abb. 5) (Cole u. Yates 1967 a, b, c).

Der Anteil der hypertoniebedingten intrazerebralen Blutungen ist unter den Hämatomen der weißen Substanz wesentlich geringer als unter den Stammganglienblutungen. In der Untersuchungsreihe von Ropper u. Davis (1980) hatten nur 31% der Kranken eine chronische arterielle Hypertonie. Weisberg (1979) berichtete von 33% Hypertoniekranken. Kase et al. (1982) teilten 45% mit. Unter den eigenen Kranken mit Hämatomen des Marklagers hatten nur ca. 40% einen erhöhten Blutdruck (Tabelle 18). Bei der Beurteilung der Lobärhämatome müssen daher besonders oft andere Ursachen erwogen werden. Auf die Bedeutung der hämorrhagischen Infarkte, vor allem wenn es sich um sekundäre intrazerebrale Hämatome ("frank hematomas") handelt, wurde bereits hingewiesen (s. Kap. 4.2). In 8–14% aller Fälle handelt es sich um arteriovenöse Mißbildungen. Insbesondere kleine schlitzförmige Temporallappenhämatome sind auf ein Aneurysma der A. cerebri media verdächtig (s. Abb. 61). Insgesamt waren 11% der eigenen Kranken mit Lobärhämatomen auf eine Aneurysmaruptur zurückzuführen. Auch Tumorblutungen müssen erwogen werden (7–15%) (s. Abb. 63). Andere Hämatome sind auf eine hämorrhagische Diathese oder die therapeutische Hemmung der Blutgerinnung zurückzuführen (5–20%). Die restlichen 20–30% sind sog. intrazerebrale Blutungen unbekannter Ätiologie. Da sich unter den Kranken mit Lobärblutungen besonders viele mit Hämatomen unklarer Ätiologie befinden, ist anzunehmen, daß hierunter viele Patienten mit zerebraler Amyloidangiopathie sind (Finelli et al. 1984; Gilbert u. Vinters 1983; Patel et al. 1984; Scully et al. 1983; Wagle et al. 1984). Insbesondere multiple oder rezidivierende subkortikale Hämatome sind auf das Vorliegen dieser sowohl unter alten Menschen mit Demenz vom Alzheimer-Typ, als auch unter psychopathologisch altersentsprechenden Kranken vorkommenden Gefäßwanddegeneration ver-

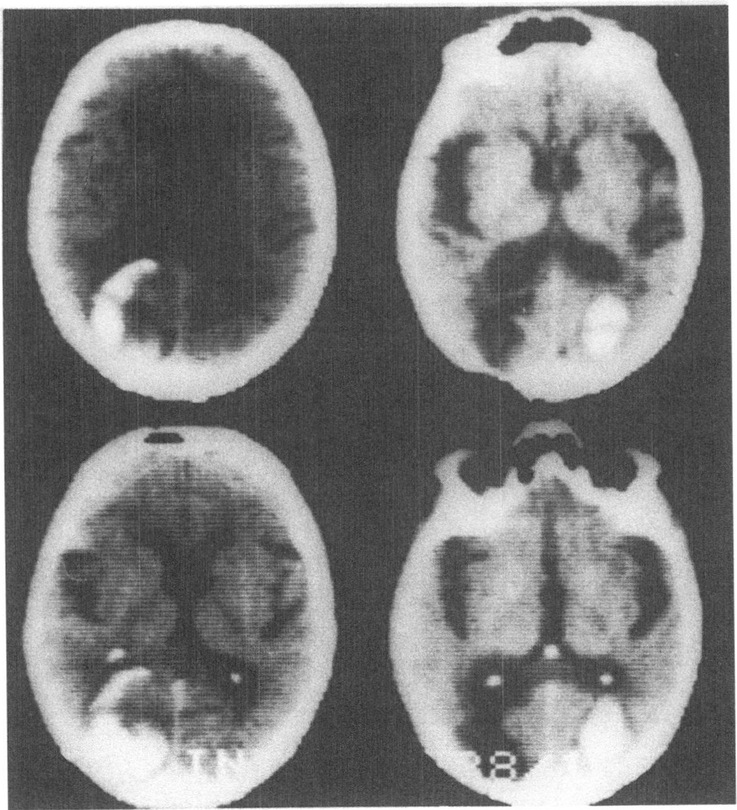

Abb. 15. Rezidivierende Okzipitallappenblutungen zuerst links, dann rechts und schwerer Hydrocephalus externus bei *zerebraler Amyloidangiopathie*

dächtig (Abb. 15; s. auch Kap. 13.5). Die Prävalenz der zerebralen Amyloid-angiopathie ist nur schwer zu beurteilen. Da die Amyloidablagerungen nur in den Hirnschlagadern vorkommen, der Krankheitsverlauf chronisch ist und die Hämatome nur selten letal verlaufen, scheitert der pathoanatomische Nachweis in vielen Verdachtsfällen an äußeren Umständen.

Mit Hilfe des CTs gelingt es in der Regel ohne Schwierigkeit, Lobärhämatome zu lokalisieren und insbesondere von fortgeleiteten Massenblutungen der Stamm-ganglien abzugrenzen. Eine typische Form und Lokalisation besitzen jedoch nur intrazerebrale Hämatome infolge einer Aneurysmaruptur. Wenn keine zusätzli-chen Befunde, wie beispielsweise ein Gefäßkonvolut als Zeichen einer Angiom-blutung, eine Tumoranfärbung oder eine Kontrastmittelaussparung im Sinus sa-gitalis superior („empty delta sign") als Zeichen einer Sinusthrombose vorhanden sind, erlaubt das CT nicht die ätiologische Zuordnung einer Lobärblutung (s. auch Kap. 7).

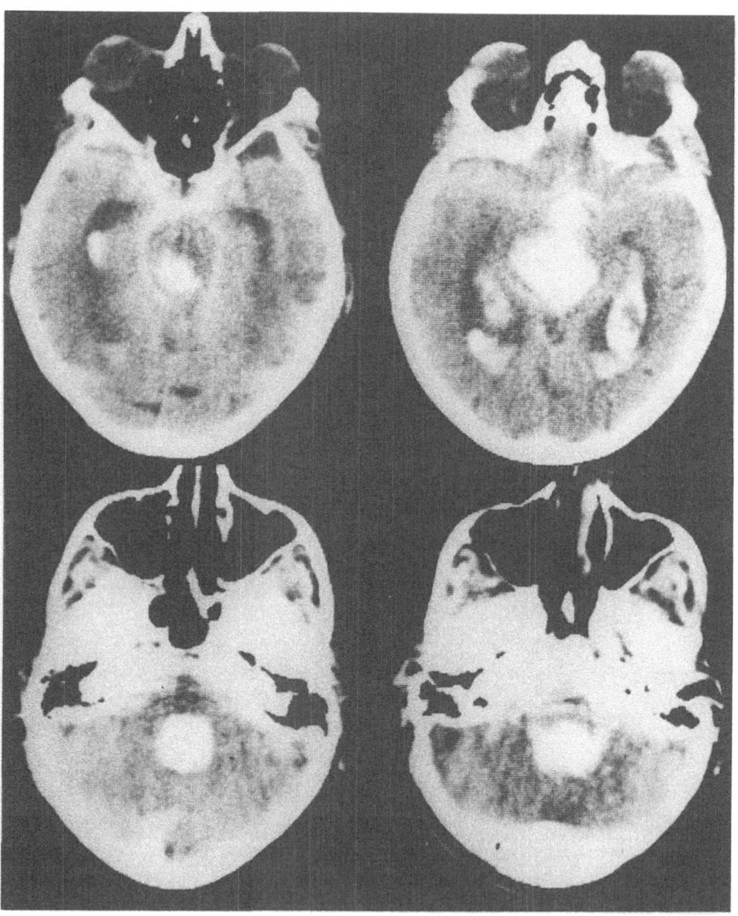

Abb. 16. *Paramedianes Ponshämatom* mit Einbruch in das Ventrikelsystem und Stauungshydro-zephalus

Kleinhirnhämatome entspringen meistens im Gebiet des Nucleus dentatus und breiten sich im Mark der jeweiligen Kleinhirnhemisphäre aus (Dindsdale 1964; Fisher et al. 1965). Manchmal brechen sie in den 4. Ventrikel ein. Sekundäre Hirnstammblutungen infolge Kompression durch große zerebelläre Hämatome sind keine Seltenheit. Die Blutung kann auch direkt in Pons oder Tegmentum eindringen. Eine auch in klinischer Hinsicht bedeutsame Variante der Kleinhirnhämatome stellen Blutungen dar, die vom oberen Anteil des Kleinhirnwurms (vermis) ihren Ausgang nehmen. Diese durch Ruptur der Endäste der unteren Kleinhirnarterie entstehenden Hämatome brechen regelmäßig in den 4. Ventrikel ein und können von dort bilateral in das Tegmentum vordringen (Kase u. Caplan 1986). Das CT erlaubt neben der genauen Lokalisation auch die in prognostischer Hinsicht wichtige Beurteilung der Weite der perimesenzephalen Zisternen, das Ausmaß einer möglichen Verlagerung des 4. Ventrikels und das rechtzeitige Erkennen eines Stauungshydrozephalus (s. auch Kap. 8).

Auch unter den *pontinen Hämatomen* sind Varianten bekannt. Am häufigsten ist das vom Zentrum der Brücke ausgehende, sich konzentrisch nach rostral und kaudal sowie bilateral zur Basis der Brücke und in Richtung Tegmentum ausdehnende paramediane Hämatom (Abb. 16). Es entsteht durch Ruptur der kleinen paramedian gelegenen, perforierenden Basilarisäste (Fisher 1971; s. Kap. 9.1). Der zweite Typ ist seltener und wird häufiger überlebt. Es sind laterale bzw. asymmetrische unilateral betonte Hämatome des Tegmentums, die durch Ruptur eines tegmentalen Endastes der Kleinhirnarterien entstehen (s. Kap. 9.2). Die dritte Variante ist das vom Brückenfuß ausgehende und bis zum Tegmentum reichende, unilaterale basale Ponshämatom, das ebenfalls von lateralen, die Brücke perforierenden Seitenästen der Kleinhirnarterien entspringt (s. Kap. 9.3). Alle drei Hämatomtypen sind hypertonischer Ursache und können, wenn nicht sofort Bewußtlosigkeit eintritt, auf Grund ihrer verschiedenartigen neurologischen Ausfälle gut differenziert werden (Caplan u. Goodwin 1982; Goto et al. 1980; Kase et al. 1981).

4.5 Die Ausdehnungsphase der Hämatome („active bleeding")

Das kraniale Computertomogramm erlaubt nicht nur intrazerebrale Hämatome genau zu lokalisieren, in manchen Fällen gelingt es auch, die Ausbreitung der Hämatome zu beobachten. Miller-Fisher nahm an, daß intrazerebrale Hämatome innerhalb von Minuten entstehen (Fisher 1961). Als Ausnahme wurden lediglich Angiomblutungen (Bergström u. Lodin 1967; Roberson et al. 1974) und Hirnblutungen unter Antikoagulanzien angesehen (Kase et al. 1985; Mohr et al. 1983). Auch die Untersuchungen von Herbstein u. Schaumburg (1974) kamen zu dem Ergebnis, daß die Blutungszeit kürzer als 2 h sei. Sie verabreichten Kranken mit Hirnblutungen innerhalb von 2–5 h nach Auftreten der ersten Symptome radioaktiv markierte Erythrozyten. Post mortem fanden sich bei keinem der 11 von ihnen untersuchten Fälle radioaktiv markierte Erythrozyten innerhalb eines Hämatoms. Aus dieser Sicht wurde geschlossen, daß Hirnblutungen kurze, monophasische, im Höchstfall 2 h dauernde Ereignisse seien, und daß alle Änderungen des neurologischen Befunds nach diesem Zeitpunkt lediglich durch das kollatera-

Tabelle 3. Krankheitsbeginn (n = 251)

	%
Plötzlich	72
Protrahiert bis 12 h	20
Länger als 12 h	
Während schwerer körperlicher Tätigkeit	20
Bei alltäglichen Verrichtungen	27
In Ruhe	31
Im Schlaf	13
Unbekannt	9

le Hirnödem verursacht würden. Ein sofortiger Aderlaß oder eine forcierte medikamentöse Blutdrucksenkung seien daher sinnlos, da die Blutung bei Eintreffen in der Klinik schon zum Stillstand gekommen sei (Ojemann u. Mohr 1976).

In den letzten Jahren gelang jedoch wiederholt der Beweis, daß sich hypertonische Massenblutungen noch mindestens 24 h lang nach ihrem Beginn ausdehnen können. Kelley et al. (1982) berichteten über 4 Patienten, Kase u. Mohr (1986a) über einen weiteren Patienten mit schwerer Hypertonie, deren Hämatome sich unter zunehmender Bewußtseinsstörung bei der Wiederholung des CTs innerhalb der ersten 2 bzw. 24 h stark vergrößert hatte, bzw. innerhalb des beschriebenen Zeitraums zu einer starken Ventrikeleinbruchsblutung geführt hatte. Da die Wiederholung des CTs während der ersten 24 h insbesondere unter Kranken mit progredienter Bewußtseinsstörung bisher sicherlich die Ausnahme ist, sind die wenigen mitgeteilten Fälle von "active bleeding" vielleicht nur die Spitze eines Eisbergs. Eine systematische Untersuchung könnte möglicherweise zeigen, daß ein progredienter klinischer Verlauf während des ersten Krankheitstages, wie er immerhin unter 28% von 251 eigenen Kranken vorkam, darauf zurückzuführen ist, daß die Hirnblutungen in diesen Fällen erst nach 12 bzw. 24 h endgültig zum Stillstand kommen (Tabelle 3).

4.6 Berechnung des Hämatomvolumens

Neben den diagnostischen Vorteilen bietet das kraniale Computertomogramm die Möglichkeit, auch das Hämatomvolumen indirekt zu berechnen. In diesem auf Steiner et al. (1975) zurückgehenden, halbquantitativen Verfahren wird die Fläche des Hämatoms auf jeder Schichtebene planimetrisch berechnet und mit der Schichtdicke multipliziert. Zum Schluß werden die einzelnen Teilvolumina addiert (Abb. 17). Die planimetrische Flächenberechnung kann direkt durch Wiedergabe des CT-Bildes in einem Evaluskop (z. B. Fa. Siemens) geschehen (Abb. 18). Wenn keine elektronisch gespeicherten Daten vorliegen, können auch Vergrößerungsphotographien der CT-Bilder hergestellt werden, auf denen die Hämatomfläche mit einem anderen Planimetriersystem (z. b. MOP, AM 01, Komtrom) ausgemessen werden. Der Meßfehler beider Verfahren liegt zwischen 3 und 9%. Die Messungen kleiner Hämatome ist ungenauer als die der großen

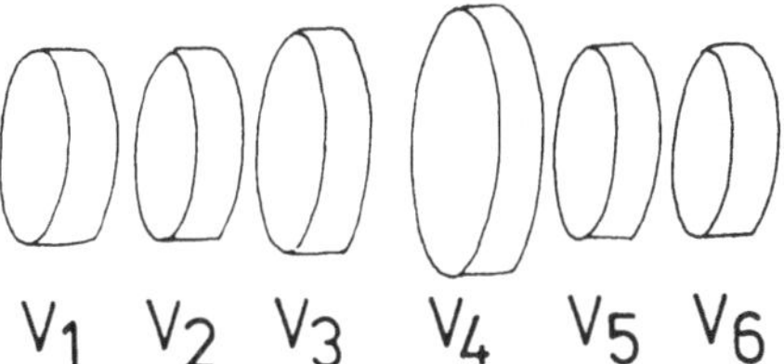

Abb. 17. Schematische Darstellung der *planimetrischen Volumenbestimmung* (nach Steiner et al. 1975). Die Oberfläche einer Schichtebene wird mit der Schichtdicke multipliziert. Die Addition der einzelnen Teilvolumina (V_1–n) ergibt das Gesamtvolumen

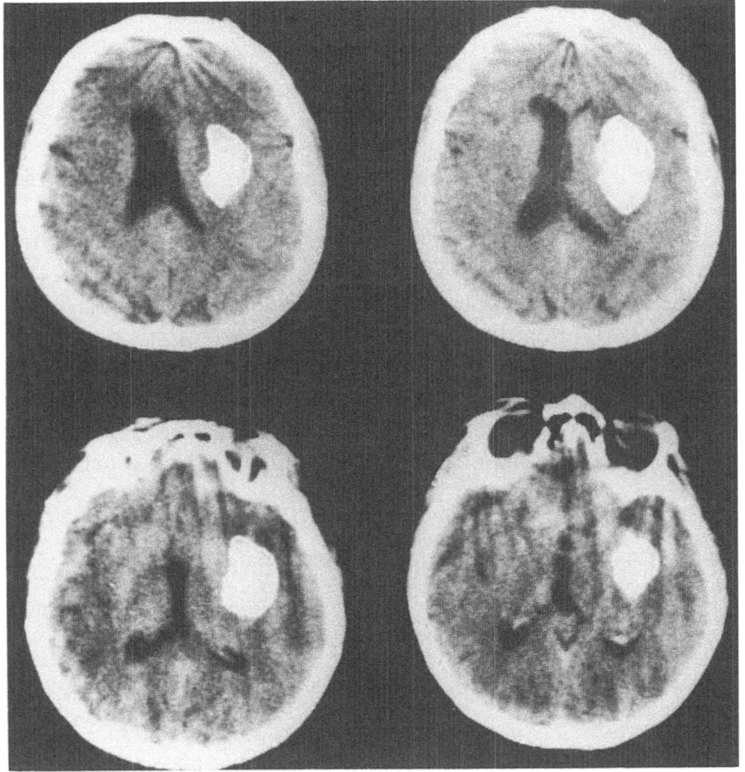

Abb. 18. Putamenhämatom. Das Hämatom wurde auf dem *Graphiktablett* mit dem *Lichtgriffel* umfahren. Die Addition der einzelnen Teilvolumina ergibt ein Gesamtvolumen von 25,6 ml. Die Messung wurde in einem Evaluskop Firma Siemens, Programm EVA I, vorgenommen

Hämatome. Das Hämatomvolumen kann nur innerhalb der ersten 4–6 Tage berechnet werden, solange der exzessive Abbau von Hämoglobin noch nicht zu einer Abnahme des hyperdensen Hämatombezirks geführt hat (s. S. 21 sowie Kap. 5).

5 Die Diagnose intrazerebraler Hämatome mit der Magnetresonanztomographie (MRT)

B. Lochner und H.-J. Schütz

Die der CT überlegene Sensitivität der MRT in der Erfassung von pathologischen intrazerebralen Prozessen und die bessere Detailerkennbarkeit normaler anatomischer Strukturen beruhen auf der Messung von drei physikalischen Parametern:

1) Protonendichte,
2) longitudinale Relaxationszeit T_1,
3) transversale Relaxationszeit T_2.

Der Gewebekontrast wird weitgehend durch die Relaxationszeiten T_1 und T_2 bestimmt (Tabelle 4). Die CT besitzt dagegen nur eine meßbare physikalische Variable (Dichte H).

Zum Verständnis der MRT der intrazerebralen Hämatome ist es notwendig, sich die akuten und chronischen Veränderungen eines Hämatoms im Hirngewebe zu verdeutlichen. Frisches Blut gerinnt nach seinem Austritt ins Hirngewebe innerhalb weniger Minuten. In den ersten Stunden nach Ende der Blutung retrahiert sich das Blutkoagel, so daß sein Hämatokrit von 45% auf 90% ansteigt. Zu Beginn sind die Zellmembranen der meisten Erythrozyten noch intakt. Im Zentrum der Blutung befinden sich intakte hypoxische Erythrozyten mit einer hohen Konzentration von Deoxyhämoglobin. Innerhalb der ersten Woche lösen sich die

Tabelle 4. Pulssequenzen der MR-Tomographie und deren bevorzugte Meßgrößen

Pulssequenz	Bildbestimmende Gewebeeigenschaft	Gewebeunterschied und Bildhelligkeit (Signalintensität)
Inversion Recovery	T_1, Protonendichte	Gewebe mit kürzerem T_1-Wert und großer Protonendichte wird heller abgebildet Gewebe mit längerem T_1-Wert wird dunkler abgebildet
Meßparameter: Spin-Echo:		
TE kurz TR kurz	Protonendichte, T_1	Gewebe mit kurzem T_1-Wert wird hell abgebildet
TE kurz TR lang	Protonendichte	Gewebe mit langem T_1-Wert wird dunkler abgebildet
TE lang TR kurz	T_2, T_1, Protonendichte	Gewebe mit längerem T_2-Wert und
TE lang TR lang	T_2, Protonendichte	großer Protonendichte wird heller abgebildet

T_1 = Spin-Gitter-Relaxationszeit; T_2 = Spin-Spin-Relaxationszeit; TE (ms) = Wartezeit zwischen Anregung und Messung; TR (ms) = Wartezeit zwischen zwei Messungen.

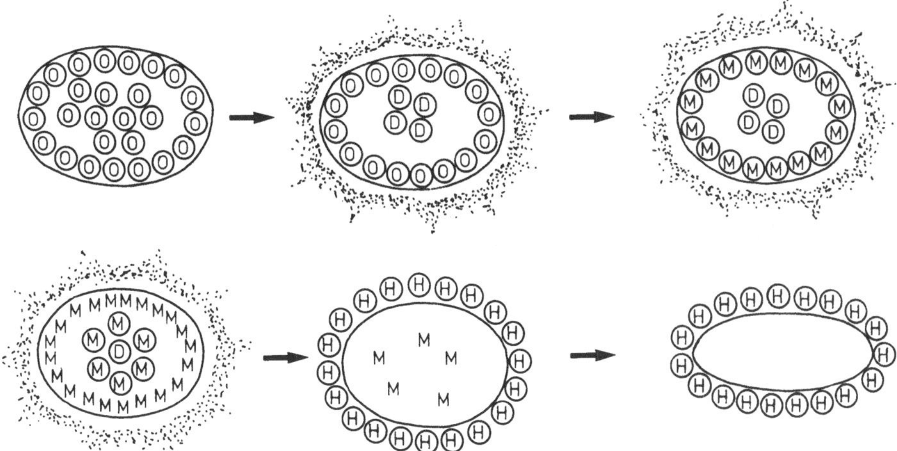

Abb. 19. *Biochemische Veränderungen* innerhalb des Hämatoms und in seiner Umgebung. Von links nach rechts: Das frische Hämatom enthält ausschließlich intrazelluläres oxydiertes Hämoglobin *(Oxyhämoglobin) (O)*. Im Verlauf der 1. Woche bildet sich innerhalb der zentral gelegenen Erythrozyten *Deoxyhämoglobin (D)*, dessen Relaxationszeit länger ist als Hirngewebe, so daß das Zentrum des Hämatoms signalarm erscheint. Während der 2. Woche bildet sich am Rande des Blutkoagels zuerst intrazellulär, später extrazellulär *Methämoglobin (M)*, dessen Relaxationszeit kürzer ist als Hirngewebe. Dadurch wird die Peripherie des Hämatoms signalintensiv, während das deoxyhämoglobinhaltige Zentrum des Koagels weiterhin signalschwach bleibt. Im späten Stadium ist das gesamte Koagel aufgrund seines hohen, extrazellulären Methämoglobingehalts signalintensiv. Der umgebende *hämosiderinhaltige* Randsaum *(H)* wird hingegen signalarm. Im Endstadium ist die frühere Hämatomhöhle geschrumpft, die Wände der Zyste enthalten signalarme hämosiderinhaltige Makrophagen. (Modifiziert nach Gomori et al. 1985)

Membranen der peripher lokalisierten Erythrozyten nach und nach auf. Es erfolgt eine Autooxydation von Deoxyhämoglobin zu Methämoglobin. Das Hämatom wird sehr früh von einem vasogenen Ödem umgeben. Die Phagozytose der peripheren Erythrozyten durch Makrophagen mit Bildung von Hämosiderin beginnt innerhalb der ersten beiden Wochen (Abb. 19).

Nach etwa 3–4 Wochen ist anstelle der ursprünglichen schwarzroten Farbe des Hämatoms eine rotbraune oder orange Verfärbung zu sehen. Durch die Lyse der übrigen zentralen Erythrozyten besteht das Hämatom jetzt entweder aus einer schokoladenartigen, braunen, zähflüssigen Masse oder einem festen, roten Koagel, die beide weitgehend aus Methämoglobin bestehen. In den folgenden Monaten bis Jahren nimmt die Flüssigkeitszyste bzw. die kompakte zähflüssige Masse immer mehr an Volumen ab. Als Residuum bleibt schließlich ein schlitzförmiger orangefarbiger Hohlraum bestehen, in dessen Wandungen hämosiderinhaltige Makrophagen liegen (Adams u. Sidmann 1968).

Frisches Blut hat wesentlich längere Relaxationszeiten als normales Hirngewebe (di Chiro et al. 1986; Sipponen et al. 1983; Swensen et al. 1985). Die T_1- und T_2-Werte verhalten sich umgekehrt proportional zur Osmolarität des Blutes (Zipp et al. 1976) sowie zur Hämoglobinkonzentration (Sandu u. Friedmann 1979; Singer u. Crooks 1978) und direkt proportional zum pH-Wert des Blutes (Chuan et al. 1975). Neben diesen Faktoren bestimmen insbesondere Deoxyhä-

Tabelle 5. Relaxationszeit des Hämatoms

	T_1	T_2
Intakte Erythrozyten mit Oxyhämoglobin	0	0
Intakte Erythrozyten mit Deoxyhämoglobin	0	↓↓
Intakte Erythrozyten mit Methämoglobin	↓↓	↓↓
Freies Methämoglobin	↓↓	↑
Hämosiderin	→	↓↓
Ödem	0↑	↑

0 = Keine Änderung der Relaxationszeit; ↑ = Verlängerung der Relaxationszeit; ↓ = Verkürzung der Relaxationszeit; → = Relaxationszeit wie Hirngewebe.

moglobin und Methämoglobin die Entwicklung eines Hämatoms im MRT, da sie paramagnetisch sind (Davidson u. Gold 1957; Fabry u. Reich 1966; Pauling u. Coryell 1936). Die Sensitivität in der Darstellung einer frischen Blutung ist abhängig von der verwendeten Feldstärke des Gerätes. Dies ist problematisch, da die biochemischen Veränderungen des Blutkoagels innerhalb der 1. Woche tiefgreifend sind und die paramagnetischen Eigenschaften sich innerhalb von Stunden ändern können. Endgültige Forschungsergebnisse hierüber liegen bisher noch nicht vor.

Bei der Ableitung von T_1-gewichteten Sequenzen (T_1-gewichtete SE-Sequenz oder IR-Sequenz) verkürzen sich die T_1-Relaxationszeiten bei zunehmendem Alter des Hämatoms (Tabelle 5). Die Oxydation von Deoxyhämoglobin zu Methämoglobin in der subakuten Phase des Hämatoms führt zu einer zentripetalen Signalsteigerung (s. Abb. 21 a, b). Dieser Effekt wird durch die paramagnetische Wirkung des Methämoglobins erklärt und ist nach etwa 5 Tagen zu erkennen (Bradley u. Schmidt 1985; di Chiro et al. 1986; Zimmerman et al. 1986). Anfangs ist die Zellmembran der Erythrozyten noch intakt, so daß sich das intrazelluläre Methämoglobin in der T_2-gewichteten SE-Sequenz als signalarmer Bereich demarkiert (Abb. 20 d). Erst nach Zellyse tritt in einer T_2-gewichteten SE-Sequenz ein Signalumschlag durch das freie Methämoglobin auf. Das Hämatom wird dabei in der zweiten Hälfte der 1. Woche von der Peripherie her signalintensiv (Gomori et al. 1985; Zimmerman et al. 1986) (Abb. 20 e und 21 a, b). Der Nachweis von Methämoglobin kann zuverlässig mit Geräten niederer, mittlerer und hoher Feldstärke erfolgen. Vor der Umwandlung von Hämoglobin in Methämoglobin stellt sich das Hämatom in einer T_1-gewichteten Sequenz ohne Signalunterschied oder allenfalls signalarm gegenüber gesundem Hirngewebe dar (Abb. 20 b). Nach der Bildung von extrazellulärem Methämoglobin in der 2. Woche wird das Hämatom auch hier signalintensiv (Abb. 20 c). Allerdings führt der große Einfluß auf den T_1-abhängigen Bildkontrast bei der Anwendung einer sehr niedrigen Feldstärke (z. B. 0,02 T) bereits in den ersten Stunden nach der Entstehung zu einer signalintensiven Darstellung des Hämatoms bei Anwendung einer T_1-gewichteten SE-Sequenz (Sipponen et al. 1985).

Während eine Blutung in der T_1-gewichteten Darstellung vor der Entstehung von Methämoglobin eine völlig uncharakteristische Signalwertgebung besitzt,

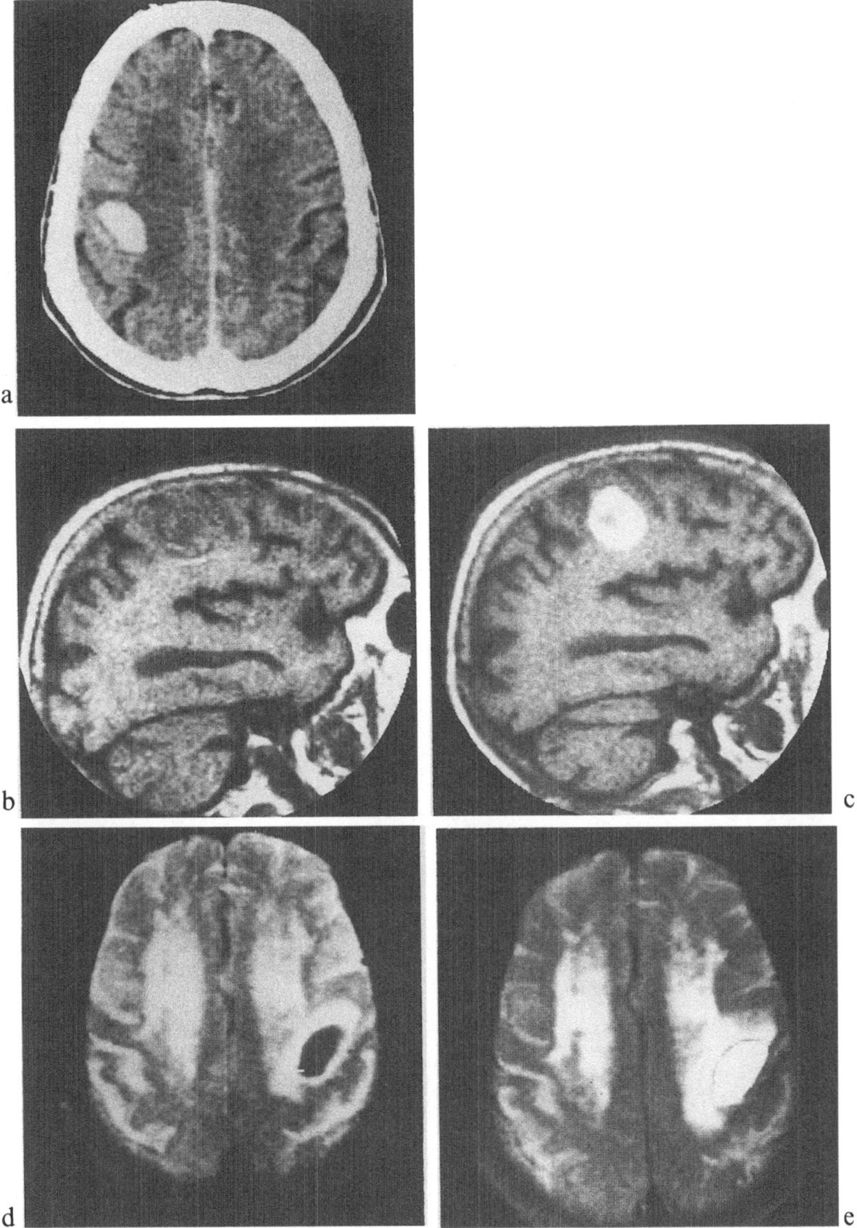

Abb. 20a–e. Verlauf bei *frischen* und *älteren Blutkoagel* im CT und MRT (0,5 T). *a* Drei Tage alte Lobärblutung im CT. *b* MRT-Bild des gleichen Hämatoms am 3. Tag. T_1-gewichtete Spin-Echosequenz (T_1 SE, TE 20 ms, TR 560 ms). Im MRT wurde ein seitendifferenter Abbildungsmodus gegenüber der CT gewählt. *Signalarme* Läsion (Deoxyhämoglobin), die sich kaum von dem übrigen Hirnparenchym unterscheidet und lediglich an der fehlenden Differenzierung des Rindenreliefs erkennbar ist. Am Rande eingestreute, saumförmige, signalreiche Areale mit bereits transformiertem Methämoglobin. *c* Gleiches Hämatom am 17. Tag. Durch Transformation zum Methämoglobin ist die Schale des Blutkoagels *signalreich* geworden, während ein signalarmer, zentraler Anteil mit Deoxyhämoglobin zurückblieb. *d* Dasselbe Hämatom am 3. Tag bei T_2-gewichteter Spin-Echosequenz (T_2 SE, TE 120 ms, TR 2000 ms). Sehr *signalarme* Läsion (Deoxyhämoglobin), die von einem signalreichen Ödemhof umgeben ist. *e* Dasselbe Hämatom am 17. Tag bei T_2-gewichteter Spin-Echosequenz (T_2 SE, TE 120 ms, TR 2000 ms). Sehr *signalintensive* Läsion durch extrazelluläres Methämoglobin und ein unveränderter signalreicher Ödemsaum

findet man bei Ableitung in einer T_2-gewichteten SE-Sequenz eine Signalminderung im Zentrum des Hämatoms, das frühzeitig von einem signalintensiven Ödemhof umgeben wird (Abb. 20 d). Als Ursache der Signalminderung wird eine hohe Deoxyhämoglobinkonzentration der im Zentrum des Koagels liegenden Erythrozyten angenommen (Gomori et al. 1985; Hecht-Leavitt et al. 1986).

Der T_2-Relaxationseffekt von intrazellulärem Deoxyhämoglobin ist sowohl proportional zum Quadrat der Deoxyhämoglobinkonzentration, als auch zur Quadratzahl der Magnetfeldstärke (Thulborn et al. 1982). Diese für eine frische Blutung typische Signalminderung in der T_2-gewichteten SE-Sequenz wird daher mit Hochfeldgeräten (größer als 1,0 T) am besten erfaßt. Ein hoher pO_2 führt zu einer herabgesetzten Bildung von Deoxyhämoglobin in den roten Blutkörper-

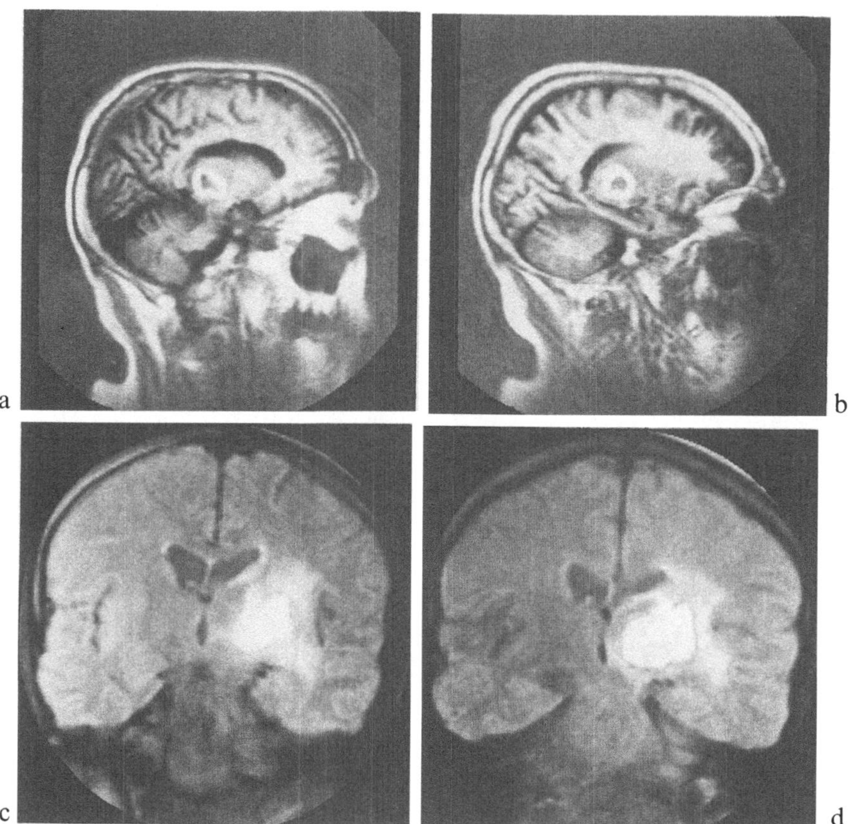

Abb. 21 a–d. Ca. 3 Wochen alte Thalamusblutung im MRT (0,5 T). *a, b* Inversion-recovery-Sequenz (TI 500 ms, TR 2060 ms). Kugelförmige Blutungszone im Thalamus mit breitem, sehr signalintensivem Hämatomrand durch extrazelluläres Methämoglobin und zentrale, signalarme Zone durch intrazelluläres Deoxyhämoglobin. *c, d* Intermediär gewichtete SE-Sequenz (TE 60 ms/TR 2000 ms). Weitgehend signalintensive Blutungszone durch freies Methämoglobin, die peripher von einem zarten, signalarmen Saum abgegrenzt wird, der vermutlich Hämosiderin zuzuordnen ist. Eine zentrale, schlecht abgrenzbare signalarme Struktur ist differentialdiagnostisch Deoxyhämoglobin und/oder intrazellulärem Methämoglobin zuzuordnen. Perifokales Marklagerödem mit Raumforderung

Tabelle 6. Veränderung der Signalintensität des Hämatoms und seiner Umgebung im Verlauf der Zeit. (Modifiziert nach Gomori et al. 1985; Hecht-Leavitt et al. 1986)

	Zentrum des Hämatoms T_1/T_2	Peripherie des Hämatoms T_1/T_2	Angrenzendes Hirngewebe T_1/T_2	Umgebendes Hirngewebe (Marklager) T_1/T_2
Frische Blutung (Deoxyhämoglobin)	0/↓↓	0/0	0/0	0/↑
Hämatom (>7. Tag) (Methämoglobin)	0/↓	↑→↑↑/↓→↑/	0/↓↓	0/↑
Koagel (>30. Tag) (Methämoglobin) (Hämosiderin)	↑↓0/↑	↑/↑	0/↓↓	0/0

0 = Keine Änderung der Signalintensität; ↑ = erhöhte Signalaktivität; ↓ = verminderte Signalaktivität.

chen. Ein Hämatom mit geringer Blutansammlung oder hohem pO_2 kann daher dem Nachweis entgehen (Hecht-Leavitt et al. 1986).

Bei zunehmendem Alter der Blutung zeigt sich in der T_2-gewichteten SE-Sequenz eine an der Hämatomperipherie ausgeprägte ringförmige deutliche Signalminderung (Abb. 21 c, d). Diese Zone stellt sich in der T_1-gewichteten Darstellung isointens mit dem Hirngewebe dar. Dieser Effekt wird durch die bereits zu diesem Zeitpunkt eingetretene Hämosiderinbildung erklärt. Der T_2-Relaxationseffekt von Hämosiderin ist proportional zur Quadratzahl der Magnetfeldstärke (Gomori et al. 1985) (Tabelle 6).

Eine derartige saumförmige Signalminderung in einer T_2-gewichteten SE-Sequenz wird jedoch auch durch Kalk oder proteingebundenes Eisen hervorgerufen (di Chiro et al. 1986). Auch wird ein Grenzzoneneffekt zwischen der Hämatomperipherie und dem normalen Hirngewebe diskutiert (Edelman et al. 1986). Die Autooxydation von Hämoglobin zu Methämoglobin ist jedoch vom pO_2 abhängig. Bei hohem pO_2 kann eine herabgesetzte oder verzögerte Methämoglobinbildung eintreten, so daß Hämosiderin entsteht, bevor eine ausreichende Menge von Methämoglobin akkumuliert. Eine beginnende Hämosiderinbildung ist schon nach 2–10 Tagen pathohistologisch zu erkennen (Stehbens 1972). In diesem Fall zeigt sich bei hoher Feldstärke in der T_2-gewichteten Aufnahme ein Übergang von der geringen Signalintensität von Deoxyhämoglobin zu der sehr stark herabgesetzten Intensität von Hämosiderin, ohne die Übergangsphase mit hoher Signalintensität durch das freie Methämoglobin (Hecht-Leavitt et al. 1986).

Im CT wird die Hyperdensität eines frischen Hämatoms durch die hohe Eiweißkonzentration der Erythrozyten hervorgerufen und hängt nicht vom Eisengehalt ab (New u. Aronow 1976). Bei Lyse der Erythrozyten nimmt die Hyperdensität ab. Da dieser Prozeß in der Peripherie des Blutkoagels beginnt, wird die hyperdense Hämatomzone etwa ab dem 4.–6. Tag vom Rand her immer kleiner. Schließlich bleibt ein hypodenses Areal, das nach 3–6 Wochen isodens wird. Die periphere Hämosiderinansammlung kann nur selten als dichtedifferente Ringstruktur direkt dargestellt werden (Russel 1984; Som et al. 1979). Die indirekte

Abbildung gelingt durch das KM-Enhancement der frühzeitigen Blut-Hirn-Schrankenstörung und des Granulationsgewebes. Die periphere KM-Anreicherung kann monatelang im CT nachweisbar sein und einen tumorösen Prozeß vortäuschen.

Bei der Fragestellung nach einer frischen Blutung ist der CT die diagnostische Priorität einzuräumen, da Hämatome innerhalb der 1. Woche im MRT gegenüber Hirngewebe sowohl signalgleich als auch signalärmer sein können und dadurch leicht zu Verwechslungen Anlaß geben. Darüber hinaus ist das Verfahren zeitraubender als die Computertomographie. Auch eine evtl. notwendige Beatmung des Kranken kann das diagnostische Ergebnis der MRT einschränken. Die Sensitivität der CT, insbesondere beim Nachweis einer Subarachnoidalblutung, ist deutlich überlegen. Magnetresonanztomographisch läßt sich nur eine größere subarachnoidale Blutansammlung erkennen, deren zuverlässiger diagnostischer Nachweis zudem an die Entstehung von Methämoglobin gebunden ist (Bradley u. Schmidt 1985; de la Paz et al. 1984).

Der diagnostische Vorteil der MRT liegt eindeutig in der Erfassung von subakuten und chronischen Hämatomen, die sich im CT als unspezifische hypodense oder isodense Läsionen zeigen (Abb. 22). Magnetresonanztomographisch lassen sich die Hämatome während ihrer gesamten, Monate dauernden Resorption in ihrer wahren Größe darstellen. Anhand der sichtbaren biochemischen Veränderungen innerhalb des Blutkoagels läßt sich auch ungefähr das Alter einer Blutung bestimmen. Die multiplanere Abbildungsmöglichkeit der MRT erlaubt eine der CT überlegene Darstellung der Lokalisation und Hämatomausdehnung (Abb. 23). Die Zeichen einer Raumforderung werden in den diagnostisch kriti-

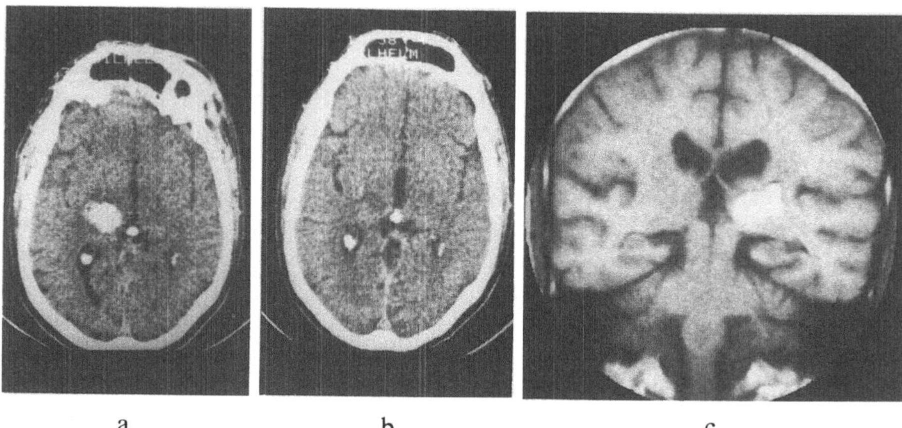

abc

Abb. 22 a–c. Anfangs *hyperdenses (a)*, später *hypo- bzw. isodenses (b)* Hämatom im CT, das nur scheinbar resorbiert wird, in Wirklichkeit jedoch, wie die MRT zeigt, auch nach ca. 10 Wochen immer noch fast die ursprüngliche Größe besitzt *(c)*. *a* Frisches Thalamushämatom. *b* Durch Umwandlung des Hämoglobins in Methämoglobin erscheint das Hämatom nach 10 Wochen im CT leicht hypo- bzw. isodens. *c* Das ebenfalls nach ca. 10 Wochen abgeleitete MRT (0,5 T), T_1-gewichtete SE (TE 20 ms/TR 300 ms), zeigt das gleiche Thalamushämatom als immer noch sehr signalreichen Bezirk (Methämoglobin), das praktisch immer noch die ursprüngliche Größe hat. Im MRT wurde ein seitendifferenter Aufnahmemodus gegenüber der CT gewählt. Am Rande des Hämatoms ist jetzt ein feiner, signalarmer Hämosiderinsaum erkennbar

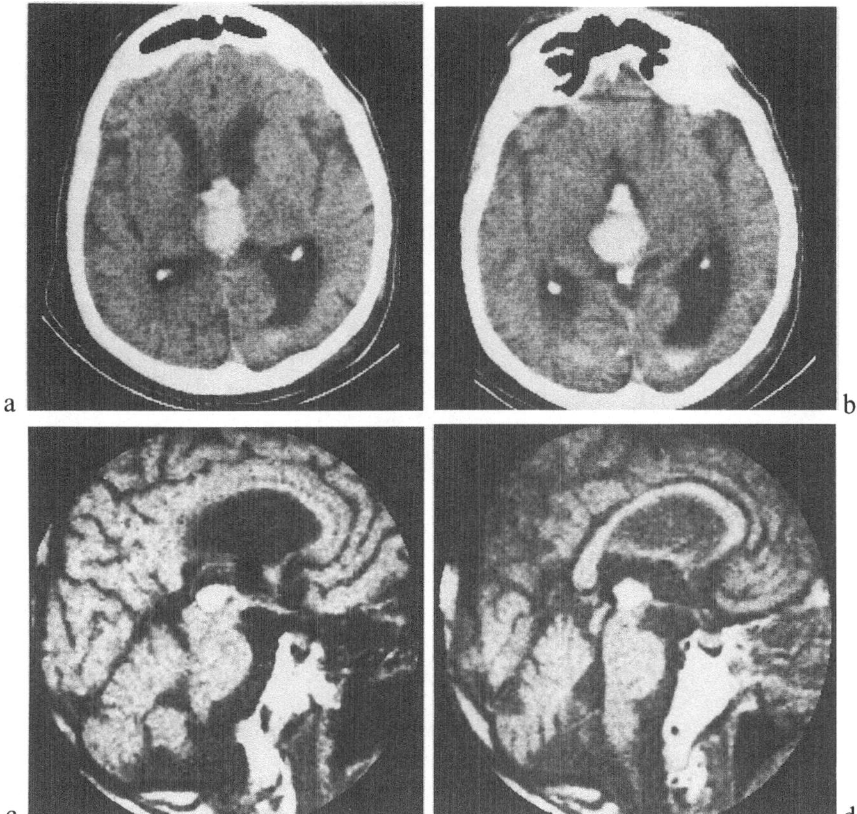

Abb. 23 a–d. In zweifelhaften Fällen kann mit Hilfe des MRTs der *Ausgangsort einer Blutung* besser lokalisiert werden als im CT. *a, b* Vorwiegend intraventrikuläre Blutung im III. Ventrikel. *c, d* Im MRT (0,5 T) zeigt sich, daß die Blutung ursprünglich vom linken Thalamus ausging. In der T_1-gewichteten SE (TE 20 ms/TR 560 ms) ist das Hämatom als signalintensiver Bezirk (kurze T_1-Werte durch Methämoglobin) zu erkennen, der vom linken Thalamus ausgeht

schen Regionen der Computertomographie (Temporalregion, basale Hirnstrukturen und hintere Schädelgrube) besser erfaßt.

Das MRT zeichnet sich auch durch eine höhere Sensitivität in der Erfassung von Hämatomen in der Umgebung von kryptischen arteriovenösen Gefäßmißbildungen aus und ist bei angiographisch okkulten Gefäßmißbildungen häufig die einzige diagnostische Methode (Abb. 57) (Kucharczyk et al. 1985; New et al. 1986). Die Signalcharakteristik von kavernösen Hämangiomen, die (s. Abb. 62) durch Methämoglobin, Hämosiderin und langsam durchströmte venöse Angiomteile bestimmt wird, ermöglicht eine pathognomonische Zuordnung (Agnoli u. Hildebrandt 1985).

Eine diagnostische Einschränkung erfährt die MRT durch die Darstellungsmöglichkeit von feinen Verkalkungen, die eine ergänzende CT benötigen können. Zur Abgrenzung einer Tumoreinblutung gegenüber einer spontanen Hirnblutung ist man bei uncharakteristischer Signalgebung und ausgeprägten Zeichen der

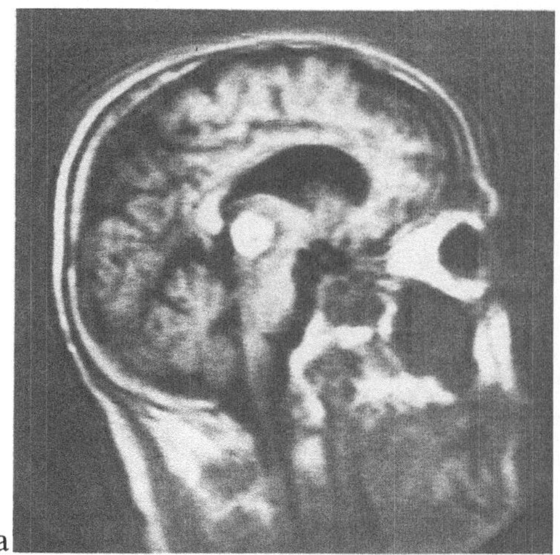
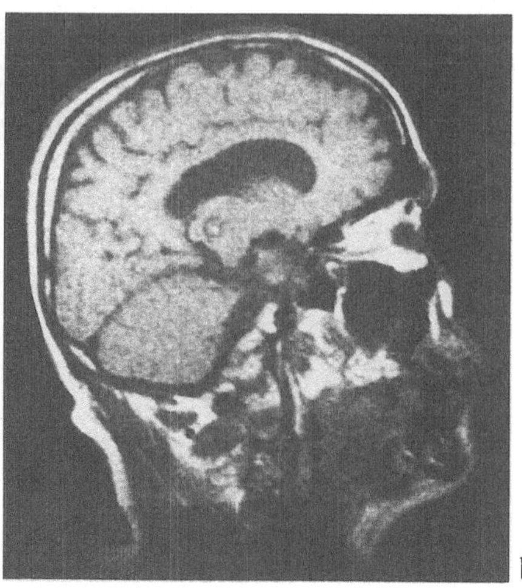

a   b

Abb. 24 a, b. *Resorption* einer Thalamusblutung im MRT (0,5 T). *a* Ca. 2 Wochen altes Hämatom. Inversion-recovery-Sequenz (TI 500 ms/TR 2060 ms). Die Blutung zeigt eine zentrale signalarme Zone (Deoxyhämoglobin), umgeben von einem breiten signalreichen Bezirk (Methämoglobin). *b* Das gleiche Hämatom nach ca. 4 Monaten. T_1-gewichtete SE (TE 20 ms/TR 560 ms). Abzugrenzen ist noch ein zentraler Methämoglobinrest mit Hämosiderinsaum

Tabelle 7. Vergleich zwischen CT und MRT

	CT	MRT
Vorteile	Hohe Sensitivität bei frischen Hämatomen, Subarachnoidalblutungen und Verkalkungen, kurze Untersuchungszeit; hohe Verfügbarkeit, kostengünstig	Hohe Sensitivität und Artspezifität bei subakutem und älterem Hämatom und kryptischen vaskulären Mißbildungen Geringe Verwechslungsmöglichkeit mit Tumoren und Abszessen, bessere Erfassung von Lokalisation und Ausdehnung
Nachteile	Geringe Sensitivität und Spezifität bei Koageln älter als 3–4 Wochen; durch das monatelang nachweisbare Ringenhancement Verwechslung mit Tumoren und Abszessen	Keine gute Darstellung frischer Hämatome (< 1 Wo.). Schlechter Nachweis von Subarachnoidalblutungen und Verkalkungen. Durch die lange Untersuchungsdauer Bewegungsartefakte möglich, nur bedingt geeignet für Intensivpatienten, hohe Kosten geringe Verfügbarkeit

Raumforderung auch magnetresonanztomographisch auf eine Verlaufskontrolle evtl. mit Anwendung von paramagnetischem KM angewiesen.

Im CT sind isodense Hämatome mit Ringenhancement ohne entsprechenden Vorbefund, der die Resorptionsphase, d. h. den Abbau des Hämoglobins dokumentiert, kaum von Abszessen oder Tumoren zu unterscheiden. Das MRT bietet dagegen die Möglichkeit, eine solche Raumforderung aufgrund ihrer homogenen Signalintensität, ihrer scharfen Abgrenzung gegenüber dem umgebenden Hirnparenchym und möglicherweise aufgrund eines signalarmen hämosiderinhaltigen Randsaumes als älteres Blutkoagel zu identifizieren (s. Abb. 24 sowie Tabelle 7).

Die Abgrenzung eines aus Methämoglobin homogen aufgebauten Hämatoms gegenüber einem Lipom kann im Einzelfall diagnostische Schwierigkeiten bereiten, da beide Strukturen kurze T_1-Werte besitzen und sich sehr signalintensiv in T_1-gewichteten SE-Sequenzen zeigen.

6 Stammganglienhämatome

Stammganglienhämatome sind der Prototyp der Hirnmassenblutung. Sie machen über die Hälfte aller spontanen intrazerebralen Blutungen aus. Bei Kase u. Mohr (1986a) betrug der Anteil der Stammganglienblutungen unter 100 unselektierten, in der Reihenfolge ihrer Aufnahme untersuchten Kranken 63%. Da die kleinen, perforierenden Stammganglienarterien bei chronischer arterieller Hypertonie besonders stark von der Lipohyalinose betroffen sind, ist hier der Anteil der hypertonischen Massenblutungen besonders groß. In der eigenen Untersuchung waren 70% aller Stammganglienblutungen auf eine Hypertonie zurückzuführen. Das bedeutete, daß ca. 65% aller hypertonischen Massenblutungen im Bereich der Stammganglien stattfanden (Tabelle 8). Dieser Anteil entspricht einer Mitteilung von Jellinger (1977), der bei der Auswertung der 15 wichtigsten pathoanatomischen Untersuchungen der letzten 4 Jahrzehnte unter insgesamt 3505 hypertonischen Massenblutungen ebenfalls 65% Stammganglienhämatome fand.

Die meisten Stammganglienhämatome haben ihren Ursprung im Putamen. Die *arterielle Versorgung* des Putamens erfolgt durch die lateralen Äste der lentikulostriären Gefäßgruppe, deren Endäste sich nach dem Verlassen des Putamens wieder nach medial wenden und das Caput nuclei caudati versorgen. Wie bereits erwähnt, ist ungeklärt, wieso es im Kopf des Schweifkerns, im Gegensatz zum Putamen, so selten zu Blutungen kommt, obwohl beide Kerngebiete von den gleichen Arterien perfundiert werden.

Der Thalamus erhält vor allem Zuflüsse aus der A. communicans posterior und der A. cerebri posterior. Dies sind die von der A. communicans posterior ausgehenden Aa. thalamoperforatae und die Aa. thalamogeniculatae aus der A. cere-

Tabelle 8. Lokalisation und Ätiologie (n = 251)

	Lobär-blutung	Stammgang-lienblutung	Kleinhirn-blutung	Pons-blutung
Hypertonische Massenblutung	36 (36,7%)	92 (68,6%)	7 (77,7%)	5 (55,5%)
Aneurysma	10 (10,2%)	3 (2,2%)		
Mykotisches Aneurysma	1 (1%)			
Blutungen bei therapeutischer Beeinflussung der Blutgerinnung	11 (11,2%)	5 (3,7%)		1 (11,1%)
Hämorrhagische Diathese	3 (3%)	1 (0,7%)		
Angiome	13 (13,3%)	1 (0,7%)	1 (11,1%)	2 (22,2%)
Immunvaskulitis		1 (0,7%)		
Tumorblutungen	4 (4,1%)	4 (3%)		
Unbekannte Ätiologie	20 (20,4%)	27 (20%)	1 (11,1%)	1 (11,1%)
	98	134	9	9

bri posterior. Die dorsomedialen Kerne des Thalamus erhalten außerdem Äste der von der A. carotis interna entspringenden A. choroidea anterior, die zusätzlich die subthalamische Region und den Hinterschenkel der Capsula interna, das Corpus geniculatum laterale, die Spitze des Globus pallidus und den Plexus choroideus versorgt. Sie anastomosiert mit der A. choroidea posterior, die ihren Ursprung in der A. cerebri posterior hat und die lateralen und dorsalen Kerne des Thalamus und ebenfalls den Plexus choroideus perfundiert. Die lateralen Kerne des Thalamus werden auch von der A. lenticulothalamica, einer der ersten Äste der lentikulostriären Gefäßgruppe versorgt (Abb. 32) (Foix u. Hillemand 1925).

Als Ausgangspunkt für Thalamushämatome müssen in erster Linie die Mittel- bzw. Endabschnitte der Aa. thalamoperforatae und Aa. thalamogeniculatae angesehen werden. Am lateralen Rand des Thalamus entspringende Hämatome entstehen möglicherweise auch im Versorgungsgebiet der Aa. lenticulothalamicae. Die Ruptur eines Astes der A. choroidea anterior ist offenbar ungewöhnlich, denn Hämatome im hinteren Schenkel der inneren Kapsel sind außerordentlich selten. Ebenso selten sind die wahrscheinlich auch auf einer Ruptur der A. choroidea anterior bzw. A. choroidea posterior beruhenden, meist letal verlaufenden schweren Ventrikeltamponaden infolge einer sog. subependymalen Gefäßruptur. Häufiger sind hingegen kleine, dorsale Thalamushämatome, die im Versorgungsgebiet der A. choroidea posterior entstehen.

Als Ausgangspunkt der totalen Stammganglienhämatome kommen sowohl die lateralen Äste der lentikulostriären Gruppe als auch die Aa. thalamoperforatae bzw. thalamogeniculatae in Frage. Wahrscheinlich überwiegt jedoch die Putamen-Claustrum-Region als Ausgangsort. Da sich diese riesigen Hämatome wie kein anderer Hämatomtyp destruierend in der gesamten Stammganglienregion ausbreiten können, ist nicht auszuschließen, daß durch den lawinenartig anschwellenden Blutstrom auch benachbarte große Gefäße bzw. ganze Gefäßbäume abgerissen werden, so daß die Bestimmung des ursprünglichen Entstehungsgebietes nahezu unmöglich wird (Abb. 25).

Anmerkung

In den folgenden Kapiteln wird mehrfach die Schwere der neurologischen Ausfälle unter den einzelnen Hämatomtypen verglichen. Bei diesem Vergleich wurde der neurologische Aufnahme- und Entlassungsbefund der eigenen Kranken anhand der Krankenblätter retrospektiv mit Hilfe eines von Busse in Anlehnung an ein von Patten entwickeltes Bewertungssystem ("rating system") einzelner neurologischer Symptome verschlüsselt (Busse 1980a; Patten et al. 1972). Bei der Nachuntersuchung der Überlebenden wurde der neurologische Befund ebenfalls nach dem gleichen System chiffriert. Gegenüber der Glasgow-coma-scale bietet dieses Bewertungssystem den Vorteil, daß sowohl die Tiefe der Bewußtseinsstörung als auch Sprachstörung, Gesichtsfeldausfall, Paresen, Sensibilitätsstörung und Koordinationsstörung berücksichtigt werden.

„Rating system"

Das Bewußtsein wurde in 5 Kategorien eingeteilt und mit einer entsprechenden Punktezahl bewertet: Ein wacher Patient erhielt 0 Punkte, ein verhangener Kranker 1 Punkt, Somnolenz wurde mit 2 Punkten verschlüsselt, Sopor mit 3 Punkten und Koma mit 4 Punkten. Dementsprechend wurden auch die anderen Parameter chiffriert. Der normale Befund erhielt 0 Punkte, der komplette Ausfall die höchste Punktezahl. Eine schwere Aphasie wurde mit 3 Punkten, eine Plegie des Armes oder Beines mit 5 Punkten, eine schwere Sensibilitätsstörung mit 2 Punkten, ein positives Babinski-Zeichen mit 2 Punkten und eine homonyme Hemianopsie ebenfalls mit 2

Tabelle 9. Prozentuale Verteilung der einzelnen Hämatomtypen
und ihrer Letalität (n = 251)

	Anzahl	Gestorben
Totale Stammganglienhämatome	21 (8,4%)	15 (71,5%)
Putamenhämatome	57 (22,7%)	22 (38,6%)
Thalamushämatome	48 (19,1%)	9 (18,7%)
Hämatome des Caput nuclei caudati	6 (2,4%)	0
Blutungen unbestimmter Lokalisation	2 (1,5%)	2
Frontallappenhämatome	26 (10,3%)	8 (30,8%)
Temporallappenhämatome	41 (16,3%)	16 (39%)
Parietallappenhämatome	17 (6,7%)	5 (31,2%)
Okzipitallappenhämatome	15 (6%)	4 (26,6%)
Kleinhirnhämatome	9 (3,6%)	2 (22,2%)
Ponshämatome	9 (3,6%)	6 (67%)

Punkten bewertet. Desorientiertheit zu Zeit, Ort und Person ergab 3 Punkte. Da Kranke mit Hämatomen in der dominanten Hemisphäre eine höhere Punktezahl erreicht hätten, wurde in diesen Fällen auf eine Bewertung der Orientierung verzichtet. Weil bei soporösen oder komatösen Kranken nicht zu entscheiden war, ob eine Aphasie, eine homonyme Hemianopsie oder eine Sensibilitätsstörung vorlag, wurde das jeweils nicht prüfbare Symptom mit einem Punkt über dem schwersten Grad bewertet. Ein komatöser Kranker mit einem Hämatom in der dominanten Hemisphäre erhielt 4 Punkte, da nicht zu entscheiden war, ob er eine Aphasie hatte, 3 Punkte weil unklar war, ob eine homonyme Hemianopsie bestand und 3 Punkte für die nicht durchführbare Sensibilitätsprüfung.

Der neurologische Befund der Kranken mit infratentoriellen Hämatomen wurde nach einem getrennten Punktesystem verschlüsselt. Die Werte für Bewußtseinslage und Orientierung waren die gleichen wie in dem Bewertungssystem der supratentoriellen Hämatome. Danach folgte die in drei Schweregrade eingeteilte Ataxie. Hirnnervenparesen einschließlich Nystagmus wurden ebenfalls in drei Schweregrade eingeteilt, ebenso Blickparesen. Lähmungen der Arme und Beine, Pyramidenbahnzeichen und Sensibilitätsstörungen wurden mit der gleichen Punktzahl wie supratentorielle Hirnblutungen chiffriert. Eine Dysarthrie erhielt je nach Schwere 1 bzw. 2 Punkte.

Bei der Nachuntersuchung und für den Zeitpunkt der Entlassung wurde jeweils ein *Behinderungsgrad* ermittelt. Der Grad der Behinderung wurde nach der z. Zt. international üblichen ADL-Skala (Activity on Daily Life) in fünf Schweregrade eingeteilt (Millikan 1975; Waga u. Yamamoto 1983): Grad I bedeutet, daß der Kranke nicht mehr beeinträchtigt ist. Bei Grad II besteht noch eine leichte Behinderung, z. B. eine Einschränkung der beruflichen Tätigkeit. Grad III bedeutet, daß der Betroffene trotz stärkerer Behinderung noch in der Lage ist, sich weitgehend selbst zu versorgen. Grad IV beinhaltet, daß sich der Kranke nicht mehr alleine versorgen kann. Grad V bedeutet, daß er bettlägerig und ständig auf fremde Hilfe angewiesen ist.

6.1 Die totalen Stammganglienhämatome

Wie schon erwähnt (s. Kap. 4.3) ist es sinnvoll, große Stammganglienhämatome, die vom Inselkortex bis zur Ventrikelwand reichen und deren Ausgangspunkt weder im CT noch pathoanatomisch eindeutig zu bestimmen ist, unter der Bezeichnung totale Stammganglienhämatome, als eigenständigen Hämatomtyp zusammenzufassen (Abb. 25). Ein Teil dieser Hämatome geht wahrscheinlich vom Putamen aus und wühlt sich nach medial in die Tiefe der Basalganglien über den

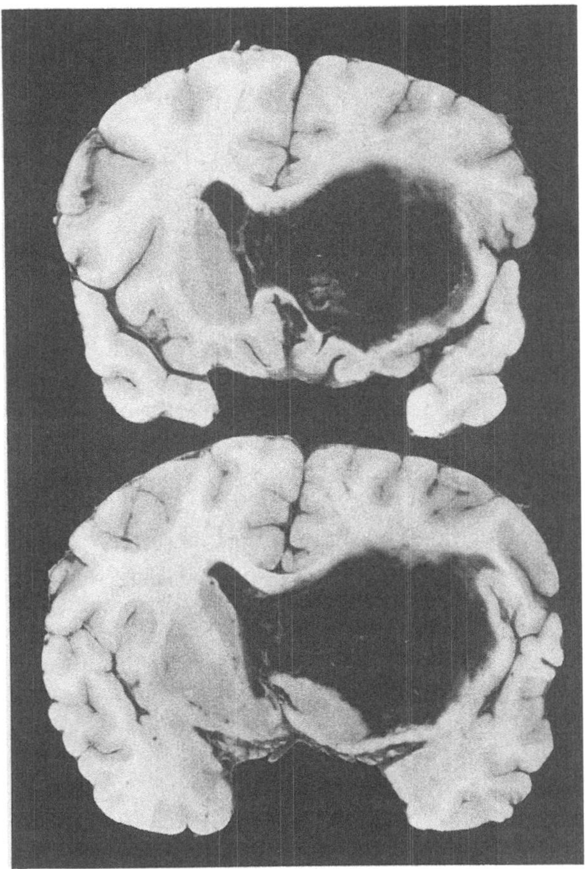

Abb. 25. Pathoanatomisches Präparat einer *totalen Stammganglienblutung*. Das Hämatom reicht vom Inselkortex bis zum II. bzw. III. Ventrikel und hat die gesamte Stammganglienregion zerstört. Der Ausgangsort der Blutung ist nicht mehr zu bestimmen. (Die Abbildung wurde dankenswerterweise von Herrn Prof. Dr. med. Schachenmeyer, Institut für Neuropathologie der Justus-Liebig-Universität Gießen, zur Verfügung gestellt)

Globus pallidus, die innere Kapsel bis zum Nucleus caudatus und zum Thalamus (Abb. 14). Andere Hämatome entspringen offenbar am lateralen Rand des Thalamus und breiten sich in Richtung Putamen aus. Gelegentlich werden diese Massenblutungen daher auch als putaminothalamische Hämatome bezeichnet.

Mutlu et al. (1963), die diesen Hämatomtyp „quadrilaterale Hämatome" nannten, teilten mit, daß 27% der von ihnen pathoanatomisch untersuchten Stammganglienblutungen dieser Gruppe angehörten. Unter den eigenen Patienten hatten 16% der 134 Kranken mit Stammganglienblutungen ein solches Hämatom (Tabelle 9). In der Studie von Kase u. Mohr (1986a) betrug der Anteil dieser ausgedehnten Hämatome ca. 6% aller Stammganglienblutungen (Tabelle 17). Etwa zwei Drittel der Kranken hat eine schwere, chronische arterielle Hypertonie. Ein Teil der Patienten wurde darüber hinaus mit Marcumar behandelt. Bei einem Fünftel der eigenen Fälle blieb die Ätiologie dieser großen Stammganglienhäma-

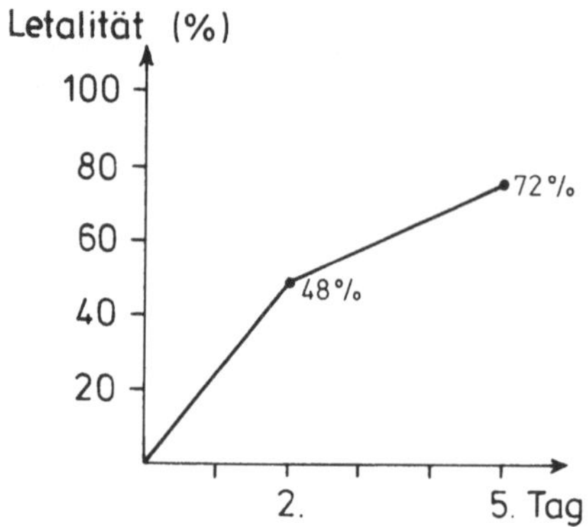

Abb. 26. *Letalität* von 21 totalen Stammganglienblutungen innerhalb der ersten 5 Tage

tome ungeklärt, da weder anamnestisch eine Hypertonie zu eruieren war, noch eine Herzdilatation oder Zeichen einer Linksherzhypertrophie bestanden.

Der klinische Verlauf dieser Patienten entspricht noch am ehesten dem klassischen Bild der Hirnmassenblutung, wie es u. a. von Rose 1948 beschrieben und danach fast unmodifiziert bis zur Einführung der kranialen Computertomographie beibehalten wurde (Rose 1948; Regli et al. 1979). Von den 21 eigenen Patienten mit totalen Stammganglienblutungen waren 12 bei der Klinikaufnahme bewußtlos, 7 weiter tief somnolent. Die restlichen 3 waren verhangen und desorientiert. Bis zum Ende des 2. Krankheitstages war fast die Hälfte (48%) gestorben. Am 5. Tag betrug die Sterberate 72% (s. Abb. 26 sowie Tabelle 9). Nach dem "rating system" (s. S. 47) hatten sie schon initial die schwersten neurologischen Ausfälle unter allen Hämatomtypen, vergleichbar nur in etwa den Ponshämatomen (Abb. 46). Nur ein Patient hatte eine schwere Hemiparese, die restlichen waren hemiplegisch. In allen Fällen waren die Pyramidenbahnzeichen positiv. Alle Kranken, bei denen eine Gesichtsfeldprüfung möglich war, hatten auch eine homonyme Hemianopsie. Das gleiche galt für die Sensibilitätsstörung (Tabelle 10).

Der CT-Befund war eindrucksvoll. Das Volumen der intrazerebralen Hämatome schwankte zwischen 40 und 150 ml. 13 Kranke hatten im CT eine Mittellinienverlagerung von mehr als 1 cm. In den übrigen Fällen lag eine Mittellinienverlagerung bis zu 1 cm vor. Auch die perimesenzephalen Zisternen waren in über der Hälfte der Fälle schwer, bei dem Rest mäßiggradig komprimiert. Die überwiegende Mehrzahl der Kranken hatte auch eine Ventrikeleinbruchsblutung. 9mal waren mehrere Ventrikel betroffen, nur 2mal ergab sich keine Blutbeimengung im Ventrikelsystem.

Außer der höchsten Letalität und den schwersten initialen neurologischen Ausfällen haben die wenigen Überlebenden nach Abschluß der Rehabilitationsphase von allen Hämatomtypen anteilsmäßig auch die schwersten Defekte. Unter den 4 Überlebenden der 21 eigenen Patienten blieben 2 ständig bettlägerig. Ein Kranker wurde zwar wieder gehfähig, konnte sich jedoch auch im persönlichen Bereich nicht mehr selbst versorgen. Lediglich einer der Überlebenden behielt eine mäßige Behinderung zurück (Tabelle 34).

Tabelle 10. Totale Stammganglienblutung in Prozent

	Beginn (n = 21)	Nachuntersuchung (n = 4)
Bewußtseinsstörung	100	
Koma	24	
Sopor	33	
Somnolenz	33	
Desorientiertheit	43[a]	50[b]
Aphasie	19[a]	75
Hemiparese	100	75
Schwer	94	50
Mäßig	6	25
Babinski	100	50
Sensibilitätsstörung	43[a]	50
Hemianopsie	38[a]	25

[a] Nur Patienten ohne Bewußtlosigkeit
[b] Chronisches hirnorganisches Psychosyndrom

6.2 Die Putamenhämatome

Putamenhämatome stellen das Hauptkontingent aller spontanen intrazerebralen Blutungen. Bei den hypertonischen Massenblutungen beträgt ihr Anteil ca. 60% (Waga u. Yamamoto 1983), entsprechend 55% in älteren pathoanatomischen Untersuchungen (Freytag 1968; Mutlu et al. 1963; Zülch 1971). Unter den spontanen intracerebralen Hämatomen insgesamt liegt ihr Anteil unter den von Kase u. Mohr (1986 a) mitgeteilten 100 unselektierten Kranken mit spontanen intrazerebralen Hämatomen aller Ätiologien – außer Trauma – bei 34%. In der eigenen Studie betrug ihr Anteil 23% (Tabelle 17).

Wieso intrazerebrale Hämatome am häufigsten vom Putamen ausgehen, ist letztlich ungeklärt. Miller-Fisher führte ihre Häufigkeit auf die besonders starke Ausprägung der Lipohyalinose im Bereich der lateralen Äste der lentikulostriären Arterien zurück (Fisher 1961). Dagegen fanden Cole u. Yates (1967a, b, c) nicht nur im Putamen, sondern im gesamten Stammganglienbereich ein vermehrtes Vorkommen von Mikroaneurysmen, von denen ebenfalls angenommen wird, daß ihre Ruptur ein intrazerebrales Hämatom auslösen kann (s. Abb. 5 sowie Kap. 2.2).

Die Putamenblutungen entstehen gewöhnlich am lateralen Rand dieses Kerngebiets. Anfangs breiten sie sich meistens zwischen Putamen, Claustrum und Capsula externa in anterior-posteriorer Richtung aus (Blackwood et al. 1963). Kleine Hämatome besitzen daher im Computertomogramm ein charakteristisches, linsenförmiges Aussehen (Typ I). Wenn das Hämatom größer wird, breitet es sich konzentrisch aus und erreicht eine ovale Form. Dabei werden große Teile des Putamens und des angrenzenden Globus pallidus zerstört (Abb. 13).

Am häufigsten, unter den eigenen Patienten in 52% der Fälle, dehnen sich die Hämatome in vertikaler Richtung aus und komprimieren bzw. zerstören die Pyramidenbahn im Bereich der Corona radiata (Typ II und Typ III). Von dort kann das Hämatom entweder in den darüberliegenden Seitenventrikel einbrechen

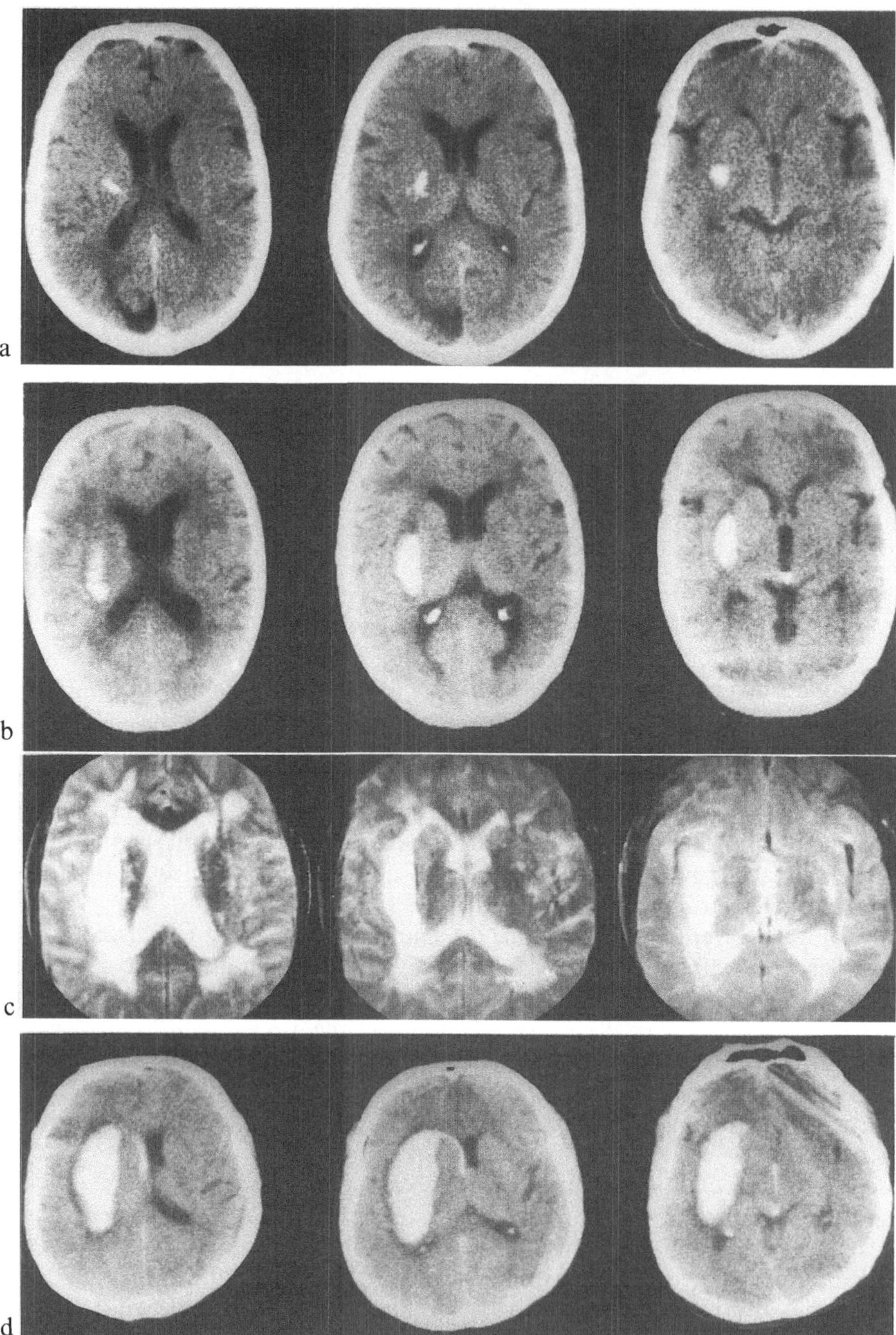

Abb. 27. *a* Typ II. Bis zur Corona radiata reichendes *Putamenhämatom* kleiner als 20 ml mit "pure motor hemiparesis". Nebenbefund: Alter Posteriorinfarkt links. *b* Putamenhämatom Typ II mit passagerer Aphasie und leichter Hemiparese. *c* MRT desselben Patienten. Aufgrund der langen Untersuchungsparameter bei T_2-gewichteter Spin-Echosequenz erscheinen das Hämatom (14. Tag) und das perifokale Ödem signalintensiv und reichen an den vorderen Inselkortex heran. Nebenbefund: subkortikale arteriosklerotische Enzephalopathie (SAE). *d* Typ IV A. Das Hämatom dehnt sich über den vorderen Schenkel der inneren Kapsel bis zum Caput nuclei caudati aus und bricht in den Seitenventrikel ein

(Typ III A) oder aber in das Marklager des Frontallappens oder des Parietallappens eindringen. Seltener, in 19% der eigenen Fälle, dringen Putamenhämatome über den vorderen Schenkel der Capsula interna bis zum Caput nuclei caudati vor (Typ IV). Von hier aus kann das Hämatom in das Vorderhorn des Seitenventrikels einbrechen (Typ IV A) (Abb. 27 d). Diesem „Striatumhämatom" steht als weitere, seltenere Variante in etwa 7% der Fälle eine Ausbreitung des Hämatoms in den Temporallappen gegenüber (Typ V).

Klinik

Die klinische Symptomatik der Putamenhämatome ist nicht sehr variabel. An erster Stelle steht die sensomotorische Hemiparese der kontralateralen Körperhälfte. Gesichtsfelddefekte, Blickdeviation, Aphasie- bzw. Neglect sind fakultativ und hängen von der Größe und Ausdehnung der Putamenblutung ab. Sehr variabel ist jedoch die Ausprägung der einzelnen Symptome. Es überwiegen zwar die schweren, in der Mehrzahl der Fälle proportional verteilten sensomotorischen Paresen. Kleine, sehr weit lateral gelegene Hämatome können jedoch auch eine rein motorische Hemiparese verursachen (Abb. 27 a) (Mizukami et al. 1981; Tapia et al. 1983). Die meisten Kranken sind bei der Aufnahme in die Klinik psychomotorisch verlangsamt, verhangen oder somnolent, haben eine schwere Hemiparese oder Hemiplegie mit schlaffem Muskeltonus und positiven Pyramidenbahnzeichen sowie eine ausgedehnte Sensibilitätsstörung. Oft besteht eine Déviation conjugée, häufig eine homonyme Hemianopsie und je nach betroffener Hemisphäre eine Aphasie oder Anosognosie (Fisher 1964; Fisher et al. 1974; Richardson 1983). Das Ausmaß der Bewußtseinsstörung hängt von der Hämatomgröße und dem Grad der Ventrikeleinbruchsblutung ab. Im Gegensatz zu den viel größeren totalen Stammganglienblutungen sind nur wenige Kranke mit Putamenhämatomen schon bei der Aufnahme in die Klinik komatös. Auch der Anteil der soporösen Kranken ist geringer. Zur Häufigkeit der neurologischen Symptome unter den eigenen Patienten s. Tabelle 11.

Tabelle 11. Symptome der Putamenhämatome in Prozent

	Beginn (n = 57)	Nachuntersuchung (n = 28)
Bewußtseinsstörung	81	
Koma	5,2	
Sopor	17,5	
Somnolenz	28	
Desorientiertheit	42	20[a]
Aphasie	35	25
Hemiparese	95	63
Schwer	61	39
Mäßig	24	3
Leicht	10	21
Babinski	65	45
Sensibilitätsstörungen	61	58
Hemianopsie	42	14

[a] Hirnorganisches Psychosyndrom

Auch kleine, schlitzförmige oder ovale, sehr weit lateral gelegene Putamenhämatome führen zumindest zu einer vorübergehenden Lähmung der kontralateralen Körperhälfte. Naturgemäß sind die neurologischen Ausfälle schwerer, wenn das Hämatom die Capsula interna zerstört. Das gleiche gilt für Hämatome, die sich in vertikaler Richtung ausdehnen und die Corona radiata destruieren. In beiden Fällen sind auch schwerere neurologische Defekte zu erwarten, als bei Hämatomen, die den Tractus corticospinalis nur komprimieren (Mizukami et al. 1981).

Selbst kleine Putamenhämatome führen in der Regel zu einer Schädigung der gesamten Pyramidenbahn. Monoparesen scheinen überhaupt nicht vorzukommen, offenbar auch keine ausgeprägt akzentuierte, z. B. brachiofazial oder krural betonte Hemiparese (Fisher 1961). Obwohl bei einer selektiven Destruktion des Putamens durch ein lokal begrenztes Hämatom eine kontralaterale Hemichorea denkbar wäre, wie dies bei lakunären Infarkten in dieser Region vereinzelt vorkommt (Goldblatt et al. 1974; Kase et al. 1981), wurde bisher kein solcher Fall beschrieben. Im Gegensatz dazu können Hämatome im Bereich des Nucleus subthalamicus jedoch durchaus zu einem Hemiballismus führen (Melamed et al. 1978).

Die einzelnen Hämatomtypen unterscheiden sich sowohl in der Schwere, als auch in der Ausprägung der neurologischen Symptome z. T. beträchtlich (s. Abb. 28 sowie Tabelle 12). Die kleinsten, nur bis maximal 20 ml großen und auf ihren Entstehungsort begrenzten Putamenhämatome (Typ I) verursachen die geringsten neurologischen Ausfälle und werden immer überlebt. Die Kranken sind wach und nur selten desorientiert. In ganz wenigen Fällen besteht eine Aphasie. Die Hemiparese ist meist proportional verteilt, gelegentlich ist jedoch der Arm etwas stärker betroffen als das Bein. Einige Kranke haben eine schwere oder mittelgradige Hemiparese, meistens ist sie jedoch nur leicht, rein motorisch und bildet sich manchmal schon innerhalb der ersten Tage zurück.

Wenn sich Hämatome gleicher Größe (bis 20 ml) in vertikaler Richtung ausdehnen (Typ II), kommt es zu schwereren neurologischen Ausfällen. Entsprechend dem vergleichsweise geringen Hämatomvolumen sind auch diese Patienten wach. Wenn die dominante Hemisphäre betroffen ist, tritt fast immer eine Aphasie ein. Da die Corona radiata zerstört wird, kommt es in den meisten Fällen zu einer schweren, proportional verteilten Hemiparese der kontralateralen Körperhälfte und praktisch immer zu positiven Pyramidenbahnzeichen. Auch bei diesem Hämatomtyp kann noch eine "pure-motor-hemiparesis" vorkommen (Abb. 27 a) (Tapia et al. 1983). Ausnahmsweise kann auch vorübergehend ein einseitiger Gesichtsfeldausfall entstehen.

Putamenhämatome von mehr als 20 ml Volumen, die sich in vertikaler Richtung ausdehnen (Typ III, s. Abb. 13), verursachen bei den meisten Patienten Benommenheit und Somnolenz. Wenn die dominante Hemisphäre betroffen ist, besteht immer eine Aphasie. Fast alle Kranken haben außerdem einen homonymen Gesichtsfeldausfall. Die Paresen sind schwer bis hin zur Plegie, wobei der Arm etwas häufiger als das Bein schwer betroffen ist. Durchweg sind positive Pyramidenbahnzeichen und eine deutliche halbseitige Sensibilitätsstörung vorhanden. Im Gegensatz zu den Patienten mit Hämatomen vom Typ I und II ist hier die Letalität beträchtlich. Die Prognose verschlechtert sich zusätzlich, wenn diese Hä-

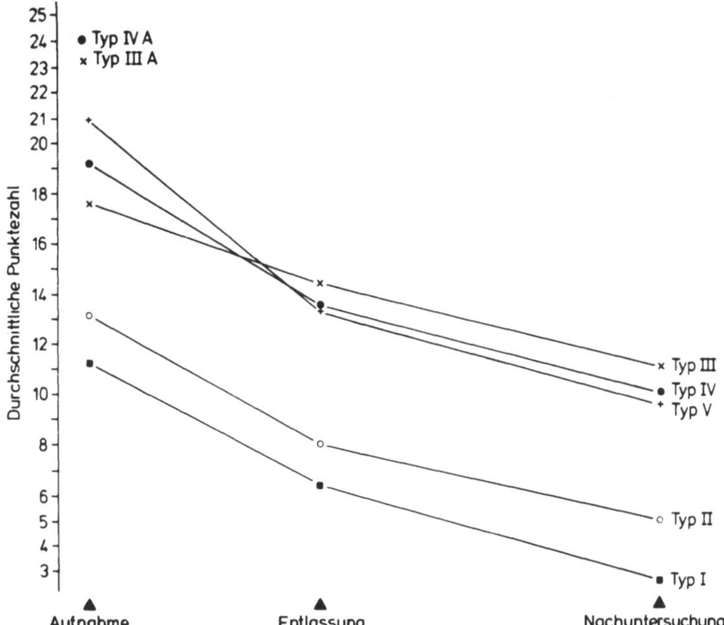

Abb. 28. Durchschnittliche *Schwere der Krankheitssymptome,* gemessen anhand des „rating-systems" (s. S. 47) der einzelnen Typen von Putamenhämatomen. Lokal begrenzte Hämatome von weniger als 20 ml (Typ I) und Hämatome bis 20 ml Größe, die sich in vertikaler Richtung ausdehnten (Typ II), hatten durchschnittlich weniger schwere neurologische Ausfälle als größere Hämatome, die sich entweder ebenfalls in parietaler Richtung ausdehnten (Typ III), bzw. über den vorderen Schenkel der Capsula interna bis zum Caput nuclei caudati (Typ IV) oder in den Temporallappen (Typ V) ausbreiteten

matome in den Seitenventrikel einbrechen (Typ III A). Zwei Drittel der eigenen Kranken war soporös und komatös und hatte bilateral positive Pyramidenbahnzeichen. Von diesen Patienten überlebte keiner.

Hämatome, die sich über den vorderen Schenkel der Capsula interna bis zum Caput nuclei caudati ausdehnen (Typ IV), haben ebenfalls immer eine schwere Hemiparese bzw. eine Hemiplegie der kontralateralen Körperhälfte zur Folge. Pyramidenbahnzeichen sind regelmäßig positiv. In der Regel ist die Lähmung auch hier proportional verteilt. Sensibilitätsstörungen sind ebenfalls vorhanden. Bei großen Blutungen sind die Betroffenen bewußtlos. In allen Fällen, in denen die dominante Hemisphäre betroffen ist, sind die Kranken aphasisch. Auch hier bedeutet eine ausgedehnte Einbruchsblutung in den nahen Seitenventrikel (Typ IV A) eine ernste Komplikation (Abb. 27 d), die von zwei Drittel der eigenen Kranken nicht überlebt wurde.

Patienten mit Putamenhämatomen und Ausbreitung in den Temporallappen (Typ V) sind meist, falls die Blutung nicht zu groß ist, wach oder somnolent. Wenn die dominante Hemisphäre betroffen ist, tritt erwartungsgemäß ebenfalls eine Aphasie ein. Außerdem besteht regelmäßig eine homonyme Hemianopsie. Die kontralaterale Körperhälfte ist meist schwer gelähmt bei positivem Babinski-Phänomen und schwerer Sensibilitätsstörung.

Tabelle 12. Charakteristika der einzelnen Typen der Putamenhämatome (n = 56)

Typ	I	II	III	IIIA	IV	IVA	V
Anzahl	12	6	19	4	7	4	4
Gestorben	1	0	10 (52,6%) 3[a]	4 (100%)	1 (14%)	3 (75%) 1[a]	1 (25%)
Mittl. Hämatomvolumen	10,3 ml	9,2 ml	38,2 ml	48,2 ml	36 ml	51,4 ml	34 ml
Mittl. Score (Punkte)							
Aufnahme	11,25	13,1	17,6	23,25	19,1	24	21
Entlassung	6,4	8	14,4			13,4	13,3
Nachuntersuchung	2,5	5	11,0			10,0	9,5

[a] Kein zentraler Tod

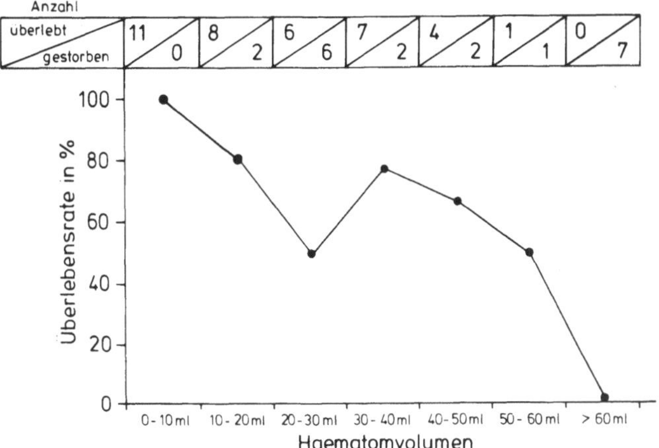

Abb. 29. *Überlebensrate* der eigenen Kranken (n = 57) im Vergleich zum intrazerebralen *Hämatomvolumen.* Kranke mit kleinen Hämatomen hatten eine größere Überlebensrate als Patienten mit Hämatomen ab 30 ml (p < 0,001)

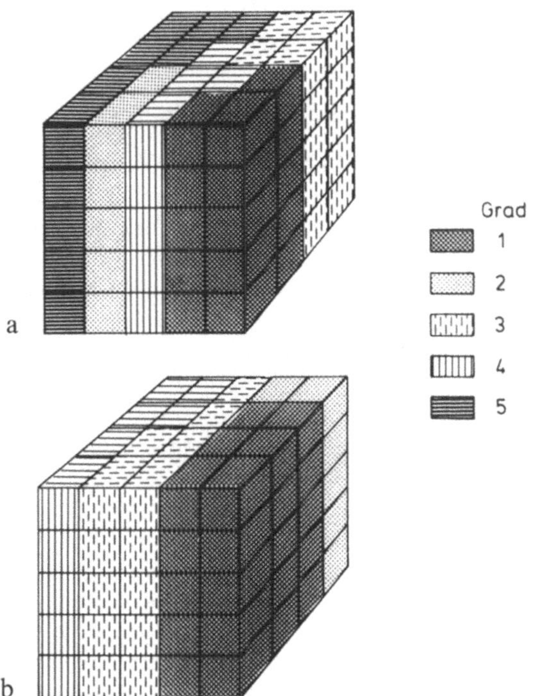

Abb. 30. Graphische Darstellung des *Behinderungsgrades (s. S. 48)* bei Entlassung (*a*) und bei Nachuntersuchung (*b*). Jeder Quader besteht aus 100 kleinen Würfeln, die jeweils ein Prozent darstellen. Im Vergleich zur Entlassung stieg der Anteil der überhaupt nicht mehr oder nur geringfügig behinderten Kranken (Grad I und Grad II) zum Zeitpunkt der Nachuntersuchung zwar deutlich an, der Anteil der schwer behinderten (Grad III und IV) überwog jedoch zum Zeitpunkt der Nachuntersuchung immer noch

In der ersten umfangreichen computertomographischen Untersuchung von Putamenhämatomen teilten Hier et al. (1977) eine Sterberate von 37% mit. Der überwiegende Teil der Kranken hatte sog. „benigne" Putamenhämatome mittlerer Größe und günstiger Prognose. Die Letalität war abhängig von der Größe der intrazerebralen Blutung. Patienten, die schon initial soporös oder komatös waren, starben öfters. Dies entspricht der eigenen Erfahrung. Unter den eigenen Patienten betrug die Letalität 38% (Tabelle 9). Kranke mit Hämatomen über 30 ml starben öfters (Abb. 29). Außerdem erwies sich eine ausgedehnte Ventrikeleinbruchsblutung als prognostisch sehr ungünstig. In diesem Falle (Typ III A u. Typ V A) stieg die Letalität auf ein Vielfaches.

Weniger günstig als die Überlebenschancen sind die Chancen der Betroffenen, sich von schweren neurologischen Ausfällen zu erholen. Unter den eigenen Patienten waren bei der Entlassung aus der Klinik noch mehr als zwei Drittel schwer behindert (ADL III–V). Nach Ablauf der Rehabilitationsphase hatte sich der Behinderungsgrad zwar in vielen Fällen gebessert, es gab jedoch mehr Patienten, die deutlich behindert blieben (ADL Grad III u. IV), als Kranke, die sich soweit erholten, daß sie im täglichen Leben nicht mehr oder nur noch geringfügig behindert waren (ADL Grad I u. II; s. Tabelle 34). Der Behinderungsgrad war abhängig vom ursprünglichen Hämatomtyp bzw. der ursprünglichen Hämatomgröße. Kranke mit Hämatomen kleiner als 20 ml waren später seltener schwer behindert als Patienten mit größeren Blutungen (Abb. 30) (Schütz 1987).

Aphasie bei Putamenhämatomen

Patienten mit Putamenhämatomen sind sehr oft aphasisch. Hier et al. (1977) fanden, daß nur zwei ihrer Patienten mit Hämatomen in der dominanten Hemisphäre keine Sprachstörung hatten. In beiden Fällen handelte es sich um kleine Blutungen, die nur geringe motorische und sensible Herdsymptome hervorriefen und eine sehr gute Prognose hatten. Das gleiche gilt für die nichtdominante Hemisphäre. Auch hier hatten alle Betroffenen mit Hämatomen ab mittlerer Größe entweder ein Neglect oder eine Anosognosie.

Die eigenen Befunde waren identisch. Unter 57 Kranken mit Putamenhämatomen war 30mal die dominante Hemisphäre betroffen. 20 (66,5%) dieser Patienten hatten eine Aphasie. Sechs weitere Kranke mit großen Hämatomen waren bewußtlos und starben. Nur 4 (13,3%) Betroffene hatten eine intakte Sprache. Alle vier Hämatome waren sehr klein (im Schnitt nur 4,5 ml groß) und relativ weit lateral lokalisiert (Abb. 27a). Dreimal handelte es sich um lokal begrenzte Hämatome des Typs I und nur einmal um eine in vertikaler Richtung fortgeleitete Blutung (Typ II). Das größte Hämatom hatte ein Volumen von ca. 8,5 ml und war im posterioren Abschnitt des linken Putamens gelegen. Unter den Fällen mit Aphasie hatte nur ein Patient ein Hämatom vergleichbarer Größe, das sich jedoch im anterioren Anteil des Putamens befand. Ob in diesen beiden Einzelfällen die Lokalisation wirklich ausschlaggebend für die Sprachstörung war, bleibt offen. Allerdings beschrieben Damasio et al. (1982) ganz ähnliche Befunde bei ischämischen Infarkten. Wenn der vordere Teil der Capsula interna, der Kopf des Schweifkerns und die anterioren Anteile des Putamens betroffen waren, bestand eine Aphasie. Wenn der hintere Schenkel der inneren Kapsel und die posterioren

Tabelle 13. Verlauf der Aphasie

A: Initialer Befund

Sprache intakt	Aphasie	Nicht prüfbar (später +)
4 (13,3%)	20	6

B: Verlauf und Ausprägung der Sprachstörung

Aphasiegrad	Initial	Entlassung	Nachuntersuchung
3	15	2	0
2	5	6	3
1	0	4	4
Geheilt	–	1	4
		13	11 Überlebende

Anteile des Putamens und des Schweifkerns lädiert waren, entstand lediglich eine Dysarthrie. Auch Alexander u. LoVerme (1980) teilten mit, daß kleine, posteromediale Läsionen eine geringere Sprachstörung verursachen als ausgedehnte, anterolaterale Hämatome.

Die meisten eigenen Kranken hatten eine *schwere Aphasie*. Lediglich in drei Fällen war eine mittelgradige Sprachstörung vorhanden. Viele Kranke waren mutistisch und befolgten keinerlei Aufforderungen. Häufig blieben die Betroffenen auch komplett aphasisch oder behielten zumindest eine schwere globale Aphasie zurück, wobei sie lediglich wieder mühsam einzelne Worte sprechen und einfachste Aufforderungen befolgen lernten (Tabelle 13).

Bisher herrscht keine einheitliche Meinung darüber, welche Form der Aphasie durch die Putamenhämatome verursacht wird. Ein Grund hierfür mag sein, daß die Sprachstörung wesentlich inhomogener ist, als beispielsweise die sog. „thalamische Aphasie", und daß schon kleine Unterschiede in Lokalisation und Ausdehnung der Hämatome erhebliche Auswirkungen auf ihre Art und Ausprägung haben. Hinzu kommt, daß möglicherweise viele Putamenhämatome bis an die Windungen des vorderen Anteils des linken Inselkortex heranreichen, ohne daß dies im CT genau erkennbar ist und dadurch das Broca-Sprachzentrum tangieren (Vingnolo 1984). Ein eigener, in Abb. 27 b und c dokumentierter Fall mag hierfür ein Beispiel sein. Obwohl das Hämatom im CT die Grenze des Putamens nach temporal hin nicht überschreitet, zeigt sich im MRT, daß das perifokale Ödem bis an den Inselkortex heranreicht.

Hier et al. (1977) sowie Mohr u. Sidman (1975) und Ojemann u. Mohr (1976) beschrieben eine *globale Aphasie*. Sie betonten, daß im akuten Krankheitsstadium in den meisten Fällen weder eine WERNICKE-Aphasie, noch eine BROCA-Aphasie oder eine transkortikale Aphasie zu differenzieren sei. Im Gegensatz dazu fanden Alexander u. Lo Verme (1980) keinen prinzipiellen Unterschied zwischen der Aphasie infolge Putamenblutung und der Aphasie bei Thalamushämatomen. Ihrer Ansicht nach handelt es sich in beiden Fällen um eine *transkortikale Aphasie*. Andere Autoren postulierten sogar eine eigene „striatale Aphasie", gekennzeichnet durch geringe spontane Sprachproduktion, Paraphasien, Dysarthrie und geringe motorische Sprachkontrolle (Benson 1979; Damasio et al. 1982). Schließlich wurde in einer kürzlichen Studie unter Kranken mit rein subkortikalen vaskulären Läsionen eine „non-fluent-aphasia" bei Herden im vorderen Schenkel der inneren Kapsel und dem anterioren Anteil des Putamens und eine leichte Aphasie mit ungestörter Sprachproduktion („mild-fluent-aphasia") infolge Infarkt oder Blutung im posterioren Anteil des Putamens und der Capsula interna mitgeteilt (Cappa et al. 1983).

Da die Putamenhämatome die kortikalen Sprachzentren nicht zerstören, kann die Sprachstörung nicht im Rahmen der klassischen Aphasielehre erklärt werden. Am ehesten käme noch eine Unterbrechung der Verbindung zwischen dem sensorischen und dem motorischen Sprachzentrum durch Kompression oder Destruktion des Fasciculus arcuatus in Frage (Geschwind 1965). Bisher wurde jedoch keine Leitungsaphasie infolge einer Putamenblutung beschrieben. Gegen eine Kompression oder Verdrängung der subkortikalen Verbindungen durch das Hämatom oder sein kollaterales Hirnödem spricht vor allem, daß die Sprachstörung in vielen Fällen nach Resorption des Hämatoms und Rückgang der Massenverlagerung weiterbesteht.

In letzter Zeit wurde daher, gestützt auf die Bestimmung des Glukosestoffwechsels mittels Protonenemissionstomogramm, eine *metabolische Depression* der kortikalen Sprachzentren und ihrer Assoziationsfelder durch das Hämatom vermutet. Pawlik et al. (1985) fanden bei Patienten mit Aphasie infolge ischämischer Infarkte in Putamen und Nucleus caudatus links frontopräzentral und temporopolar große Bezirke mit stark herabgesetztem kortikalen Glukosestoffwechsel, die weit über das Broca-Sprachzentrum hinausreichen. Auch Metter et al. (1984) beschrieben eine derartige metabolische Depression fern von der Stelle der eigentlichen morphologisch faßbaren Läsion ("remote-effects") bei Kranken mit Aphasie, die eine Schädigung im Caput nuclei caudati hatten. Auch hier zeigte sich eine erhebliche Einschränkung des Glukosestoffwechsels sowohl im Bereich des Wernicke-Sprachzentrums als auch darüber hinausgehend links temporoparietal und temporookzipital.

Offenbar handelt es sich hierbei um tiefgreifende und z. T. persistierende metabolische Störungen, denn die *Prognose* der Aphasie bei Putamenhämatomen ist ungünstig. Die eigene Erfahrung zeigt, daß von 13 überlebenden Kranken mit anfänglicher Aphasie nur einer bei der Entlassung wieder eine intakte Sprache hatte. In 7 Fällen hatte sich die Sprache zwar gebessert, in der Mehrzahl bestand jedoch immer noch eine schwere Störung. Nach Ende der Rehabilitation hatten immer noch 7 der 11 Überlebenden eine Aphasie (s. Tabelle 13).

Nach Denny-Brown u. Yanagisawa (1976) dient das Putamen im übertragenen Sinn für einen großen Teil der Hirnrindentätigkeit als Resonanzraum. Der Ausfall dieses Kerngebietes hat eine Entdifferenzierung der Motorik, eine Störung der Feinbewegung und schließlich den Verlust der Motilität zur Folge. Vergleichbares gilt offenbar auch für die Sprache.

6.3 Die Thalamushämatome

Der Thalamus ist die Relaisstation zwischen Rückenmark, Medulla oblongata, Kleinhirn sowie den Stammganglien und der gesamten Hirnrinde. Er besitzt sensorische, motorische, assoziative und motivative Funktionen (Kelly 1985). Thalamushämatome können daher neben sensorischen und motorischen Ausfällen auch Veränderungen des Bewußtseins, des Antriebs und des Gedächtnisses hervorrufen.

Der Thalamus liegt tief in den zentralen Teilen der Großhirnhemisphären. Zusammen mit dem Hypothalamus, dem Nucleus subthalamicus und der Glandula pinealis bildet er das Zwischenhirn (Dienzephalon). Er besteht aus vier großen Kerngebieten: den lateralen Kernen, den medialen Kernen, den anterioren Kernen und dem Pulvinar (Abb. 31), die wiederum in bis zu 120 kleinere Kerne unterteilt werden können. Im lateralen Kerngebiet des Thalamus enden alle somatosensorischen Neurone (Lemniscus medialis, Tractus spinothalamicus, Tractus trigeminothalamicus). In diesen Kernen werden die ankommenden Impulse umgeschaltet und gelangen zu verschiedenen Bezirken der sensorischen Hirnrinde. Der Tractus opticus endet im Corpus geniculatum laterale, wo optische Impulse zur Sehrinde umgeschaltet werden. Im Corpus geniculatum mediale endet der Lemnicus lateralis, von wo akustische Reize auf die Radiatio acustica umgestaltet und

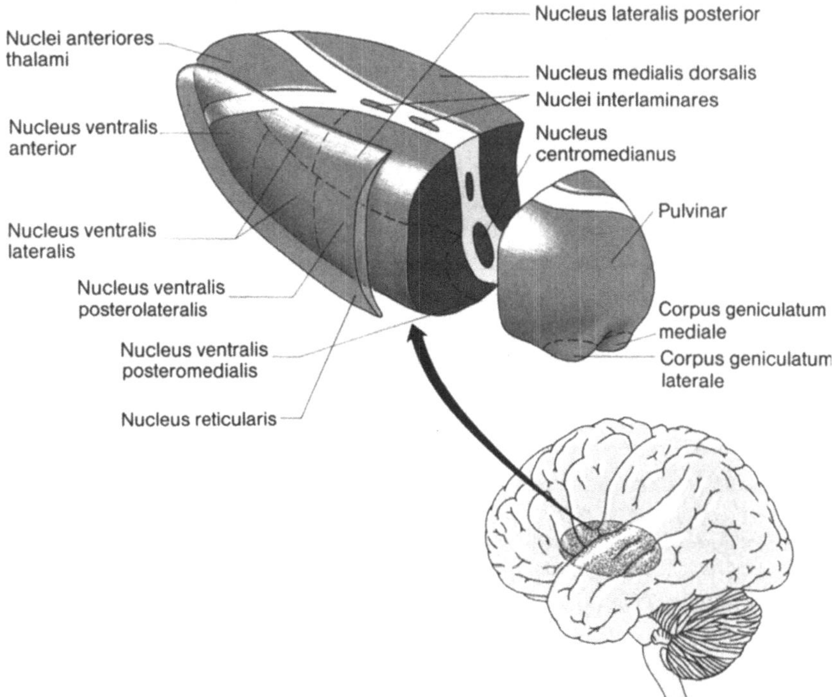

Abb. 31. Schematische Darstellung des *Thalamus* und seiner Hauptkerngebiete. (Nach Kelly 1985)

zur Hörrinde projiziert werden. Der Thalamus erhält außerdem Geschmacksimpulse. Auch motorische Impulse gelangen, vom extrapyramidalen System kommend, über das Pallidum zum Thalamus, von wo sie zur prämotorischen Rinde zurückgeleitet werden.

Über den Nucleus anterior besteht ein Erregungsaustausch mit dem limbischen Kortex. Die medialen Kerngebiete des Nucleus medialis stehen in doppelläufiger Punkt-zu-Punkt-Verbindung mit Assoziationsgebieten des Frontallappens und mit der prämotorischen Region. Seine Afferenzen erhält dieses Kerngebiet von anderen thalamischen Kernen, dem Hypothalamus und vom Mesenzephalon. Unspezifische Kerne des Pulvinars stehen in reziproker Verbindung mit Assoziationsgebieten des Parietal- und Okzipitallappens in der Nähe von somatosensorischen, visuellen und akustischen Projektionsfeldern und verknüpfen wahrscheinlich die verschiedenen sensorischen Informationen miteinander. Schließlich endet im Nucleus anteromedianus ein Teil des aszendierenden retikulären Wecksystems ("arousel system").

Der Thalamus ist einerseits die subkortikale Sammelstelle aller Impulse der Außenwelt und aller propriozeptiven Reize. Er ist die Umschaltstelle für alle von der Haut, den Sehnen, Muskeln und Gelenken, den Augen und Ohren und dem vestibulären System ausgehenden Impulsen auf dem Weg zum Kortex. Als Endpunkt des aszendierenden retikulären Systems kann er außerdem die gesamte Hirnrinde aktivieren. Da alle Erregungen den Thalamus passieren müssen, um bewußt zu werden, ist er sozusagen „das Tor zum Bewußtsein" (Hassler 1964; Duus 1980). Darüber hinaus besitzt er eine wichtige Funktion innerhalb des extrapyramidalen motorischen Systems. Motorische Impulse werden, nach ihrer Passage durch die Basalganglien auf ihrem Weg zurück zu ihren prämotorischen und präfrontalen Assoziationsfeldern, im Thalamus ein letztes Mal umgeschaltet (Hassler 1966). Der Thalamus ist außerdem an der Speicherung von Gedächtnisinhalten beteiligt und wirkt offenbar auf eine bisher nicht genau bekannte Weise an der Sprachbildung mit.

Der Thalamus wird vor allem durch Seitenäste der A. communicans posterior und der A. cerebri posterior versorgt. Außerdem erhält er Blut aus der A. choroidea anterior und wahrscheinlich zu einem geringen Teil auch von der A. lenticulothalamica aus der A. cerebri media (Foix u. Hillemand 1925; Lazorthes 1961).

Im Gegensatz zu ischämischen Infarkten ist es bei Thalamushämatomen häufig schwierig, das arterielle Versorgungsgebiet zu identifizieren, von dem eine Blutung ihren Ausgang nimmt. Dies gilt besonders für große Hämatome und Hämatome, die von ihrem Entstehungsort aus in die Umgebung eindringen. Bei kleinen, lokal begrenzten Thalamushämatomen gelingt es jedoch häufig, im CT, insbesondere mit Hilfe koronarer Schichten, den Entstehungsort eines Hämatoms zu bestimmen. Dadurch besteht die Möglichkeit, einzelne Symptome topographisch zuzuordnen (Kawahara et al. 1986).

Nach Lazorthes (1961), gestützt auf Untersuchungen von Foix u. Hillemand (1925), sind an der arteriellen Blutversorgung des Thalamus sechs verschiedene Gefäßgruppen beteiligt (Abb. 32):

1) Die anterioren inferioren Anteile des Thalamus (Nucleus medialis ventralis) werden von den Aa. thalamotuberales (anterior-inferiore Gefäßgruppe) versorgt, die aus der A. communicans posterior entspringen.

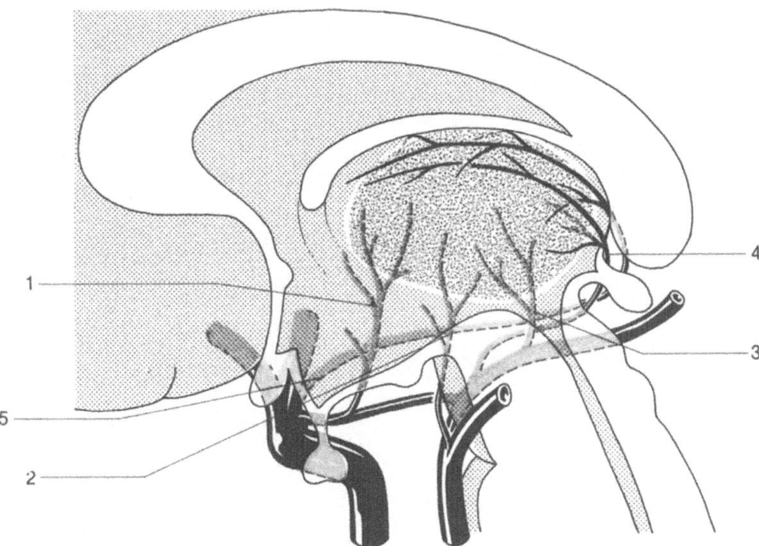

Abb. 32. *Blutversorgung des Thalamus.* (Nach Foix u. Hillemand 1925; Lazorthes 1961) *1* Aa. thalamotuberales (anteriorinferiore Gefäßgruppe), *2* Aa. thalamoperforatae (mittlere paramediane Gefäßgruppe), *3* Aa. thalamogeniculatae (inferiorlaterale Gefäßgruppe), *4* A. choroidea posterior (posteriore Gefäßgruppe), *5* A. choroidea anterior (superiore Gefäßgruppe)

2) Die an die Capsula interna grenzenden lateralen ventralen Kerne und die medialen ventralen Kerne werden von der mittleren paramedianen Gefäßgruppe versorgt. Dies sind die vier bis fünf kleinen, aus dem proximalen Abschnitt der A. cerebri posterior entspringenden Aa. thalamoperforatae. Diese Arterien steigen von unten in vertikaler Richtung in den Thalamus auf. Die Gefäßgruppe ist sehr variabel. So können beispielsweise der gesamte mittlere Hypothalamus und die ventralen medialen und lateralen Kerne beider Thalami von einer einzigen unpaaren aus einer der beiden Aa. cerebri posteriores entspringenden Arterie versorgt werden (Percheron 1976), deren Verschluß einen bilateralen paramedialen Thalamusinfarkt verursachen kann (Castaigne et al. 1981; Kömpf et al. 1984; Lepore et al. 1985).

3) Die mittleren und posterioren Teile des lateralen Kerngebietes werden von den Aa. thalamogeniculatae (inferiorlateralen Gefäßgruppe) versorgt, die an der Stelle aus der A. cerebri posterior entspringen, wo diese die Corpora geniculatae kreuzen.

4) Pulvinar und die posterioren Anteile der lateralen medialen Kerngebiete werden von Ästen der aus der A. cerebri posterior stammenden A. choroidea posterior perfundiert, deren Endäste bis weit in die dorsalen Anteile des Thalamus reichen und dort mit der A. choroidea anterior anastomosieren.

5) Die Äste der aus der A. cerebri media abzweigenden A. choroidea anterior versorgen das Corpus geniculatum laterale, dringen von oben in den Thalamus ein und versorgen vor allem die vorderen Abschnitte des Nucleus medialis dorsalis sowie die inneren und oberen Areale des Nucleus anterior.

6) Die Aa. lenticulothalamicae reichen bis an den Thalamus heran und versorgen die lateralen dorsalen Kerne.

Klinische Aspekte

Die Thalamushämatome sind unter den Stammganglienblutungen der zweithäufigste Hämatomtyp. Seit Einführung des kranialen Computertomogramms werden sie fast doppelt so häufig diagnostiziert wie früher. Während Miller-Fisher ihre Häufigkeit in einer pathoanatomischen Studie aus dem Jahre 1959 noch mit 13% aller spontanen intrazerebralen Hämatome angab (Fisher 1959), stieg ihr Anteil in jüngster Zeit auf 20% (Kase u. Mohr 1986a; Schütz 1985b) (s. Tabelle 17). In neueren japanischen Untersuchungen betrug ihr Anteil sogar 35% (Kagawa et al. 1977; Shizuka et al. 1980; Goto et al. 1982). Begünstigt wird diese Entwicklung offenbar dadurch, daß heute kleinere, lokal begrenzte, nicht letal verlaufende Thalamushämatome, deren Anteil nach Kawahara et al. (1986) bis zu 45% aller Thalamushämatome ausmacht, im CT einwandfrei diagnostiziert werden können. Die weitaus meisten Thalamushämatome sind hypertonische Blutungen, gefolgt von sog. Hämatomen unbekannter Genese und Marcumar- bzw. Heparinblutungen.

Da der laterale Rand des Thalamus an die Capsula interna grenzt und sich unterhalb des Thalamus okulomotorische Zentren befinden, führen Hämatome neben Sensibilitätsstörungen in der Regel zu einer Beeinträchtigung der Pyramidenbahn und häufig zu okulomotorischen Symptomen. Dazu können extrapyramidale Symptome kommen, sensible Reizerscheinungen, *Gedächtnis- und Merkfähigkeitsstörungen* sowie Veränderungen des Bewußtseins und der Affekte. Außerdem besteht heute weitgehend Einigkeit darüber, daß Thalamusblutungen in der dominanten Hemisphäre zu *Sprachstörungen* führen, die nicht mit den herkömmlichen Aphasieformen in Einklang stehen. Hämatome in der nichtdominanten Hemisphäre können ein motorisches, sensibles oder visuelles *Neglectsyndrom* verursachen.

Nach Kase u. Mohr (1986 b) ist der Krankheitsbeginn der Thalamushämatome im Vergleich zu Putamenhämatomen häufig abrupt. Die Kranken sind meistens somnolent oder apathisch, ihre Aufmerksamkeit ist eingeschränkt. Abgesehen von sehr kleinen Hämatomen besteht immer eine Hemiparese der kontralateralen Körperhälfte und eine halbseitige Sensibilitätsstörung. Wie bei Thalamusinfarkten sind die motorischen und sensiblen Ausfälle der Thalamusblutungen nicht immer gleich schwer. Je nach Ausbreitungsrichtung können bestimmte Symptome überwiegen (Hwak et al. 1983; Kanno et al. 1977; Lhermitte 1936; Piepgras u. Rieger 1981; Schütz 1985). Der "pure sensory stroke", wie bei lakunären Thalamusinfarkten (Fisher 1965), kommt bei Thalamushämatomen offenbar jedoch nur ganz selten vor (Abb. 33).

Die sensomotorische Halbseitenlähmung der Thalamushämatome unterscheiden sich nur wenig von der der Putamenhämatome. Der entscheidende Unterschied zwischen beiden Hämatomtypen sind die charakteristischen Augensymptome der Thalamushämatome, die allerdings nicht obligat sind. Große Hämatome und Hämatome, die sich nach medial und in Richtung Mittelhirn ausdehnen, führen zu einer Reihe Störungen der Okulomotorik. Am häufigsten und charakteristischsten ist die vertikale Blickparese nach oben in Verbindung mit einer leichten Deviation nach unten und Adduktionsstellung der Bulbi bei gleichzeitig engen, lichtstarren oder nur träge auf Licht reagierenden Pupillen, so daß der Ein-

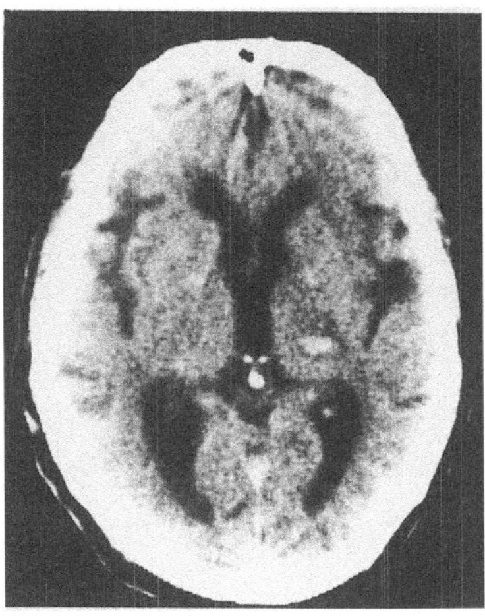

Abb. 33. *"Pure sensory stroke"* durch ein kleines Hämatom am lateralen Rand des rechten Thalamus

druck entsteht, als ob der Kranke auf die Spitze der Nase schiele (Fisher 1959) (s. Abb. 40). Weitere Symptome sind: Déviation conjugée, eine ipsilaterale Ptose und Miosis oder ein Nystagmus retractorius (s. Tabelle 15 sowie Kap. 10).

Wie bei den Putamenhämatomen gibt es auch unter den Thalamushämatomen verschiedene Typen, die sich infolge ihrer Größe, Lokalisation und Ausdehnung in klinischer Hinsicht voneinander unterscheiden. Unter den eigenen 48 Kranken mit Thalamushämatomen (zur Häufigkeit der einzelnen Symptome s. Tabelle 14) waren lokal begrenzte Blutungen (Typ I) mit 30% am häufigsten. Es folgten thalamokapsuläre Blutungen (Typ II) mit 25%. In diesen Fällen breitete

Tabelle 14. Symptome der Thalamushämatome in Prozent

	Beginn (%) (n = 48)	Nachuntersuchung (%) (n = 32)
Hemiparese	93	59
Leicht	13	15
Mittelgradig	34	29
Schwer	47	15
Sensibilitätsstörung	85	87
Babinski	70	41
Somnolenz	68	–
Aphasie	30[a]	3
Org. Psychosyndrom	30	23
Hemianopsie	25	–
Okulomotorik	15	–
Thalamus-Syndrom	6	15
Sopor/Koma	4	–

[a] $\approx$ 64% der Blutungen in der dominanten Hemisphäre

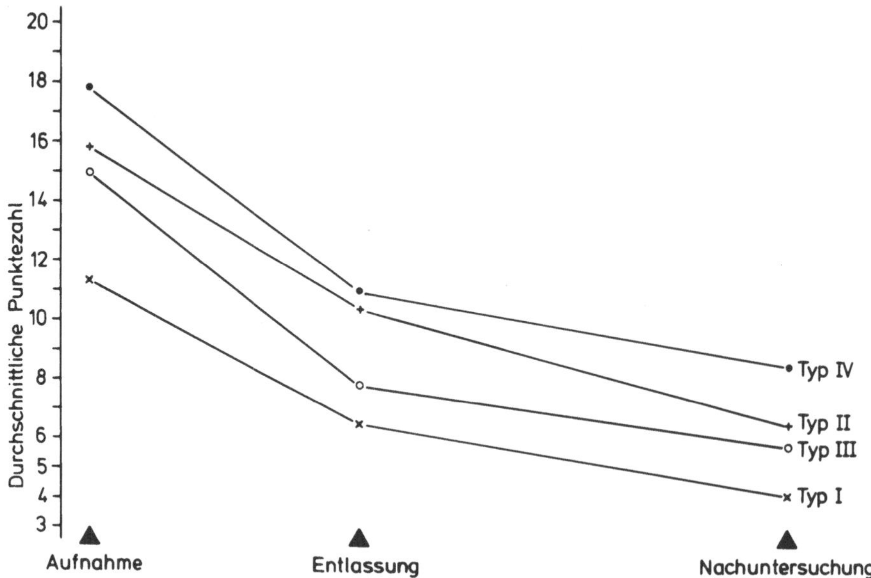

Abb. 34. Verlauf der neurologischen Symptome bei allen vier Typen von *Thalamusblutungen*. Typ I: lokal begrenzte Thalamusblutungen. Typ II: thalamokapsuläre Blutungen. Typ III: Blutungen mit Ausdehnung nach parietal oder in Richtung Mittelhirn. Typ IV: Thalamushämatome mit Ventrikeleinbruch. Die durchschnittliche Punktezahl wurde anhand der Bewertungsskala der neurologischen Ausfälle ermittelt (s. S. 47)

sich das Hämatom in lateraler Richtung aus und komprimierte oder destruierte die Capsula interna. Häufig (21%) breitete sich die Blutung auch in vertikaler Richtung bis zur Corona radiata bzw. bis zum Centrum semiovale aus (Typ III A). Am seltensten (6,3%) dehnten sich die Thalamushämatome in Richtung Mittelhirn aus (Typ III B). In 17% der Fälle entleerte sich das Hämatom zum großen Teil in das Ventrikelsystem (Typ IV).

Kranke mit lokal begrenzten Thalamushämatomen (Typ I) (Abb. 35) sind selten somnolent. Sechs der acht eigenen Patienten mit Hämatomen in der dominanten Hemisphäre waren anfangs aphasisch. Abgesehen von sehr kleinen Hämatomen verursacht die Blutung immer eine Lähmung der kontralateralen Körperhälfte, die jedoch meist nur gering ist und eine Hemihypästhesie und Hypalgesie, die meistens schwerer als die Lähmung ist. Gelegentlich treten ein ipsilaterales Horner-Syndrom oder ein Nystagmus retractorius auf. Etwa in einem Viertel der Fälle kommt es zu einem vorübergehenden homonymen Gesichtsfeldausfall. Gleich häufig sind Desorientiertheit, psychomotorische Verlangsamung und Apathie. Von allen Hämatomtypen verursachen die lokal begrenzten Thalamushämatome (Abb. 34) im Durchschnitt gesehen die geringsten neurologischen Ausfälle und haben die niedrigste Letalität. Unter den eigenen Kranken starben 7% während der stationären Behandlung.

Thalamokapsuläre Hämatome (Typ II) (Abb. 36) verursachen schwerere neurologische Ausfälle (Abb. 34). Meist besteht eine schwere proportional verteilte Hemiparese oder Plegie, die der oft ebenfalls vorhandenen halbseitigen Sensibili-

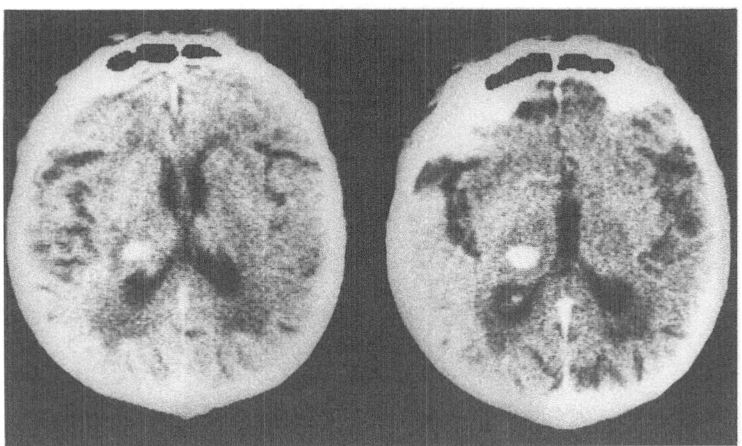

Abb. 35. Computertomogramm eines Thalamushämatoms *Typ I:* Die Blutung bleibt auf den Thalamus beschränkt

tätsstörung in ihrer Ausprägung entspricht. Häufig sind die Betroffenen somnolent und desorientiert. Vielfach ist eine homonyme Hemianopsie vorhanden. Die Sterblichkeit der eigenen Patienten mit Thalamushämatomen des Typs II war, entsprechend des geringen Hämatomvolumens, mit 8% niedrig. Viele dieser Patienten behalten eine Lähmung zurück.

Nach der Ausbreitung in Richtung Capsula interna ist die vertikale Ausbreitungsrichtung in Richtung Centrum semiovale am zweithäufigsten (Typ III A) (Abb. 37a). Dabei wird die Corona radiata komprimiert oder zerstört. Dieser Hämatomtyp verursacht etwas leichtere Ausfälle als die thalamokapsulären Blutungen (Abb. 34). Somnolenz und homonymer Gesichtsfelddefekt sind seltener. Oft ist der Arm stärker paretisch als das Bein. Die Schwere der Sensibilitätsstörung entspricht den thalamokapsulären Blutungen. Da diese Hämatome in der Regel ein großes Volumen haben, ist ihre Letalität etwas höher als die der beiden vorangegangenen Hämatomtypen. Unter den eigenen Patienten betrug sie 20%.

Prognostisch ungünstig ist eine Ausdehnung des Hämatoms in Richtung Mittelhirn (Typ III B). Dieser Hämatomtyp (Abb. 37b) ist relativ selten. Die Kranken sind somnolent, gelegentlich sogar bewußtlos. Infolge des Drucks auf die unterhalb des Thalamus liegenden okulomotorischen Zentren kommt es zu einer vertikalen Blickparese und der beidseitigen Miosis bzw. zu einer Blickdeviation nach unten und leichten Adduktion (Abb. 40). Ein seltenes Symptom ist die horizontale Blickdeviation zur Blutungsseite hin. Es kann jedoch auch zu einer "wrong-way"-Blickdeviation von der Seite der Hirnblutung weg, zur Seite der Hemiplegie hin vorkommen. Die Ursache dieser bei supratentoriellen Herden ungewöhnlichen Blickdeviation ist ungeklärt (Fisher 1967; Keane 1975). Die meisten der eigenen Kranken waren hemiplegisch. In der eigenen Untersuchungsgruppe hatte dieser Hämatomtyp mit 66% die höchste Sterberate.

Eine leichte Ventrikeleinbruchsblutung verschlechtert die Prognose nicht. Dagegen führt eine stärkere Ventrikeleinbruchsblutung (Typ IV) in einem oder mehreren Ventrikeln zu Somnolenz, Desorientiertheit und gelegentlich auch zu Koma.

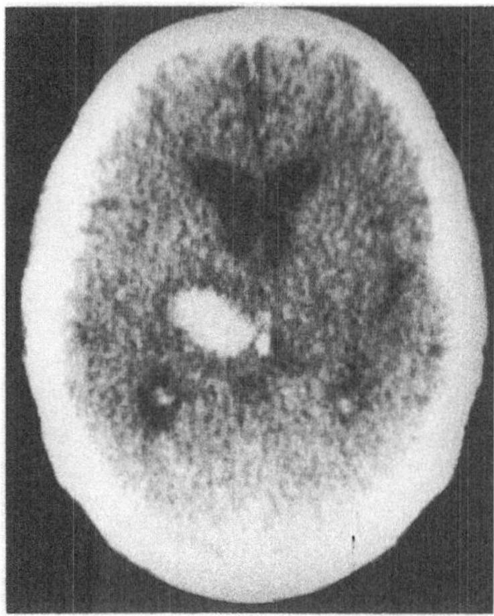

Abb. 36. Thalamushämatom *Typ II:* Das Hämatom geht vom Thalamus aus und erstreckt sich über den hinteren Schenkel der inneren Kapsel bis in den Linsenkern hinein

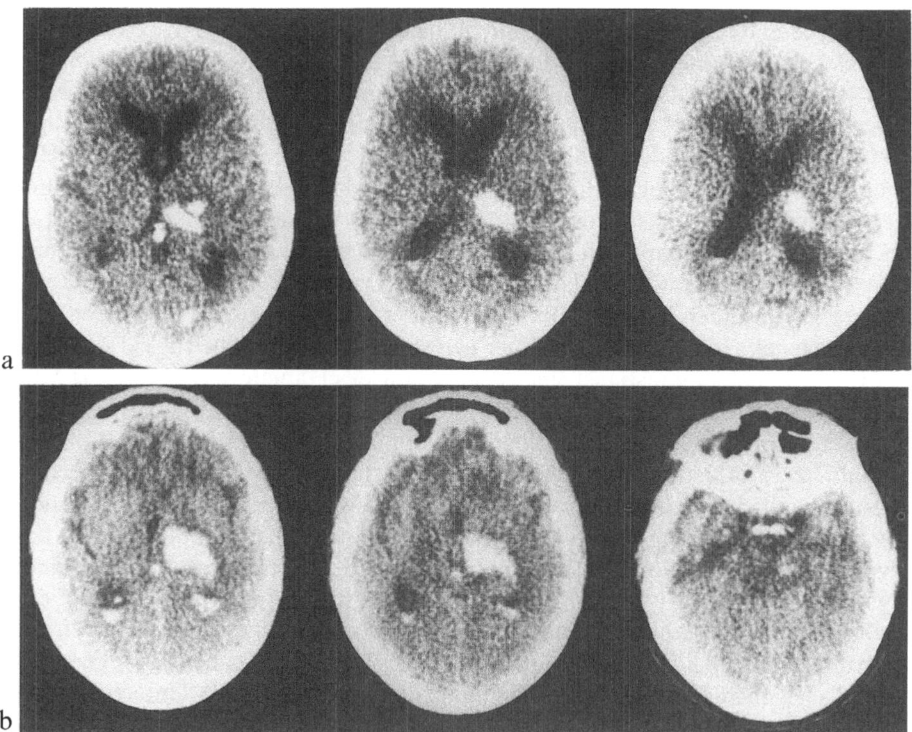

Abb. 37 a, b. Thalamushämatome des *Typ III.* *a* Thalamushämatom, das sich in vertikaler Richtung bis zur Corona radiata ausdehnt (*Typ III A*). *b* Thalamushämatom, das sich in Richtung Mittelhirn ausdehnt (*Typ III B*)

Auch bei diesem Hämatomtyp kommen vertikale Blickparese, beidseitige Miosis, Blickdeviation nach unten und Konvergenzstellung der Bulbi vor, insbesondere wenn der dritte Ventrikel tamponiert ist und/oder ein Hydrocephalus internus besteht. Die Ausprägung der Hemiparese, der halbseitigen Sensibilitätsstörung und das Vorkommen einer Aphasie unterscheidet sich nicht von den anderen Hämatomtypen. Da viele der eigenen Kranken sowohl ein großes intrazerebrales Hämatomvolumen, als auch eine ausgedehnte Ventrikeleinbruchsblutung hatten, waren bei diesen Hämatomtypen die neurologischen Ausfälle beträchtlich (Abb. 34). Auch hier war die Letalität mit 25% hoch.

Insgesamt ist die *Sterberate* der Kranken mit Thalamushämatomen weit geringer als die der Patienten mit Putamenhämatomen. Von den eigenen Kranken starben nur 17% während der stationären Behandlung im Vergleich zu einer Letalität von 38% unter Putamenhämatomen (Tabelle 9). Die Überlebenschancen sind vom intrazerebralen Hämatomvolumen abhängig (Abb. 38). Sie verschlechtern sich z. B. schon ab einem Hämatomvolumen von 10 ml deutlich (Hwak et al. 1983). Prognostisch ungünstig sind eine Kompression des Mittelhirns und eine ausgedehnte Ventrikeleinbruchsblutung. Die neurologischen Ausfälle sind von der Größe des Hämatoms abhängig, außerdem von seiner Ausdehnungsrichtung (s. o.).

Auch die *Langzeitprognose* der Thalamushämatome ist nicht ungünstig. Nach Abschluß der Rehabilitationsphase waren von den überlebenden eigenen Kranken über 60% überhaupt nicht mehr oder nur noch geringfügig behindert (ADL Grad I u. II). Etwa 20% waren immerhin noch in der Lage, sich selbst zu versorgen (ADL Grad III). Weitere 20% bleiben allerdings schwer beeinträchtigt, davon 3% ständig bettlägerig (ADL Grad IV u. V) (Tabelle 34; Abb. 39). Der Behinderungsgrad ist abhängig vom ursprünglichen Hämatomvolumen. Kranke mit Hämatomen von mehr als 10 ml sind auch nach Abschluß der Rehabilitationsphase noch stärker behindert als Patienten mit kleineren Blutungen (Schütz

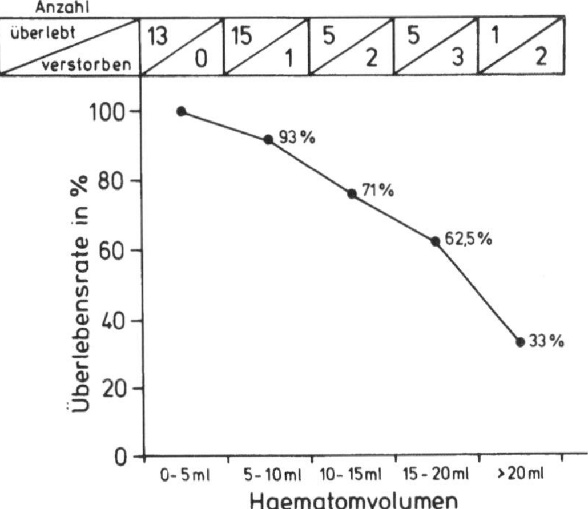

Abb. 38. Beziehung zwischen *Letalität* und *Hämatomvolumen* unter 47 eigenen Patienten. Mit steigendem Hämatomvolumen steigt die Letalität ebenfalls. Bei einem intrazerebralen Hämatomvolumen von mehr als 20 ml sinkt die Überlebensrate unter die 50%-Grenze

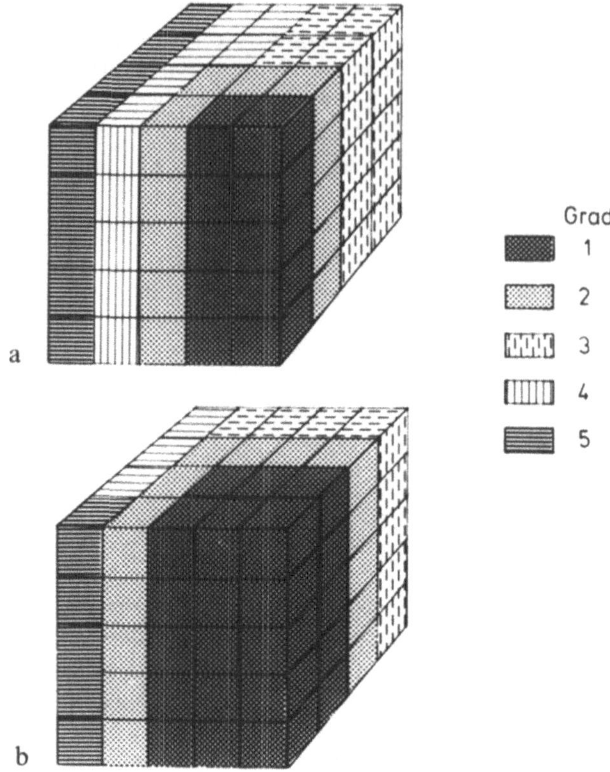

Abb. 39a, b. Prozentuale Verteilung des *Behinderungsgrades* (s. S. 48). *a* bei Entlassung (n = 39), *b* bei Nachuntersuchung (n = 32). Jeder Quader besteht aus 100 kleinen Würfeln, die jeweils ein Prozent darstellen. Im Vergleich zum Entlassungszeitpunkt sind bei der Nachuntersuchung mehr als die Hälfte der Überlebenden gar nicht oder nur noch geringfügig behindert (Grad I und II)

1985b). Auch im Vergleich zu Putamenhämatomen ist die Langzeitprognose der Thalamusblutungen günstiger. Kranke mit Putamenhämatomen blieben häufiger schwer behindert (ADL Grad III–V) als Patienten mit Thalamushämatomen (p < 0,001).

Thalamussyndrom

Der Thalamus setzt sich aus 17 verschiedenen größeren Kerngruppen zusammen. Dementsprechend können vor allem kleinere ischämische Schäden eine Reihe typischer Syndrome hervorrufen. Déjérine u. Roussy beschrieben 1906 ein charakteristisches Syndrom, gekennzeichnet durch eine meist passagere, kontralaterale Hemiparese, eine anhaltende Störung der Oberflächen-, vor allem jedoch der Tiefensensibilität und spontane oder durch Berührung auslösbare, mehr den Arm als das Bein und nur selten das Gesicht betreffende Schmerzen (Hyperpathie). Hemiataxie und Stereohypästhesie kommen hierbei ebenfalls vor.

Dieses posteriolaterale Thalamussyndrom kann bei Schädigung der anterolateralen Kerne durch sog. thalamostriäre Bewegungsstörungen ergänzt werden:

Ruhe- und Intentionstremor des Armes und Kopfes, choreatische und athetotische Bewegungen und die sog. Thalamushand, die am anschaulichsten als „gefrorene" Athetosestellung beschrieben wird. Hinzu können die Verkennung des Reizortes und der Reizqualität kommen, eine sensorische Verkennung der Körperform, wobei die betroffene Körperregion als bizarr verformt oder geschrumpft empfunden wird, sowie sensorische Sinnestäuschungen, die der Kranke als vermeintliche spontane oder passive Bewegungen der Finger empfindet (Wilkins u. Brody 1969). Zwangsaffekte, Affektverlust, Interessenlosigkeit, Reaktionsschwund und Einschränkung des Bewußtseins werden im Zusammenhang mit Störungen der Nucleus anterior und seiner Verbindungen zum Hypothalamus und dem limbischen Kortex gebracht (Adams 1974).

Während die typische Handhaltung schon von Beginn an bestehen kann, treten thalamische Schmerzen erst Wochen und Monate nach einer Läsion auf. Insgesamt scheint das Thalamussyndrom nach Blutungen selten zu sein. Unter den eigenen Patienten hatten nur zwei anfangs eine Thalamushand. Erst Monate später traten thalamische Schmerzen hinzu. Bei der Nachuntersuchung war die Anzahl der Thalamussyndrome auf 5 Fälle von 31 Überlebenden angestiegen (Schütz 1985b). Auch in anderen Untersuchungen wurden nur wenige Kranke mit Thalamussyndromen mitgeteilt. Eine Ausnahme bildet lediglich die Untersuchung von Alexander u. LoVerme (1980), in der bei 6 von 9 Patienten mit Thalamushämatomen ein Thalamussyndrom registriert wurde. Dies liegt möglicherweise daran, daß diese Syndrom nur bei einer selektiven Schädigung der lateroposterioren Kerne entsteht (Wilkins u. Brody 1969). Im Gegensatz zu kleinen Thalamusinfarkten kommt es hingegen durch Thalamushämatome gewöhnlich zu einer weit über dieses Kerngebiet hinausgehenden Läsion.

Okulomotorische Symptome

Der erste Bericht über ein *Horner-Syndrom* nach einseitiger, stereotaktischer Thalamusläsion geht auf Garcin u. Kipfer (1939) zurück. Miller-Fisher beschrieb 1959 nach Thalamusblutungen mit Ausdehnung medialwärts und in Richtung Mittelhirn eine Reihe auffallender Störungen der Okulomotorik: Die herausragendste war eine Blickdeviation nach unten und eine leichte Adduktion der Bulbi bei gleichzeitig engen, lichtstarren oder nur träge auf Licht reagierenden Pupillen (Abb. 40). Weiterhin beschrieb er vertikale Blickparesen nach oben und/oder unten, Achsenabweichung der Bulbi ("skew-deviation"), Konvergensparese oder einen Nystagmus retractorius beim Versuch, nach oben zu blicken (Fisher 1959). Inzwischen wurden weitere seltene Symptome wie ein vorübergehender Opsoklonus (Keane 1980) und ipsilaterale oder kontralaterale ("wrong-way") horizontale Blickdeviation beschrieben (Barraquer-Bordas et al. 1981; Walshe et al. 1977; Keane 1975). Außerdem wurde gelegentlich ein ipsilaterales, zentrales Horner-Syndrom beobachtet (Fisher 1961) (s. Kap. 10).

Die Häufigkeit der Augensymptome bei Thalamushämatomen wird sehr unterschiedlich angegeben. Während Walshe et al. (1977) in über 90% aller Fälle eine vertikale Blickparese fanden, war der Anteil dieser Kranken in anderen Studien, einschließlich der eigenen, wesentlich geringer (Tabelle 15). Einige Autoren fanden bei den meisten Thalamusblutungen zumindest eine leichte vertikale

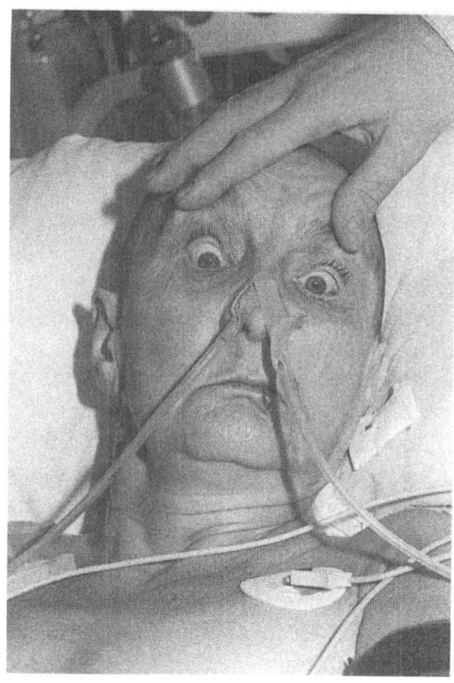

Abb. 40. *Typische Bulbusstellung* einer Patientin mit Thalamushämatom, das sich in Richtung Mittelhirn ausdehnt (Typ III B). Die Bulbi sind nach unten und innen gerichtet, so als ob die Patientin auf die Nasenspitze schielt. Die Pupillen sind eng. Die Kranke ist komatös

Blickparese und eine oft nur Millimeter betragende Abwärtsdeviation der Bulbi mit gleichzeitiger Miosis (Bottinelli et al. 1966; Barraquer-Bordas et al. 1981). Darüber hinaus wiesen bsw. Fazio et al. (1973) auf das gleichzeitige Vorkommen von beidseits positivem Babinski-Phänomen und doppelseitig engen, lichtstarren Pupillen als typisches Zeichen einer schweren Thalamusblutung hin.

Die Störung der vertikalen Blickbewegung wurde anfangs durch Ausdehnung bzw. Druck des Hämatoms auf die unterhalb des Thalamus gelegenen Nn. Dakschewitz und Cajal sowie die hintere Komissur erklärt (Fisher 1961, 1967). Stereotaktische Untersuchungen an Affen (Pasik et al. 1969) ergaben jedoch, daß diese Kerne für die vertikalen Blickbewegungen nicht ausschlaggebend sind. Aus heutiger Sicht entstehen vertikale Blickparesen bei Menschen durch eine bilaterale Läsion im mesodienzephalen Übergangsgebiet, also der Area praerubralis mit den rostralen interstitiellen Kernen des medialen Längsbündels (Büttner-Ennever et al. 1982) und der Area praetectalis mit der Commissura posterior und deren Kernen (Pasik et al. 1969). Dies bestätigen auch Untersuchungen von Denny-Brown u. Fisher (1976), die durch bilaterale stereotaktische Läsion interstitieller tegmentaler Kerne bei Affen eine komplette vertikale Blickparese nach oben und eine Abwärtsdeviation hervorrufen konnten.

Nach Bender (1980) führen ausschließlich bilaterale Schädigungen zu einer vertikalen Blickparese. Die Thalamushämatome müssen daher zumindest bis an die Mittellinie heranreichen. Bei vielen Kranken mit vertikaler Blickparese rei-

Tabelle 15. Augenbewegungsstörungen und Pupillenstörungen
bei Thalamushämatom in Prozent

	Walshe et al. (1977) (n = 18)	Barraquer-Bordas et al. (1981) (n = 23)
Vertikale Blickparese nach oben	94	35
Blickdeviation nach unten	55	?
Konvergenzstellung	?	30
Horizontale Blickwendung		
Zur Herdseite	33	13
Zur Gegenseite (wrong-way)	16	26
Miosis	100	70
Lichtstarre Pupillen	62	13

? = keine Angaben

chen die Hämatome jedoch in kaudaler Richtung kaum über den Thalamus hinaus. Das in Abb. 37b gezeigte Hämatom ist hierfür ein Beispiel. In diesen Fällen ist anzunehmen, daß der vermehrte Gewebsdruck in Richtung Mittelhirn ausreicht, um eine beidseitige Schädigung des vertikalen Blickzentrums in der mesodienzephalen Übergangsregion hervorzurufen. Für eine Fernwirkung spricht auch, daß die vertikale Blickparese bei den Kranken, die ein Thalamushämatom überleben, nach einiger Zeit wieder verschwindet.

Auch Kranke mit Hydrocephalus occlusus oder einer Blutung im III. Ventrikel können eine vertikale Blickparese und eine beidseitige Miosis bekommen, die nach Anlegen einer Ventrikeldrainage wieder verschwindet (Gilner u. Avin 1977; Reynolds et al. 1978; Waga et al. 1979). Gegen Benders Theorie, daß die vertikale Blickparese eine bilaterale Schädigung voraussetzt, spricht allerdings eine kürzliche Fallbeschreibung von Bogousslavsky et al. (1986), die dieses Symptom bei einem pathoanatomisch ausführlich untersuchten linksseitigen unilateralen paramedianen Thalamus- und Mittelhirninfarkt beschrieben.

Auch Pupillenstörungen sind bei Thalamusblutungen häufig (Tabelle 15). Walshe et al. (1977) fanden bei allen ihren 18 Kranken eine beidseitige Miosis und eine fehlende Lichtreaktion in ca. 60%. Unter den von Barraquer-Bordas et al. (1981) mitgeteilten Fällen hatten 70% enge Pupillen bei fehlender Lichtreaktion in 13%. Ebenfalls in 13% der Fälle kam ein ipsilaterales Horner-Syndrom vor. Garcin u. Kipfer (1939), die nach einem stereotaktischen Eingriff am Thalamus bei Hunden erstmals eine Ptosis und Miosis beobachteten, vermuteten, daß es sich hierbei um die Folge eines Defekts im rostralen Thalamusabschnitt handele. Auch Carmel (1968), der in 12 von 16 Fällen nach stereotaktischen Eingriffen am Thalamus ein Horner-Syndrom und eine ipsilaterale Anhydrosis registrierte, vermutete eine Läsion der zentralen Sympathikusbahn in einem prärubralen Areal des Tegmentums. Da bisher keine Mitteilungen über ein bleibendes Horner-Syndrom bzw. eine persistierende doppelseitige Miosis, verursacht durch ein Thalamushämatom, vorliegen, ist als Ursache ebenfalls eine vorübergehende Kompression der zentralen Sympathikusbahn am wahrscheinlichsten.

Aphasie bei Thalamushämatomen

Thalamusblutungen in der dominanten Hemisphäre verursachen weit häufiger eine Aphasie, als vor Beginn der CT-Ära vermutet wurde. Daß es sich nicht nur um eine vorübergehende Fernwirkung des Hämatoms oder des perifokalen Ödems auf die kortikalen Sprachzentren handelt, zeigte die eigene Beobachtung, daß ein Teil der Überlebenden zur Zeit der Entlassung immer noch aphasisch ist (Schütz 1985b). Möglicherweise hat die Größe des Hämatoms einen Einfluß auf die Schwere der Aphasie. Bemerkenswert ist, daß sich die Sprache fast aller Überlebenden wieder normalisiert.

Die in der angloamerikanischen Literatur sog. „thalamische Aphasie" (Naeser et al. 1982) ist bei Thalamushämatomen, Thalamustumoren (Smythe u. Stern 1938) und vor allem nach Thalamotomien (Bell 1968; Selby 1967) beschrieben worden. Ojemann wies außerdem schon 1968 darauf hin, daß durch stereotaktische Reizung des Pulvinars eine reversible Störung des wiederholten Benennens von Objekten (Anomie) ausgelöst werden kann (Ojemann et al. 1968, 1971). Dies alles widerspricht der traditionellen Auffassung, daß eine Aphasie nur durch Schädigung der kortikalen Sprachzentren und ihrer subkortikalen Verbindungen verursacht wird. Da die Sprachstörung nach Thalamushämatomen keiner der bekannten Aphasieformen problemlos zugeordnet werden kann, benutzte Miller-Fisher (1959) den Begriff „globale Dysphasie", der in späteren Zitaten vielfach als gemischte Aphasie interpretiert wurde.

Alexander u. LoVerme (1980) untersuchten die Aphasie von 10 Kranken mit Thalamushämatomen in der dominanten Hemisphäre. Wie schon Cappa u. Vignolo (1979) sowie Ciemins (1970) fanden sie, daß alle Kranken in der Lage waren, lange Sätze störungsfrei nachzusprechen, wie es von der seltenen *transkortikalen Aphasie* bekannt ist. Ein Teil der Patienten war anfangs tagelang nahezu oder vollständig mutistisch wie bei der transkortikalen motorischen Aphasie. Im Gegensatz hierzu war jedoch während dieser Zeit das Sprachverständnis gestört. Andere Kranke konnten komplizierte Sätze nachsprechen, ohne deren Sinn zu verstehen, ähnlich wie bei der transkortikalen sensorischen Aphasie. Mohr et al. (1975) beobachteten eine vermehrte Sprachproduktion mit häufigen Paraphasien bis hin zum unverständlichen logorrhoischen Jargon. Anders als bei der transkortikalen sensorischen Aphasie hatten jedoch viele Patienten ein überraschend gutes Sprachverständnis.

Andere Autoren beschrieben eine leichte bis mäßiggradige Aphasie mit verminderter Spontansprache, vermindertem Sprachfluß, Benennungsstörungen, Perseveration, semantischen, seltener auch phonematischen Paraphasien, Paralexie und gestörtem Buchstabieren bei nur leicht gestörtem Sprachverständnis und unbeeinträchtigem Nachsprechen (Hungerbühler et al. 1984).

Aus der Vielzahl der Beschreibungen ergibt sich heute folgendes Bild: Die „thalamische Aphasie" kann als eigenständige Sprachstörung angesehen werden. Sie ist dadurch charakterisiert, daß die motorischen Sprachfunktionen stärker betroffen sind als die sensorischen Anteile (Bugiani et al. 1969; Mohr et al. 1975; Samarel et al. 1976). Typisch sind eine verminderte Sprachproduktion, die bis zum Mutismus gehen kann und ein stockender Sprachfluß. Oft bereitet den Kranken schon der Beginn des Sprechens Schwierigkeiten (Horenstein et al. 1978). Das

Benennen von Gegenständen ist häufig schwer gestört, während das Nachsprechen meist unbeeinträchtigt ist. Das Sprachverständnis ist, von Ausnahmen abgesehen (s. o.), oft nur leicht gestört. Semantische und phonematische Paraphasien sind häufig und können bis zum semantischen Jargon gehen. Weniger schwer betroffene Kranke perseverieren häufig, kommen leicht vom Thema ab und vergessen vieles, so daß gelegentlich der Eindruck entsteht, als ob sie eher die logische Kontrolle über ihre Sprache verloren haben, als daß eine echte Aphasie besteht (Elghozi et al. 1978; Luria 1977). Oft hält die Sprachstörung in ihrer vollen Ausprägung nur wenige Tage an. Danach ist nur noch der Sprachfluß gestört, so daß der Kranke auffällig einsilbig wirkt. Mit am längsten persistiert die Schwierigkeit beim Benennen von Gegenständen (Hungerbühler et al. 1984).

Der Entstehungsmechanismus der „thalamischen Aphasie" ist bisher unklar. Merkmale, die Ähnlichkeit mit der transkortikalen Aphasie haben, können durch eine Kompression der Verbindungen zwischen kortikalen Sprachzentren und sensorischen Assoziationsgebieten aufgrund des erhöhten Gewebsdrucks und der gedrosselten Hirndurchblutung in der Umgebung des Hämatoms erklärt werden. Zusätzlich wurde noch eine Art Neglect für Wortfindung und Semantik in Erwägung gezogen (Alexander u. LoVerme 1980). Gestützt auf stereotaktische Befunde vertraten Ojemann und andere Autoren die Ansicht, daß die verminderte Sprachproduktion, die Anomie, die häufigen Perseverationen und die semantischen Paraphasien auf der Destruktion des Nucleus ventralis lateralis und des Pulvinars beruhen (Ojemann u. Mohr 1976; Elghozi et al. 1978; Cohen et al. 1980; McFarling et al. 1982) bzw. auf der Unterbrechung der Verbindung des Nucleus ventralis lateralis und des Pulvinars zum prä- bzw. postrolandischen Kortex zurückzuführen sind (van Buren u. Borke 1979; Roch u. Lhermitte 1979). Hingegen vermuten Bogousslavsky et al. (1986) den Ort der Schädigung im linken, eng mit dem Broca- und Wernicke-Sprachzentrum in Verbindung stehenden Nucleus dorsalis medialis. Als direkter Beweis, daß der Thalamus wirklich an der Sprach-

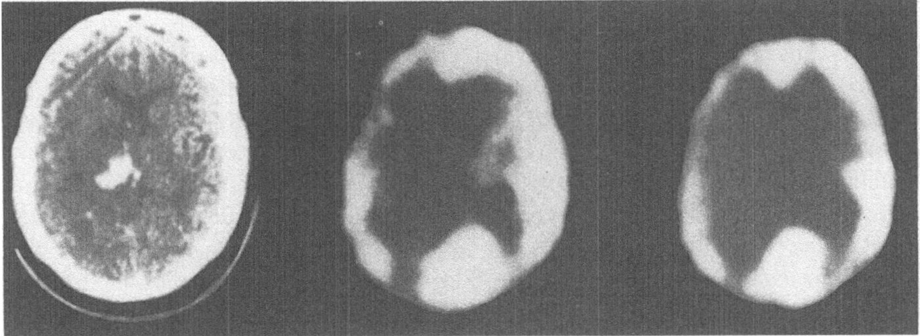

Abb. 41. Patient mit linksseitigem Thalamushämatom und *thalamischer „Aphasie"*. Im Positronenemissionstomogramm (PET) ist im Bereich des Broca-Sprachzentrums, im vorderen Anteil des Inselkortex und des linken Temporallappens eine deutliche *Stoffwechseldepression* erkennbar ("remote effect"). Bei der Wiederholung der Messung 7 Monate nach dem Ereignis (Bild ganz *rechts*) hat sich der kortikale Stoffwechsel in diesem Bereich zwar wieder teilweise erholt, jedoch noch nicht normalisiert. Im gleichen Zeitraum haben sich Sprach- und Gedächtnisstörung des Kranken zwar gebessert, jedoch noch nicht vollständig normalisiert. (Nach Baron et al. 1986)

bildung beteiligt ist, kann die Mitteilung gewertet werden, daß auch Linkshänder bei rechtsseitigen Thalamushämatomen aphasisch werden (Kirschner u. Kistler 1982).

Neue Aspekte hinsichtlich der Entstehung der „thalamischen Aphasie" ergaben sich auch hier durch die Protonenemissionstomographie (PET). Bei linksseitigen Thalamushämatomen kommt es zu einer verminderten Glukose- und Sauerstoffutilisation in ausgedehnten Arealen des linken Kortex, u. a. auch in der motorischen Sprachregion, im Inselkortex und im linken Temporallappen im Sinne einer *metabolischen Depression* (Pawlik et al. 1985). Wie Baron et al. (1986) zeigten, nimmt der Hypometabolismus links kortikal im Bereich der motorischen Sprachregion im Verlauf von Monaten nach einer Thalamusblutung wieder ab, während sich parallel dazu das Sprachverständnis und andere neuropsychologische Einbußen (s. u.) allmählich wieder bessern (Abb. 41).

Neglect

Obwohl schon lange Zeit bekannt (Fisher 1959), gibt es nur wenige Beschreibungen eines motorischen, sensiblen oder visuellen Neglects nach Thalamusblutungen. Ein Grund hierfür mag sein, daß dieses Phänomen nur selten beachtet wird. Walshe et al. (1977) sowie Barraquer-Bordas et al. (1981) berichteten in ihrer Untersuchungsreihe von 18 bzw. 23 Kranken nur von je 2 Patienten mit Neglect. Watson u. Heilman (1979) beschrieben ausführlich 3 Patienten mit *motorischem Neglect* infolge kleiner, rechtsseitiger Thalamushämatome. Die Kranken bewegten die linke Körperhälfte spontan überhaupt nicht und nach der Aufforderung, beide Arme zu heben, nur den rechten Arm. Der linke Arm und das linke Bein lagen unbeweglich in unnatürlicher Stellung, so daß der Eindruck einer schweren Lähmung entstand. Sobald die Kranken jedoch ausdrücklich aufgefordert wurden, mit der linken Seite gezielte Bewegungen auszuführen, zeigte sich, daß entgegen dem ersten Eindruck nur eine geringe Kraftminderung bestand.

Der *sensible Neglect* ist sicherlich häufiger als der motorische. Er ist dadurch gekennzeichnet, daß simultan verabreichte Schmerzreize auf beiden Körperhälften, besonders im Gesicht, nur auf der nicht betroffenen Seite wahrgenommen werden. Wenn beide Körperhälften getrennt untersucht werden, ergibt sich jedoch, daß die Schmerzempfindung beidseits intakt ist (Poeck 1983). Beim *visuellen Neglect* werden simultane, bilaterale optische Reize in einem Gesichtsfeld vernachlässigt, obwohl beide Gesichtsfelder bei getrennter Prüfung intakt sind (Synonym: hemianopische Aufmerksamkeitsschwäche). Infolge des Neglects richtet der Kranke seine Aufmerksamkeit nur nach der gesunden Seite. Der visuelle Neglect kann sogar soweit führen, daß der Betroffene trotz intaktem Gesichtsfeld bei der Beschreibung des Außenraums, z. B. der Gegenstände in seinem Krankenzimmer, nur die eine Hälfte der Einrichtung schildert.

Insgesamt ist der Neglect bei Thalamushämatomen seltener als bei Parietallappenhämatomen der nichtdominanten Hemisphäre. Es wird angenommen, daß die halbseitige Vernachlässigung, die ja primär ein Parietallappensyndrom ist (Critchley 1986), dadurch entsteht, daß die Thalamusläsion, ähnlich wie bei der „thalamischen Aphasie", zu einer verminderten Aktivierung des parietalen Kortex führt (Watson u. Heilman 1979). Als kritische Region werden der Nucleus

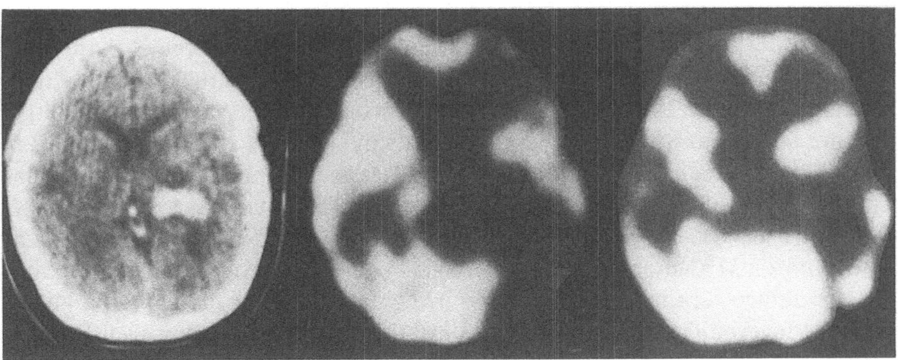

Abb. 42. Patient mit rechtsseitiger thalamokapsulärer Blutung und ausgeprägtem *visuellem Neglect*. Im Positronenemissionstomogramm (PET) ist zum gleichen Zeitpunkt eine ausgedehnte *Stoffwechseldepression* im Bereich der rechten Stammganglien und rechts parietookzipital erkennbar. Acht Monate nach dem Ereignis ist es wieder zu einer Zunahme des Metabolismus in dieser Region gekommen, gleichzeitig hat sich der visuelle Neglect teilweise zurückgebildet. (Nach Baron et al. 1986)

ventralis lateralis, die zentromedianen und parafaszikulären Kerne oder der hintere Anteil des Thalamus bzw. das Pulvinar angesehen (Zoll 1969; Laplane et al. 1982; Watson et al. 1981). Daß der Neglect nicht unbedingt an die nichtdominante Hemisphäre gebunden ist, berichteten kürzlich Bogousslavsky et al. (1986) anhand eines Falles mit linksseitigem paramedianen Thalamusinfarkt, bei dem die intralaminären, dorsomedialen, ventroposterioren Kerngebiete sowie die rostralen Teile der Formatio reticularis betroffen waren.

Auch Kranke mit visuellem oder sensiblem Neglect infolge einer rechtsseitigen Thalamusblutung haben im PET eine große Zone mit vermindertem Sauerstoff- und Glukosestoffwechsel, die von den Stammganglien bis zum parietookzipitalen Kortex reicht. Im Verlauf von Monaten kommt es vor allem in der zuvor stark betroffenen Hirnrinde zu einem Rückgang der Stoffwechseldepression, während die halbseitige Vernachlässigung des linken Gesichtsfelds allmählich verschwindet (Abb. 42). Bemerkenswerterweise bleibt der kortikale Sauerstoff- und Glukosestoffwechsel trotz der rechtsseitigen Thalamusläsion intakt, wenn kein Neglect besteht (Baron et al. 1986).

Amnestisches Syndrom

Neben Sprachstörungen führen Thalamusblutungen in der dominanten Hemisphäre zu Merkfähigkeits- und Gedächtnisstörungen, die sich in vielen Fällen auf Dauer als schwerwiegender Defekt erweisen. Ein Teil der Kranken hat eine ausgeprägte *anterograde Amnesie* für die ersten Tage und Wochen nach dem Insult. Sie können sich an Ereignisse der stationären Behandlung nicht erinnern und erkennen die Personen, die sie behandelt haben, nicht wieder (Mohr et al. 1975). Während dieser Zeit wechselt ihre Aufmerksamkeit häufig, sie können desorientiert, apathisch und desinteressiert sein und mangelnde Krankheitseinsicht zeigen. Interesse an der Umgebung, Krankheitseinsicht und aufmerksames Verhalten während der akuten Krankheitsphase schließt jedoch eine Amnesie keineswegs aus. In anderen Fällen besteht zwar keine Amnesie, dennoch haben die Kranken eine ausgeprägte Gedächtnisstörung, die sowohl zurückliegende Ereignisse des eigenen Lebens als auch Daten, Ereignisse und Personen der Zeitgeschichte umfassen. Gleichzeitig ist die Merkfähigkeit stark eingeschränkt. Perseveration ist häufig jedoch nicht obligat. Die Kranken können sich einfache Zahlen- und Wortreihen nicht oder nur ganz unzureichend merken.

Abgesehen von einem einzigen bisher bekannt gewordenen Fall eines Korsakow-Syndroms (Victor et al. 1971), bleibt das amnestische Syndrom nach Abklingen der akuten Krankheitsphase in den meisten Fällen nur mäßiggradig ausgeprägt (Hungerbühler et al. 1984). Es ist nicht mit der sog. thalamischen Demens infolge bilateraler Läsion des Nucleus dorsomedialis thalami, meist verursacht durch einen Verschluß der unpaar aus der A. basilaris entspringenden unteren Thalamusarterie, vergleichbar (Grünthal 1942; von Cramon et al. 1981; Kömpf et al. 1984). Dennoch bleiben viele Kranke, insbesondere, wenn sich die Paresen gut zurückbilden, durch die Gedächtnis- und Merkfähigkeitsstörung stark beeinträchtigt.

Die Häufigkeit des amnestischen Syndroms bei linksseitigen Thalamushämatomen ist nicht eindeutig zu bestimmen, da bisher nur Einzelbeobachtungen mitgeteilt bzw. kleine Patientengruppen untersucht wurden. Immerhin berichteten Alexander u. Lo Verme (1980), daß 6 von 9 Kranken neben einer Aphasie auch eine z. T. schwere Gedächtnisstörung hatten. Hungerbühler et al. (1984) konnten in 3 Fällen mit linksseitigen Thalamusblutungen testpsychologisch ein amnestisches Syndrom nachweisen, das bei Wiederholung des Tests nach einigen Monaten weiterbestand. Von 3 anderen Fällen berichteten Choi et al. (1983). Einer dieser Kranken hatte sogar eine rechtsseitige Thalamusblutung.

Das amnestische Syndrom scheint ganz überwiegend bei Läsionen der dominanten Hemisphäre vorzukommen. Kranke mit rechtsseitigen Thalamusblutungen haben meistens keine oder nur sehr milde Gedächtnisstörungen (Hungerbühler et al. 1984). Ausnahmen bilden der oben erwähnte Fall von Choi et al. (1983) sowie zwei von Watson u. Heilman (1979) mitgeteilte Fälle. Dagegen können Thalamusläsionen in der nichtdominanten Hemisphäre neben einem Neglect eine Reihe von Hirnleistungsstörungen, wie z. B. eine isolierte Alexie bei erhaltener Fähigkeit zu schreiben und zu rechnen, verursachen (Henderson et al. 1982). Daneben können ähnlich wie bei rechtsseitigen temporoparietalen Hämatomen auch konstruktive Apraxie, Anosognosie, Dysgraphie und Dyskalkulie sowie Körperschemastörungen auftreten (Hungerbühler et al. 1984; Walshe et al. 1977).

Das amnestische Syndrom nach Thalamushämatomen ist unspezifisch und kann in gleicher Form auch bei Thalamustumoren und bei ischämischen Infarkten im Thalamus vorkommen (Bogousslavsky et al. 1986). Sogar der Verschluß der linken A. cerebri posterior kann eine amnestische Störung zur Folge haben (Benson et al. 1974). In einem Fall kam es bemerkenswerterweise sogar bei einem Sportunfall durch eine Florettstichverletzung des linken Thalamus zu einer schweren Gedächtnis- und Merkfähigkeitsstörung (Squire u. Moore 1979). Daß ein amnestisches Syndrom nach einer Thalamusblutung jahrelang persistieren kann, zeigte eine eigene Untersuchung. Von 18 Patienten hatten nach Ablauf von 2–6 Jahren noch 6 eine testpsychologisch nachweisbare erworbene Hirnleistungs-

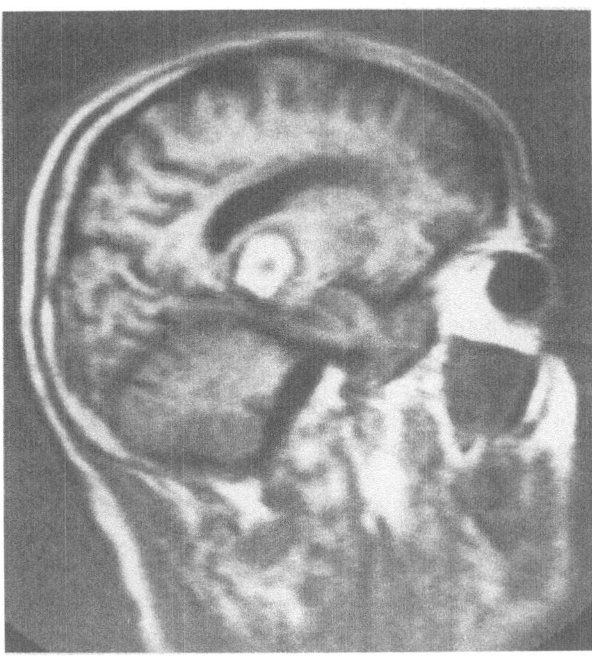

Abb. 43. MRT eines Patienten mit *amnestischem Syndrom* infolge eines Hämatoms im linken Thalamus. In welchem Kerngebiet das Hämatom liegt, läßt sich nicht eindeutig differenzieren. Möglicherweise ist jedoch der Nucleus dorsalis medialis betroffen. Inversion-recovery-Sequenz (TI 500 ms, TR 2060 ms). Die ca. 2 Wochen alte Blutung zeigt eine zentrale signalarme Zone (Deoxyhämoglobin), umgeben von einem breiten signalreichen Bezirk (Methämoglobin) mit signalarmem Randsaum

störung, die vor allem das visuelle Gedächtnis, die räumliche Orientierung und die Merkfähigkeit betraf. In drei dieser Fälle war die erworbene Hirnleistungsschwäche mit schweren neurologischen Restsymptomen verbunden, so daß eine über den Thalamus hinausgehende Schädigung nicht auszuschließen war. Die drei restlichen Patienten hatten bei normalem neurologischen Befund oder nur geringen Restsymptomen eine deutliche *erworbene Hirnleistungsschwäche* (Schütz 1985b).

Als Ursache der Gedächtnisstörung wird eine Destruktion der medialen Anteile des Thalamus, vor allem des Nucleus medialis dorsalis angenommen (Hatje u. Sturm 1982), aber auch der ventrolateralen Kerngebiete und des Tractus mamillothalamicus (Squire u. Moor 1979; Goldberg et al. 1983) (Abb. 43). Dies gilt sowohl für Infarkte, als auch für kleine lokal begrenzte Hämatome (Kawahara et al. 1986). Auch Läsionen in anderen Hirnarealen können eine schwere amnestische Störung hervorrufen. Dies sind besonders die mediobasalen Anteile des Temporallappens, der Hippocampus, die Fornix und die Corpora mamillaria. Weitere kritische Regionen, die vor allem beim Korsakow-Syndrom betroffen sind, liegen in der Nähe des III. Ventrikels und des Aquäduktes. Da das amnestische Syndrom, abgesehen vom Korsakow-Syndrom, unspezifisch ist und keinen Rückschluß darüber zuläßt, in welcher der angeführten Regionen die Schädigung lokalisiert ist, wird ein zusammenhängendes Verbindungssystem zwischen all diesen Hirnregionen angenommen. In diesem retikulo-kortiko-limbischen Aktivierungssystem spielt der Thalamus die Rolle einer zentralen Schaltstelle. Das Aktivierungssystem hat seinen Ursprung in der mesenzephalen Formatio reticularis, von wo spezifische Reize im Thalamus umgeschaltet und in den mediobasalen Temporallappen, den Hippocampus, aber auch in die ipsilaterale Parietalregion, den Frontallappen und die verschiedenen temporalen, okzipitalen und parietalen Assoziationsfelder weitergeleitet wird. Ein solches Aktivierungssystem würde die Ähnlichkeit der thalamischen Amnesie mit der Amnesie infolge Störung des Hippocampus, aber auch das Neglect-Syndrom und die thalamische Aphasie erklären. Hinweise für die Richtigkeit dieser Annahme gaben wiederum die jüngsten Untersuchungen von Baron et al. (1986), die bei Kranken mit ausgeprägtem amnestischen Syndrom infolge mediodorsaler Thalamusinfarkte eine deutliche Depression des Sauerstoff- und Glukosestoffwechsels im ipsilateralen Frontal- und Parietallappen fanden.

6.4 Hämatome des Caput nuclei caudati

Hämatome, die ihren Ursprung im Kopf des Schweifkerns haben, sind, von wenigen Ausnahmen abgesehen, die gutartigsten Stammganglienblutungen. Obwohl schon früher einzelne Fälle mitgeteilt wurden (Carton u. Hickey 1955; McConnell u. Leonhard 1967), sind sie als eigenständiger Hämatomtyp bzw. als Untergruppe der im Striatum (Putamen und Nucleus caudatus) entspringenden Hirnblutungen erst seit Beginn der CT-Ära bekannt (Cambier et al. 1979; Becker et al. 1979; Beck u. Menezes 1981; Vallenstein u. Heilmann 1981; Choi et al. 1983). Sie sind selten und machen nur etwa 2–7% aller spontanen intrazerebralen Hämatome aus. Auch unter den Stammganglienblutungen an sich ist ihr Anteil gering. Beispielsweise hatten nur 6 (4,5%) der 134 eigenen Patienten mit Stammganglienhämatomen eine Blutung des Caput nuclei caudati. Die Blutungen bleiben am häufigsten auf den Kopf des Schweifkerns beschränkt oder dehnen sich nur gering in die Umgebung aus (Abb. 44). Allerdings kann es zu einem ausgedehnten, prognostisch ungünstigen Ventrikeleinbruch kommen (Abb. 45). Wichtig ist außerdem, daß insbesondere lokal begrenzte Caudatumkopfhämatome sowohl auf Grund ihres klinischen Erscheinungsbildes, als auch im CT gelegentlich schwer von einer intrazerebralen Blutung infolge Ruptur eines Aneurysmas der A. cerebri anterior abzugrenzen sind.

Die meisten Blutungen, die vom Schweifkern ihren Ausgang nehmen, sind Folge der hypertonischen Gefäßerkrankung der kleinen penetrierenden Hirnarterien. Bei einem Teil der Kranken bestehen jedoch keine Risikofaktoren, so daß arteriographisch neben einem Aneurysma der A. communicans anterior ein arteriovenöses Angiom ausgeschlossen werden muß.

Der Kopf des Schweifkerns erhält seine *arterielle Versorgung* aus drei verschiedenen Gefäßsystemen. Sein medialer Anteil wird von Seitenästen der A. cerebri anterior versorgt, u. a. von der Heubner-Arterie. Diese Gefäße entspringen im horizontal verlaufenden Abschnitt der A. cerebri anterior und ziehen von dort nach hinten zum Nucleus caudatus. Die zweite Gefäßgruppe besteht aus den End-

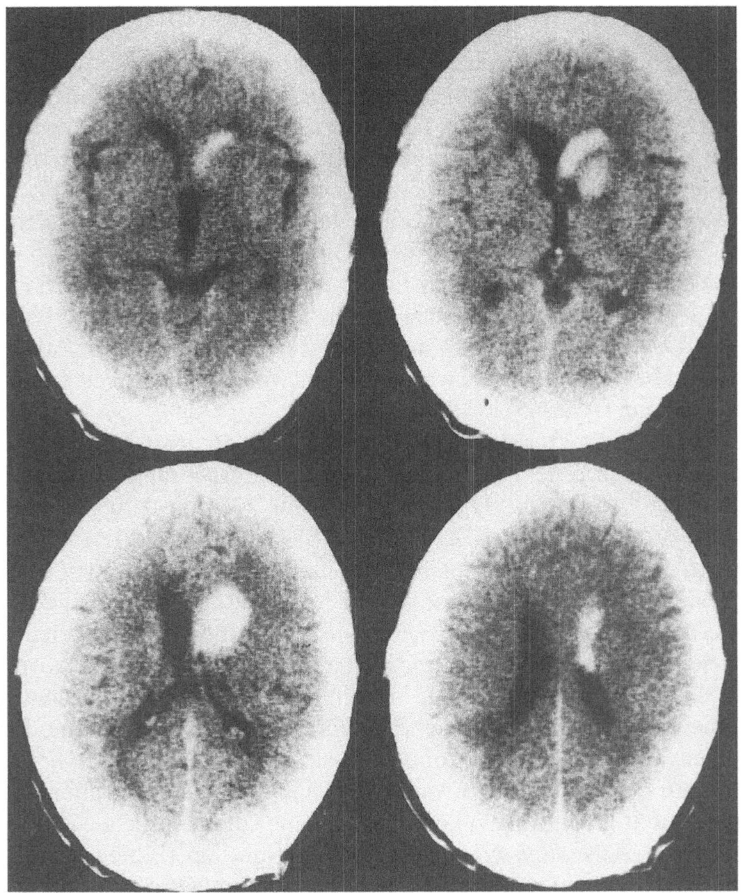

Abb. 44. Hämatom des *Caput nuclei caudati* mit leichter Ventrikeleinbruchsblutung

ästen der lateralen Anteile der aus der A. cerebri media entspringenden lentikulo-striären Gefäßgruppe. Diese Arteriolen versorgen die lateralen Anteile des Caput nuclei caudati, nachdem sie zuvor das Putamen durchzogen haben. Die dritte Gefäßgruppe versorgt die ventrikelnahen Anteile des Schweifkerns. Es sind kurze, nur bis in eine Tiefe von ca. 1,5 cm reichende, zentrifugal vom Ependym des Ventrikelsystems in die Tiefe des Kerngebietes eindringende Endäste der A. choroidea anterior und der A. choroidea posterior. Bei chronisch Hypertoniekranken kommen an den kleinen Arteriolen aller drei Gefäßsysteme sowohl Mikroaneurysmen, als auch fibrinoide Nekrosen vor. Darüber hinaus wurden wiederholt sowohl zentral im Kopf des Schweifkerns gelegene, besonders jedoch im Bereich der zentrifugalen periventrikulären Arteriolen lokalisierte Mikroangiome nachgewiesen (Becker et al. 1979; Bicknell et al. 1978; Butler et al. 1972; Carton u. Hickey 1955; McConnell u. Leonhard 1967).

Klinik

Der Krankheitsbeginn erinnert oft an eine Subarachnoidalblutung. Die Kranken bekommen plötzlich heftigste Kopfschmerzen, verbunden mit Übelkeit und Erbrechen. Patienten mit kleinen Hämatomen können wach und orientiert sein und keine neurologischen Ausfälle haben. In vielen Fällen tritt jedoch eine leichte *Bewußtseinsstörung* ein. Nur ganz selten werden die Kranken komatös. Die meisten sind anfangs benommen und werden nach einiger Zeit schläfrig. Benommenheit und Somnolenz verschwinden jedoch in der Regel nach 1–2 Tagen wieder. Nur wenn eine ausgedehnte Ventrikeleinbruchsblutung eintritt, wie in einem von Carton u. Hickey (1955) mitgeteilten Fall, bei dem die Blutung durch ein ventrikelnahes AV-Angiom ausgelöst wurde und wie bei einem eigenen Patienten, der morgens komatös aufgefunden wurde, besteht von Anfang an eine schwere Bewußtseinsstörung (Abb. 45).

Ein weiteres charakteristisches Symptom ist der *Meningismus,* offenbar infolge der meist vorhandenen, wenn auch nicht sehr ausgeprägten Blutbeimengung im Liquor cerebrospinalis. Die Häufigkeit der Nackensteifigkeit wird unterschiedlich beurteilt. Während Stein et al. (1984) bei allen 12 der von ihnen beschriebenen Kranken einen Meningismus fanden, war dies unter den eigenen Kranken viel seltener der Fall. Eine weitere häufige Folge der Hämatome des Caput nuclei caudati ist die *Störung der Orientierung* und der geordneten Denkabläufe. Viele Kranke sind anfangs desorientiert, gelegentlich auch verwirrt und haben eine deutliche Antriebsstörung, bis hin zum Stupor. Dazu kommt in vielen Fällen eine vorübergehende Gedächtnis- und Merkfähigkeitsstörung. Besonders häufig ist ein amnestisches Syndrom, wenn sich das Hämatom vom linken Caput nuclei caudati bis zum vorderen Anteil des Thalamus erstreckt (Choi et al. 1983). Größere linksseitige Blutungen können auch eine vorübergehende globale Aphasie verursachen. Ausnahmsweise können Hämatome der rechten Hemisphäre zu einer Anosognosie oder einer Ankleideapraxie führen (Stein et al. 1984).

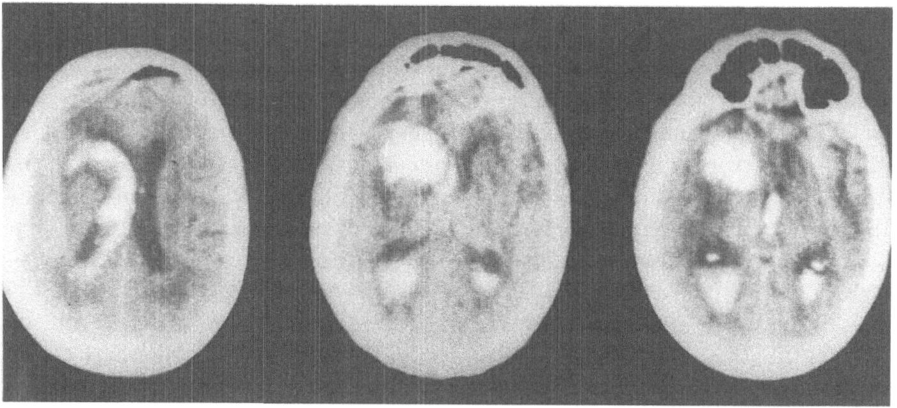

Abb. 45. Ausgedehntes, vom *Caput nuclei caudati* links ausgehendes Hämatom, das sich konzentrisch über das Kerngebiet hinaus ausdehnt und zu einer schweren Ventrikeleinbruchsblutung geführt hat

Tabelle 16. Hämatome des Caput nuclei caudati in Prozent

	Stein et al. (1984) (n = 12)	Kase u. Mohr (1986) (n = 5)	Eigene Pat. (n = 8)
Hypertonie	66	60	62
Unbekannte Ätiologie	24	40	38
Bewußtseinsstörung	83	100	75
Koma			12
Sopor			
Somnolenz	66	80	25
Benommenheit	16	20	50
Desorientiertheit	66[a]	40	37
Aphasie	8		
Hemiparese	58	80	50
Schwer	25		12
Mäßig			25
Leicht	33		12
Babinski		60	25
Sensibilitätsstörung		20	25
Meningismus	100	100	
Blickparese	50	40	
Horner-Syndrom	16		

[a] Davon 4 Patienten mit amnestischem Syndrom

Nur in etwa der Hälfte der Fälle treten eine kontralaterale Hemiparese und seltener eine halbseitige Sensibilitätsstörung auf. In diesen Fällen hat sich das Hämatom nach lateral ausgedehnt und im vorderen Schenkel der inneren Kapsel komprimiert. Ausnahmsweise ist auch der hintere Schenkel der Capsula interna verlagert. Schwere und Dauer der Hemiparese hängen von der Größe des Hämatoms bzw. seiner seitlichen Ausdehnung ab. Unter den eigenen Patienten waren leichte und mäßiggradig ausgeprägte Paresen gleich häufig. Nur ein Kranker hatte eine Hemiplegie. Die Hemiparesen waren durchweg proportional verteilt. Die Pyramidenbahnzeichen waren selten positiv. Von anderen Autoren liegen keine detaillierten Angaben über den Grad der Hemiparese vor (Tabelle 16).

Hämatome, die über den Kopf des Schweifkerns hinausreichen, verursachen oft okulomotorische Störungen. Am häufigsten besteht eine *Déviation conjugée* zur Herdseite, wobei viele Kranke unfähig sind, trotz erhaltener okulozephaler Reflexe, willkürliche Blickbewegungen zur Gegenseite auszuführen. Bei Kranken, deren Hämatom sich in Richtung Hirnstamm ausdehnte, wurden mehrfach vorübergehende horizontale Blickparesen zur Herdseite beschrieben. In Ausnahmefällen kann es auf der Seite der Blutung auch zu einem Horner-Syndrom bzw. zu einer isolierten transienten Miosis kommen (s. Kap. 10).

CT-Befund

Entsprechend der Lokalisation des Nucleus caudatus befinden sich die Hämatome im CT bei horizontaler Schnittführung direkt hinter dem ipsilateralen Vorderhorn (Abb. 43). Einbruch von Blut in den benachbarten Seitenventrikel ist daher häufiger, als z. B. bei den ventrikelfernen Hämatomen des Putamens. Meistens ist im CT jedoch nur eine geringe Blutbeimengung im Ventrikelsystem erkennbar. Unter den eigenen Fällen befand sich z. B. nur ein Patient mit einer schweren Ventrikeleinbruchsblutung. Auch in anderen Studien waren schwere Ventrikeleinbruchsblutungen die Ausnahme (Kase u. Mohr 1986 b). Eine schwere Ventrikeleinbruchsblutung kann sich viel ungünstiger auswirken als das Hämatom selbst. So starb bsw. unter den eigenen Kranken als einziger der Patient mit der ausgedehnten Ventrikeleinbruchsblutung nach 4wöchigem Koma an einer Infektion des Ventrikelkatheters. Sehr selten kommt es durch Ruptur eines subependymal oder in geringer Entfernung zum Ventrikelsystem gelegenen, arteriovenösen Mißbildungen der zentrifugalen Endäste der A. choroidea posterior oder anterior zu einer schweren Ventrikeleinbruchsblutung mit nur geringgradigem intraparenchymalen Hämatom. In diesen Fällen kann der Eindruck einer sog. primären intraventrikulären Blutung entstehen, da der intrazerebrale Anteil des Hämatoms oft nur bei koronarer Schichtführung oder im MRT erkennbar ist.

Die Abgrenzung eines primären Hämatoms des Caput nuclei caudati von einem Hämatom infolge Ruptur eines Aneurysmas der A. communicans anterior kann auf Grund des CTs alleine unmöglich sein. Weisberg (1984) verglich die Computertomogramme von 4 Patienten mit hypertoniebedingten Hämatomen und 4 Patienten mit Hämatomen infolge Aneurysmaruptur. Nur in einem Fall war die Aneurysmaruptur dadurch gekennzeichnet, daß zusätzlich zu dem Hämatom des Caput nuclei caudati in den basalen Zisternen und im Interhemisphärenspalt Blut erkennbar war. Bei den übrigen 7 Patienten ließ sich erst durch ein Arteriogramm klären, ob ein Aneurysma vorhanden war oder nicht. Allerdings räumte Weisberg ein, daß eine zusätzliche Ausbreitung des Hämatoms in den Frontallappen nur bei einer Aneurysmaruptur vorkam.

Prognose

Die Letalität der Hämatome des Caput nuclei caudati ist gering. Weder unter den 12 Patienten von Stein et al. (1984) noch unter den eigenen 8 Kranken gab es zentrale Todesfälle. In beiden Patientengruppen ereignete sich jeweils nur ein Exitus letalis infolge Lungenembolie bzw. Sepsis. Nur in der von Weisberg (1984) beschriebenen Gruppe von 4 Patienten ereigneten sich zwei nicht näher untersuchte Todesfälle innerhalb der ersten Krankheitstage. In älteren kasuistischen Mitteilungen starben die meisten Patienten nach ausgedehnten Ventrikeleinbruchsblutungen bei Ruptur einer paraventrikulären arteriovenösen Mißbildung (Becker et al. 1979; Carton u. Hickley 1955; McConnell u. Leonhard 1967).

Auch die Langzeitprognose ist günstig. Die meisten Kranken erholen sich rasch. In vielen Fällen ist die Hemiparese innerhalb von Wochen weitgehend gebessert oder ganz verschwunden. Auch die Orientierungsstörung und die Merkschwäche ist bei den meisten Kranken bald wieder abgeklungen. Nur einer der Überlebenden der Untersuchungsgruppe von Stein et al. (1984) behielt eine leichte Hemiparese und ein weiterer entwickelte ein chronisches organisches Psychosyndrom. Unter den 7 Überlebenden der eigenen Gruppe verblieb ebenfalls nur in einem einzigen Fall eine leichte sensomotorische Hemiparese und bei zwei weiteren ein hirnorganisches Psychosyndrom (Tabelle 34).

6.5 Hämatome der Capsula interna

Hirnblutungen, die von der Capsula interna ausgehen, sind sehr selten. Bisher existieren nur ganz vereinzelte Berichte über diesen Hämatomtyp. Es handelte sich immer um kleine, kugelförmige oder ovoide, nur wenige Millimeter große Blutungen im hinteren Schenkel der Capsula interna. Nach medial reichten sie oft bis über den äußersten Rand des Thalamus, nach lateral bis in den Globus pallidus hinein. In vertikaler Richtung erfaßten sie die kaudalen Anteile der Corona radiata. Bei kaudaler Ausdehnung erreichten die Blutungen den ipsilateralen Hirnschenkel.

Ihr Ursprung liegt im Versorgungsgebiet der A. choroidea anterior, die als erster intrakranieller Ast aus der A. carotis interna entspringt. Die A. choroidea anterior versorgt neben den rückwärtigen zwei Dritteln des hinteren Schenkels der Capsula interna das innere Segment und Teile des äußeren Segments des Globus pallidus, den Tractus opticus, den lateralen Abschnitt des Corpus geniculatum laterale, den rostralen Abschnitt des Pedunculus cerebri, den Uncus, Teile des Nucleus amygdalae, den vorderen Abschnitt des Hippocampus und den Schweif sowie Teile des Kopfes des Nucleus caudatus. Außerdem versorgt die A. choroidea anterior den im Unterhorn des Seitenventrikels gelegenen Anteil des Plexus choroideus (Abbie 1933; Carpenter et al. 1954; Lazorthes 1961; Rhoton et al. 1979).

Aus den wenigen bisher vorliegenden Falldarstellungen ergeben sich zwei charakteristische Erscheinungsformen der kapsulären Hämatome. Dreimal wurde bisher eine sog. *ataktische Hemiparese* mitgeteilt (Mori et al. 1984), in zwei weiteren Fällen verursachten kleine kapsuläre Hämatome einen sog. rein sensiblen Insult ("pure-sensory-stroke") (Groothuis et al. 1977; Rosenberg u. Koller 1981).

Der Begriff ataktische Hemiparese („ataxic hemiparesis") geht auf Miller-Fisher und Cole zurück. Als eines der vier klassischen lakunären Syndrome ist sie durch eine Kombination von Hemiparese und ipsilaterale, meist beinbetonte Hemiataxie gekennzeichnet (Fisher u. Cole 1965). Sie lokalisierten die Läsion anfangs im hinteren Schenkel der kontralateralen Capsula interna bzw. im kaudalen Anteil der Corona radiata. Spätere pathoanatomische Studien (Fisher 1978) ergaben, daß ebensogut auch eine Läsion im vorderen Anteil der kontralateralen Ponshälfte vorliegen kann. Heute wissen wir, daß auch lakunäre Infarkte im kontralateralen rostralen Mittelhirn eine ataktische Hemiparese zur Folge haben können (Bendheim u. Berg 1981).

In den wenigen Fällen, in denen die ataktische Hemiparese durch ein kleines Hämatom im posterioren Anteil des hinteren Schenkels der inneren Kapsel ausgelöst wurde, kam es zu keiner Bewußtseinsstörung. In einem Fall bestand eine Dysarthrie. Bei allen Patienten war das Bein stärker gelähmt als der Arm. Das Babinski-Zeichen war anfangs immer positiv. Die Ataxie der gelähmten Körperhälfte war meistens ebenfalls beinbetont. Wenn der Arm stärker betroffen war, bestanden Intentionstremor, Dysmetrie und ein positives Rebound-Phänomen. Kennzeichnend war weiterhin eine Sensibilitätsstörung der paretischen Körperhälfte, die sich meist auch auf eine Gesichtshälfte erstreckte. Schmerz- und Temperaturempfindung waren nur leicht betroffen, während alle Patienten eine Stereohypästhesie und eine Störung des Lagesinns hatten. Bemerkenswerterweise besserten sich die Hemiparese und die Sensibilitätsstörung innerhalb von Wochen weitgehend, während die Ataxie länger bestehen blieb bzw. persistierte.

Die *rein sensible Halbseitenlähmung* ("pure-sensory-stroke") gehört ebenfalls zu den klassischen lakunären Syndromen (Fisher 1965). Die Läsion befindet sich meistens im Nucleus ventralis posterolateralis thalami (Abb. 33). Sie kann jedoch auch durch eine Unterbrechung der thalamokortikalen Bahnen, z. B. bei ihrem Verlauf im Hinterschenkel der Capsula interna entstehen. Die klinischen Kriterien sind eine vorübergehende oder dauernde Taubheit einer Gesichtshälfte und/ oder eines Armes und Beines. Die objektivierbaren Sensibilitätsausfälle sind meistens geringgradig. Gleichzeitig bestehende motorische Halbseitenlähmung, Dysarthrie, Aphasie oder Doppeltsehen schließen den Begriff der rein sensiblen Hemiparese definitionsgemäß aus.

7 Die Lobärhämatome

Der Begriff Lobärhämatome bezeichnet alle spontanen Hirnblutungen, die im Marklager, d. h. in der weißen Hirnsubstanz der Großhirnhemisphäre entstehen. In der angloamerikanischen Literatur wird daher häufig der Begriff "white matter hemorrhage" verwendet. Obwohl die Lobärhämatome der zweithäufigste Hämatomtyp sind, gibt es bis heute nur drei Studien, in denen die Symptomatik und der Verlauf einer größeren Anzahl von Fällen systematisch untersucht wurden (Kase et al. 1982; Ropper u. Davis 1980; Tanaka et al. 1986).

Die Lobärhämatome machen etwa 24% aller spontanen intrazerebralen Hämatome aus und liegen damit an zweiter Stelle hinter den Putamenhämatomen und knapp vor den Thalamusblutungen (Kase u. Mohr 1986a). Der wesentlich niedrigere Anteil der Lobärhämatome von 6–10% in früheren pathoanatomischen Studien spiegelt ihre niedrige Letalität wider. In einigen Untersuchungen sind Lobärhämatome mit einem Anteil von bis zu 42% (Hungerbühler et al. 1983; Brott et al. 1986) sogar der häufigste Hämatomtyp überhaupt (Tabelle 17). Dieser ungewöhnlich hohe Anteil ist möglicherweise jedoch dadurch bedingt, daß in den Anfangsjahren der kranialen Computertomographie mehr leicht kranke und damit gut transportable Patienten im CT untersucht wurden, so daß eine Selektion zugunsten der Lobärhämatome stattfand.

Die Ätiologie ist viel uneinheitlicher als bei allen anderen Hämatomtypen. *Hypertonische* intrazerebrale *Blutungen* machen nur etwa ein Drittel bis etwas weniger als die Hälfte aus. Ropper u. Davis (1980), die als erste eine größere Anzahl von Kranken mittels Computertomographie untersuchten, fanden nur in 31% der Fälle eine chronische arterielle Hypertonie. Kase et al. (1982) gingen von einem Anteil von 45% hypertoniebedingter Lobärhämatome aus. Brott et al.

Tabelle 17. Häufigkeit der einzelnen Hämatomtypen in Prozent

	Kase et al. (1982) (n=100)	Hungerbühler et al. (1983) (n=106)	Eigene Patienten (n=251)
Putamen	34	17 (16%)	57 (23%)
Lobär	24	44 (42%)	99 (39%)[a]
Thalamus	20	15 (14%)	48 (19%)
Zerebellum	7	2 (2%)	9 (3,5%)
Pons	6		9 (3,5%)
Caudatum	5		7 (3%)
Putaminothalamisch	4	28 (26%)	21 (8,3%)[b]

[a] Incl. 14 (5,6%) Aneurysmablutungen
[b] Totale Stammganglienhämatome

Tabelle 18. Ätiologie der Lobärhämatome

	Ropper u. Davis (1980) (n = 26)	Kase et al. (1982) (n = 22)	Eigene Patienten (n = 98)
Hypertonische Massenblutungen	8 (31%)	10 (45%)	36 (37%)
Aneurysma			11 (11%)
Blutungen bei therapeutischer Beeinflussung der Blutgerinnung	2 (8%)		11 (11%)
Hämorrhagische Diathese		1 (5%)	3 (3%)
Angiome	2 (8%)	2 (9%)	13 (14%)
Tumor	1 (4%)	3 (14%)	4 (4%)
Unbekannte Ätiologie	14 (54%)	6 (27%)	20 (20%)
Varia	3 (11,5%)		

(1986) fanden in 41% eine Hypertonie als einzigen Risikofaktor. Nach Weisberg (1979) waren 33% und in der eigenen Studie 37% der Hämatome hypertonische Massenblutungen (Tabelle 8).

Der Anteil der Hämatome *unbekannter Ätiologie* ist so hoch wie bei keinem anderen Blutungstyp. Er schwankt zwischen 54 und 27 bzw. 20%, je nachdem, ob Lobärblutungen infolge Aneurysmaruptur mitgezählt werden oder nicht. Die übrigen Kranken haben entweder Hirnblutungen aufgrund von arteriovenösen Angiomen, Hirnmetastasen, Störungen der Blutgerinnung infolge hämorrhagischer Diathese oder Blutungen bei therapeutischer Beeinflussung der Blutgerinnung. Frontal- und Temporallappenblutungen durch Aneurysmaruptur machen 10% aller Lobärhämatome aus (Tabelle 18).

Daß hypertonische Massenblutungen im supratentoriellen Bereich nicht nur von den Stammganglien, sondern auch von der weißen Substanz ausgehen können, wird durch die pathoanatomischen Untersuchungen von Cole u. Yates (1967a) untermauert (s. Kap. 2.1). Sie konnten zeigen, daß arteriosklerotische Mikroaneurysmen nicht nur in den Stammganglien, der Brücke und dem Kleinhirn, sondern auch besonders häufig im subkortikalen Marklager beider Großhirnhemisphären vorkommen (Abb. 5). Leider ist bis heute nicht entschieden, ob spontane Hirnblutungen durch die Ruptur eines Mikroaneurysmas oder durch das serienweise Abreißen von kleinen Arteriolen mit schwerer Lipohyalinose ausgelöst werden (s. Kap. 2). Doch gerade die Tatsache, daß ein Teil der hypertoniebedingten Hirnblutungen im subkortikalen Marklager auftritt, wo Mikroaneurysmen besonders häufig vorkommen, wird heute vielfach als Indiz für die Richtigkeit der Theorie der miliaren Mikroaneurysmen angesehen.

Der hohe Anteil von Hämatomen unbekannter Ätiologie gibt immer wieder Anlaß zu den verschiedensten Spekulationen. Lange Zeit und bis heute noch wurde immer wieder der Verdacht geäußert, daß ein großer Teil dieser Hämatome durch die Ruptur sog. *kryptischer Hamartome* (s. Kap. 2.4) verursacht werden. Es handelt sich hierbei um kleine, angiographisch nicht nachweisbare arteriovenöse, kapilläre oder venöse Mißbildungen, die bei ihrer Ruptur durch die austretende Blutmasse ganz oder teilweise selbst zerstört werden. Am häufigsten finden sich diese Mikroangiome in der Konvexität der Großhirnhemisphären (Crawford u.

Russell 1956; Fisher 1961). Die Häufigkeit dieser auf Margolis et al. (1951) zurückgehenden, meist nur autoptisch nachweisbaren Mikroangiome ist schwer faßbar. In einigen neurochirurgischen Studien lag ihre Praevalenz unter Kranken mit Lobärhämatomen zwischen 27 und 80% (van der Ark u. Kahn 1968; Krayenbühl u. Siebermann 1965). In den letzten Jahren wurde es jedoch um diese Theorie stiller. Allerdings lassen sich heute kavernöse und venöse Mikroangiome mittels Kontrastinfusion in hochauflösenden Computertomographen nachweisen. Mit Hilfe des Magnetresonanztomogramms gelingt es sogar, am Rande der Hämatome gelegene kleine Angiome nachzuweisen (s. Abb. 57 sowie Kap. 5).

In den letzten Jahren haben sich Hinweise gehäuft, daß ein Teil der Lobärhämatome durch *zerebrale Amyloidangiopathie* verursacht wird. Dabei finden sich sowohl bei psychopathologisch altersentsprechenden älteren Menschen, als auch bei Kranken mit seniler Demenz vom Alzheimer-Typ Amyloidablagerungen in den leptomeningealen Gefäßen und den oberflächlichen kortikalen Arteriolen. Tiefgelegene Gefäße des Marklagers und vor allem Stammganglienarterien bleiben meist verschont. Da außerhalb des Gehirns keine Amyloidablagerungen vorkommen, kann die Diagnose nur post mortem gestellt werden. Nur sehr selten gelingt der Nachweis von Amyloid in Gefäßfragmenten, die anläßlich der operativen Ausräumung eines subkortikalen Hämatoms gewonnen wurden. Eine Gehirnbiopsie ist wegen der erhöhten Gefahr einer unstillbaren Blutung bei Verdacht auf das Vorliegen einer zerebralen Amyloidangiopathie kontraindiziert. Eine kausale Therapie ist bisher nicht bekannt.

Ähnlich wie bei den Mikroangiomen ist auch der Anteil der durch zerebrale Amyloidangiopathie verursachten Lobärhämatome nur schwer abzuschätzen. Grundsätzlich muß sie jedoch bei allen älteren normotonen Kranken mit supratentoriellen Blutungen außerhalb der Stammganglien in Erwägung gezogen werden. Da die Amyloidablagerung besonders häufig in kortikalen und subkortikalen Arteriolen des Lobus parietalis, temporalis und occipitalis vorkommen, sind Blutungen in dieser Region bei Patienten mit Demenz vom Alzheimer-Typ besonders suspekt. Zur Gewißheit wird die Diagnose bei multiplen Hämatomen im höheren Alter, wenn ein Trauma, eine Gerinnungsstörung oder eine Sinusthrombose ausgeschlossen sind. Das gleiche gilt für ältere Patienten mit rezidivierenden multilokulären Lobärhämatomen. Auch hier wird die Diagnose der zerebralen Amyloidangiopathie wahrscheinlich, da das Amyloid gleichzeitig in mehreren Gefäßprovinzen vorkommt (s. Kap. 13.5).

Eine weitere Erklärung der Pathogenese der nichthypertoniebedingten Lobärhämatome bieten wiederum die Untersuchungen von Cole u. Yates (1967a). Sie fanden nicht nur bei chronisch Hypertoniekranken, sondern auch bei älteren normotonen Personen auffallend häufig *Mikroaneurysmen* in den kleinen subkortikalen Arteriolen der Zentral- und Parietalregion sowie im okzipitalen Marklager. Es ist daher gut vorstellbar, vorausgesetzt man folge der Theorie der miliaren Mikroaneurysmen, daß auch diese arteriosklerotischen Gefäßwanderweiterungen im höheren Lebensalter rupturieren, zumal das Risiko, an einem spontanen intrazerebralen Hämatom zu erkranken, mit steigendem Lebensalter zunimmt (Brott et al. 1986). Wiederum würde das bevorzugte Vorkommen der Mikroaneurysmen in der Zentral-, Parietal-, Temporal- und Okzipitalregion erklären, wieso Lobärhämatome auch unter normotonen älteren Menschen überproportional häufig in der rückwärtigen Hälfte beider Großhirnhemisphären vorkommen (Barron u. Fergusson 1959; Furlan et al. 1979; Hayward u O'Reilly 1976; Kase et al. 1982).

CT-Befund

Die meisten Lobärblutungen, gleichgültig ob hypertonischer Genese oder nicht, entstehen im Grenzgebiet zwischen grauer und weißer Hirnsubstanz. Sie dehnen sich vornehmlich in Längsrichtung, parallel zum Kortex, aus und schieben so die Hirnsubstanz keilförmig auseinander. Im CT erscheinen sie daher, ähnlich wie kleine Putamenhämatome, anfangs schlitzförmig und nehmen mit zunehmendem Volumen eine ovale Form an (s. Kap. 4.4).

Lobärhämatome können ein beträchtliches Volumen erreichen. Selbst große Hämatome dehnen sich jedoch praktisch ausschließlich innerhalb des Marklagers aus. Sie können je nach Lage in den angrenzenden Seitenventrikel einbrechen oder bis in den Subarachnoidalraum vordringen. Eine Ausdehnung von der weißen Substanz in die Stammganglien hinein ist sehr ungewöhnlich. Das Gegenteil, daß sich nämlich eine Stammganglienblutung in das Marklager ausdehnt, besonders in den Parietallappen, ist hingegen sehr häufig. Daraus folgt, daß ein spontanes intrazerebrales Hämatom, das im CT sowohl innerhalb der Stammganglien, z. B. im Putamen, als auch innerhalb der angrenzenden Hirnlappen lokalisiert ist, höchstwahrscheinlich ursprünglich vom Putamen ausging (s. Kap. 4.4). Große Blutungen überschreiten im Gegensatz zu hämorrhagischen Hirninfarkten die Begrenzungen der einzelnen Marklagerregionen und dringen in benachbarte Hirnlappen ein. Dann kann auf Grund des CTs natürlich nicht mehr eindeutig entschieden werden, von welcher Region die Lobärblutung ursprünglich ausging.

Das CT läßt in der Regel keine Rückschlüsse auf die Ätiologie der Lobärblutung zu. Ausnahmen sind Angiomblutungen, Aneurysmablutungen und Tumorblutungen. Im Falle eines rupturierten Angioms sind nach Kontrastmittelgabe oftmals arterielle oder venöse Gefäßkonvolute erkennbar. Auch Tumore lassen sich oft schon zum Zeitpunkt der Blutung durch eine Kontrastmittelanfärbung erkennen. In beiden Fällen kann die Ursache des Hämatoms jedoch gelegentlich erst nach Resorption des Blutes durch eine erneute Kontrastmitteluntersuchung nachweisbar sein. Im Gegensatz zu anderen Lobärhämatomen bieten die Aneurysmarupturen i. allg. einen sehr charakteristischen CT-Befund. Bei einem Aneurysma der A. communicans posterior bzw. der A. cerebri media geht das Hämatom von der Fossa Sylvii aus und breitet sich meistens medialwärts bis zum Rande der Stammganglien aus (Abb. 61). Aneurysmen der A. communicans anterior verursachen frontobasal Hämatome bzw. ausnahmsweise auch Blutungen im Caput nuclei caudati (s. Kap. 6.4).

Klinik

Die klinischen Symptome der Lobärhämatome sind vor allem von der Lokalisation der Blutung und ihrer Größe abhängig. Ähnlich wie bei den Hirnembolien treten plötzlich, meistens ohne tiefe Bewußtseinsstörung, umschriebene neurologische Ausfälle auf (Johanson 1961; Schaafsma 1968). Außerdem sind initial epileptische Anfälle häufig (Ufferback 1971). Kopfschmerzen und Erbrechen sind

Tabelle 19. Klinik der Lobärhämatome (n = 99)

Komatös	5%
Soporös	9%
Somnolent	34%
Verhangen	28%
Wach	24%
Desorientiert	26%
Hemiparese	63%
Schwer	35%
Mäßig	16%
Leicht	12%
Babinski	44%
Sensibilitätsstörung	47%
Hemianopsie	48%
Epilepsie	28%
Aphasie	27%

oft Begleiterscheinungen des Krankheitsbeginns und können der Lähmung um Stunden vorausgehen. Die neurologischen Ausfälle treten zwar nicht blitzartig auf, sie können jedoch innerhalb von 5–10 min ihre maximale Ausprägung erreichen.

Große Hämatome führen innerhalb von Stunden zu einer progredienten Bewußtseinsstörung. Die Mehrheit der Kranken ist jedoch bei der Aufnahme in die Klinik wach oder höchstens verhangen. Etwa ein Drittel ist somnolent. Komatöse Patienten sind selten. Kase et al. (1982) berichteten von 18% bewußtlosen Patienten. In der eigenen Untersuchungsreihe (Tabelle 19) waren 15% soporös oder komatös. Ropper u. Davis (1980) beschrieben nur in einem ihrer 23 Fälle ein initiales Koma. Nach anfänglichen Kopfschmerzen (68%) ist die Lähmung der gegenüberliegenden Körperhälfte das zweithäufigste Symptom. Im Gegensatz zu Stammganglienhämatomen ist die Halbseitenlähmung jedoch betont. Je nachdem, ob sich die Blutung im Frontal-, Temporal- oder Parietallappen befindet, besteht eine armbetonte, brachiofazialbetonte oder beinbetonte Hemiparese. Die motorischen Ausfälle sind meistens schwer. Nicht immer sind positive Pyramidenbahnzeichen vorhanden. Halbseitige Sensibilitätsstörung überwiegt bei temporalen und parietalen Blutungen. Der kontralaterale Gesichtsfeldausfall ist naturgemäß das Leitsymptom der Okzipitallappenblutung.

Ohne Berücksichtigung der Hämatomgröße und gleichgültig, ob eine Ventrikeleinbruchsblutung stattgefunden hat, ergab der Vergleich der Schwere der neurologischen Symptome unter den eigenen Kranken, daß Patienten mit Frontallappenhämatomen die schwersten neurologischen Ausfälle hatten, gefolgt von Temporal- und Parietallappenblutungen. Die Okzipitallappenhämatome hatten den niedrigsten Score (Abb. 46).

Lobärhämatome haben eine relativ hohe Letalität. In der Studie von Kase et al. (1982) starben 7 (32%) von 22 Kranken, in der eigenen Untersuchung wurde die Lobärblutung von 33% der Betroffenen nicht überlebt (inklusive Aneurysmablutungen). Dagegen hatten Ropper u. Davis (1980) in ihrer Untersuchung nur eine Sterberate von 15%. Auch die Letalität dieses Hämatomtyps ist vom intra-

Mittlerer Score

Lokalisation	Beginn	Nachuntersuchung
frontal	14,6 (n=26)	6,25 (n=11)
temporal	12,5 (n=41)	1,9 (n=20)
okzipital	9,3 (n=15)	1,5 (n=4)
parietal	12,4 (n=17)	1,8 (n=7)
Total Stgl.	25,2 (n=21)	5,0 (n=4)
Putamen	16,1 (n=57)	6,5 (n=30)
Thalamus	14,75 (n=48)	5,85 (n=32)
Cap. n.caud.	6,8 (n=6)	1,0 (n=6)
Kleinhirn	12,7 (n=9)	4,6 (n=7)
Pons	24,8 (n=9)	2,3 (n=3)

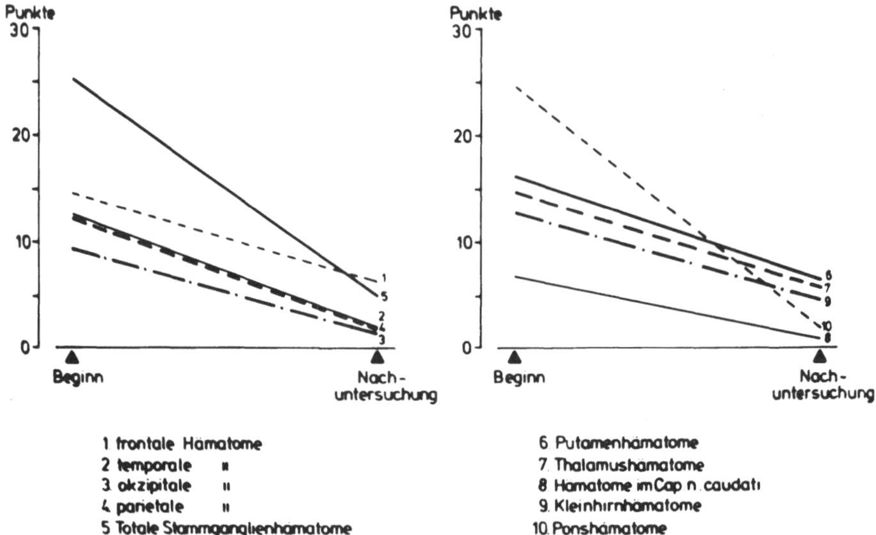

Abb. 46. Quantitative Erfassung der *Schwere der neurologischen Ausfälle* (mittlerer Score s. S. 47) der einzelnen Hämatomtypen bei Aufnahme und Nachuntersuchung von 251 eigenen Patienten. *Oben:* Tabelle der Mittelwerte der einzelnen *Hämatomtypen. Unten:* Graphische Darstellung des Verlaufs des *mittleren Scores.* Die schwersten Ausfälle hatten initial totale Stammganglienblutungen und Ponshämatome, gefolgt von Putamenhämatomen, Thalamushämatomen, Frontalhirnblutungen, Kleinhirnhämatomen, Temporal- und Parietallappenblutungen und okzipitalen Hämatomen. Die leichtesten Ausfälle hatten im Schnitt Kranke mit Hämatomen des Caput nuclei caudati

zerebralen Hämatomvolumen abhängig. Kranke mit Hämatomen, die größer als 40 ml sind, sterben häufiger (Kase et al. 1982). Dieses Ergebnis bestätigte sich unter den eigenen Kranken (Abb. 47).

Es wurde bereits darauf hingewiesen, daß die Unterscheidung zwischen einem Lobärhämatom und einem hämorrhagischen Hirninfarkt schwierig sein kann, insbesondere wenn es sich um ein kompaktes Hämatom ("frank hematoma") handelt und daß in Zweifelsfällen eine frühzeitige zerebrale Arteriographie not-

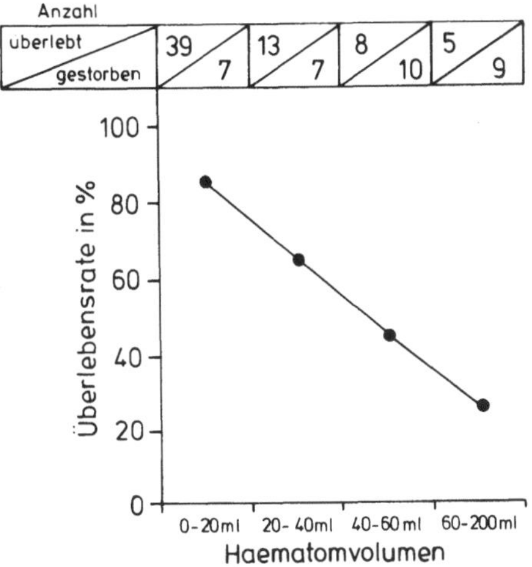

Abb. 47. Lobärhämatome: Beziehung zwischen intrazerebralem *Hämatomvolumen* und *Überlebensrate*. Ab einer Hämatomgröße von 40 ml sinkt die Überlebensrate unter 50%

wendig ist (s. Kap. 4.2). Aus klinischer Sicht sprechen Kopfschmerzen, Erbrechen, Benommenheit und ein subakutes Auftreten der Symptome in einem Zeitraum von bis zu 12 h in Kombination mit den spezifischen Zeichen der einzelnen Lobärhämatome für eine primäre Hirnblutung. Weitere Kriterien sind das Fehlen einer Emboliequelle, eine starke Massenverlagerung im CT, eine deutliche Ventrikeleinbruchsblutung und eine homogene Hyperdensität, welche die Grenzen der einzelnen Hirnlappen überschreitet. Im Zweifelsfall ist eine Arteriographie zum Ausschluß eines Gefäßverschlusses unumgänglich (Tabelle 2).

7.1 Frontale Hämatome

Frontale Hämatome (Abb. 48) verursachen die schwersten neurologischen Ausfälle und hinterlassen die meisten Schwerbehinderten. Nach eigener Erfahrung ist die Mehrzahl der Betroffenen anfangs verlangsamt oder somnolent und desorientiert. Nahezu ein Viertel der Kranken ist soporös oder komatös. Der Prozentsatz der Hemiparesen ist bei Stirnhirnblutungen im Vergleich zu anderen Hämatomen der weißen Substanz am größten, wobei armbetonte, vorwiegend motorische, schwere Halbseitenlähmungen gegenüber leichten überwiegen. Kleinere Hämatome können auch nur eine Monoplegie des kontralateralen Armes verursachen, so daß der Betroffene sogar noch gehfähig ist. Da sich viele Hämatome von ihrem Entstehungsort ausbreiten, außerdem oft eine erhebliche Massenverlagerung eintritt, kommt es nicht selten zu einer Aphasie und zu einer Sensibilitätsstörung. Eine Blickwendung zur Seite der Blutung hin kann ebenfalls vorkommen. Epileptische Anfälle sind im Vergleich zu temporalen und parietalen Hämatomen vergleichsweise selten (s. Kap. 11). Unter den eigenen Kranken betrug die Letalität ca. 30% (Tabelle 9).

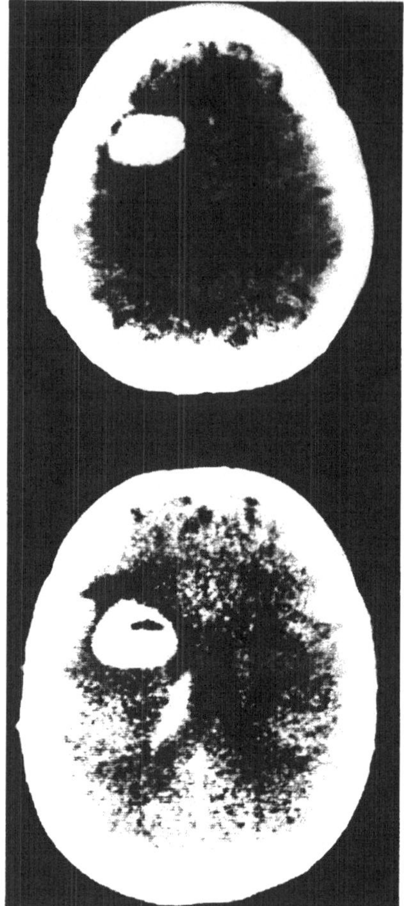

Abb. 48. Frontallappenblutung

Das führende Residualsyndrom ist die hirnorganische Wesensänderung und Leistungsschwäche in über der Hälfte der Fälle. Kennzeichnend sind frontale Antriebsstörung, psychomotorische Verlangsamung, Merkschwäche, Konzentrationsstörung und in schweren Fällen auch pathologische Greifreflexe und orale Einstellmechanismen. Das zweithäufigste Herdsymptom ist die arm- oder beinbetonte Hemiparese mit positiven Pyramidenbahnzeichen. Weiterhin können eine leichte Sprachstörung und geringe Sensibilitätsstörungen überdauern (Tabelle 20).

7.2 Temporale Hämatome

Auch die temporalen Hämatome verursachen meistens eine leichte Bewußtseinsstörung. Die Kranken sind jedoch nur verhangen oder somnolent. Lediglich 5 der eigenen Patienten mit temporalen Hämatomen infolge einer Aneurysma-

Tabelle 20. Frontale Hämatome in Prozent

	Beginn (n = 26)	Nachuntersuchung (n = 12)
Komatös	8	
Soporös	15	
Somnolent	34	
Verhangen	31	
Wach	12	
Desorientiert	39	53[a]
Aphasie	19	16
Hemiparese	77	50
Schwer	58	25
Mäßig	15	8
Leicht	4	16
Babinski	57	36
Sensibilitätsstörung	42	33
Epilepsie	8	

[a] Hirnorganisches Psychosyndrom

ruptur befanden sich anfangs im Koma. Häufig ist auch eine armbetonte Halbseitenlähmung, die nur mäßiggradig oder leicht ausgeprägt ist. Nahezu genauso oft besteht eine homonyme Hemianopsie bzw. eine hemianopische Aufmerksamkeitsschwäche. Eine halbseitige Sensibilitätsstörung ist seltener als motorische Ausfälle. Nach der eigenen Erfahrung haben ein Drittel (34%) der Kranken fokale oder generalisierte epileptische Anfälle (s. Kap. 11). Die Letalität liegt mit fast 40% relativ hoch, wobei allerdings Aneurysmablutungen mitgerechnet wurden.

Andere führende Symptome der temporalen Blutungen sind plötzliche Kopfschmerzen, die in die Schläfenregion oder in das Ohr projiziert werden, und Sprachstörungen, wenn die dominante Hemisphäre betroffen ist. Nicht selten beginnt eine Blutung mit schweren Kopfschmerzen, Erbrechen, einer sensorischen Aphasie und Agitiertheit. Auf Angehörige wirken solche Kranke eher verwirrt als aphasisch. Die oft isolierte Sprachstörung kann bis zur Jargonaphasie gehen, die Agitiertheit bis zur deliranten exogenen Psychose. Wenn innerhalb der ersten Stunden zusätzlich epileptische Anfälle auftreten, kann ein solches temporales Hämatom u. U. als postparoxysmaler Dämmerzustand fehlinterpretiert werden (Kase et al. 1982).

Selten können Hämatome des Temporallappens offenbar auch eine transitorische globale Amnesie hervorrufen, wie Landi et al. (1982) zeigen konnten. Ihr 75jähriger Patient hatte für 18 h einen kompletten Gedächtnisverlust, ausgenommen die persönlichen Daten, ohne zusätzliche neurologische Herdsymptome. Im CT fand sich eine kleine subkortikale, temporookzipital gelegene Blutung. Der Kranke erholte sich innerhalb von 14 Tagen vollständig. Als mögliche Ursache des Gedächtnisverlustes wurde eine vorübergehende Unterbrechung der Verbindungen des Hippocampus zu anderen Strukturen des Temporallappens diskutiert.

Tabelle 21. Temporale Hämatome in Prozent

	Beginn (n = 41)	Nachuntersuchung (n = 20)
Komatös	12	
Soporös	7	
Somnolent	34	
Verhangen	26	
Desorientiert	44	38[a]
Aphasie	29	16
Hemiparese	73	8
Schwer	36	
Mäßig	18	
Leicht	19	8
Babinski	44	
Sensibilitätsstörung	59	24
Hemianopsie	68	38
Epilepsie	34	35

[a] Hirnorganisches Psychosyndrom

Die überlebenden Kranken erholen sich offenbar gut. Insgesamt gesehen sind sie weniger schwer behindert als Kranke, die eine Stirnhirnblutung überleben. Die häufigsten Restsymptome waren unter den eigenen Patienten ein hirnorganisches Psychosyndrom und eine homonyme Hemianopsie. Selten verblieben eine halbseitige Sensibilitätsstörung oder eine leichte halbseitige Schwäche. Epileptische Anfälle persistierten teilweise. Öfters traten Anfälle auch erst Monate nach dem Ereignis erstmals auf (Tabelle 21).

7.3 Parietale Hämatome

Hämatome der Parietalregion (Abb. 49) beginnen häufig mit starken Kopfschmerzen in der Schläfe und einer *halbseitigen Sensibilitätsstörung*. Einige Kranke berichten über ein Gefühl, als ob die kontralaterale Hand nicht mehr zu ihnen gehöre. Ropper u. Davis (1980) bezeichneten die schwere halbseitige Sensibilitätsstörung bei relativ leichter motorischer Halbseitenlähmung als Leitsymptom dieses Hämatomtyps. Nach eigener Erfahrung unterscheiden sich parietale Hämatome hinsichtlich der Schwere ihrer neurologischen Ausfälle sowohl während der Anfangsphase, als auch nach Abschluß der Rehabilitation nicht wesentlich von temporalen Hämatomen. Bewußtseinsstörungen sind etwas seltener. Hemiparesen und halbseitige Sensibilitätsstörungen sind gleich häufig. Es überwiegen die schweren Lähmungen. Auch der Anteil der aphasischen Kranken ist anfangs hoch. Die Anzahl der Patienten mit epileptischen Anfällen ist mit 41 % der eigenen Patienten sogar noch höher als die Anzahl der Kranken mit Epilepsie unter den Temporallappenblutungen. Die Letalität liegt bei 30 % (Tabelle 22).

Parietale Hämatome der rechten Hemisphäre können eine *Anosognosie* hervorrufen. Theoretisch gesehen ist auch ein motorischer oder sensibler Neglect möglich, obwohl Mitteilungen hierüber bisher nicht vorliegen. Ein ungewöhn-

Tabelle 22. Parietale Hämatome in Prozent

	Beginn (n = 17)	Nachuntersuchung (n = 7)
Komatös		
Soporös	6	
Somnolent	29	
Verhangen	41	
Desorientiert	24	14[a]
Aphasie	41	28
Hemiparese	59	43
Schwer	34	
Mäßig	24	28
Leicht		14
Babinski	47	14
Sensibilitätsstörung	59	14
Hemianopsie	53	28
Epilepsie	41	28

[a] Hirnorganisches Psychosyndrom

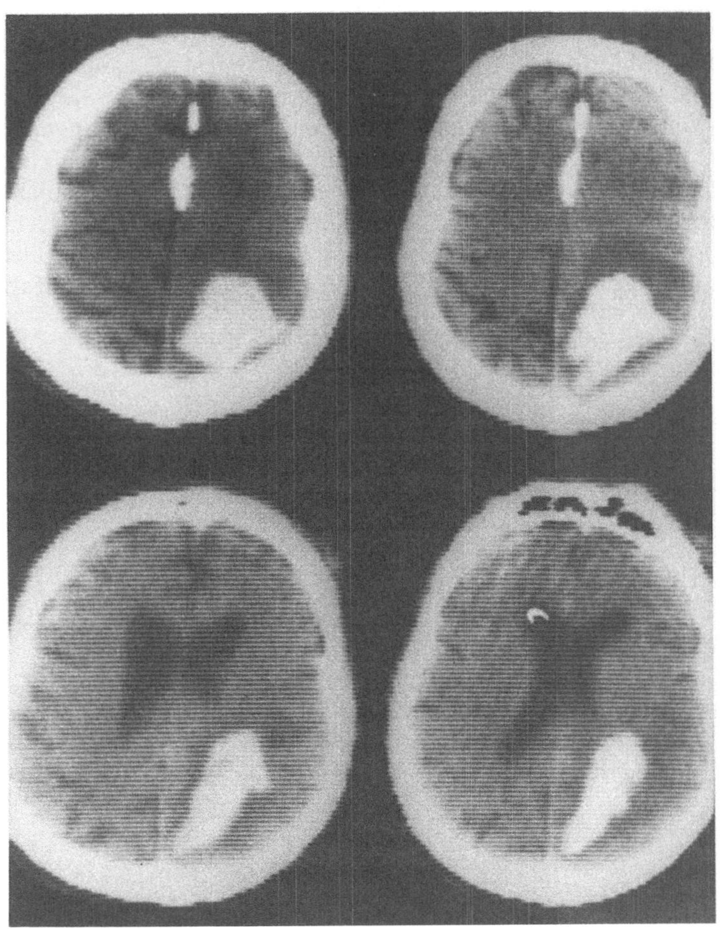

Abb. 49. Parietallappenblutung

licher Verlauf wird von Sandyk (1985) berichtet: Eine Patientin hatte paroxysmale Schmerzen, eine Art Thalamushand sowie eine leichte Schwäche und Sensibilitätsstörung in der linken oberen Extremität, hervorgerufen durch ein kleines parietales, subkortikal gelegenes Hämatom. Überlebende sind meist nur noch wenig behindert. In der Regel kommt es während der Rehabilitätsphase zu einer erheblichen Besserung der Symptome. Von den eigenen Kranken hatten nur noch 2 von 7 eine mäßige armbetonte Hemiparese. Ein Patient hatte eine leichte Beinparese. Ein Kranker blieb deutlich aphasisch, ein weiterer hatte eine leichte Sprachstörung. Allerdings hatten 4 von 7 noch seltene epileptische Anfälle (s. Kap. 11).

7.4 Okzipitale Hämatome

Auch Blutungen des Okzipitallappens beginnen meistens mit heftigen Kopfschmerzen, die in und um das ipsilaterale Auge herum projiziert werden. Die meisten bemerken ihren Gesichtsfelddefekt kurz nach Beginn der Kopfschmerzen. Manchmal ist die Sicht in der betroffenen Gesichtshälfte verschwommen. Bei anderen Kranken macht sich der Gesichtsfelddefekt lediglich dadurch bemerkbar, daß sie immer mit einer Körperhälfte Gegenstände anstoßen, die sie zuvor nicht bemerkt haben. Entsprechend der Lokalisation ist die *homonyme Hemianopsie* auch das Leitsymptom der okzipitalen Blutungen. Daß der homonyme Gesichtsfelddefekt nicht obligat ist, beweist einer der 15 eigenen Patienten. Hier begann die Blutung mit Kopfschmerzen und einem generalisierten Krampfanfall. Das Hämatom befand sich parietookzipital und war subkortikal lokalisiert (Abb. 50). Perimetrisch bestand nur eine relative homonyme Hemianopsie für kleine Marken. Alle übrigen Patienten hatten jedoch einen Gesichtsfelddefekt (Tabelle 23).

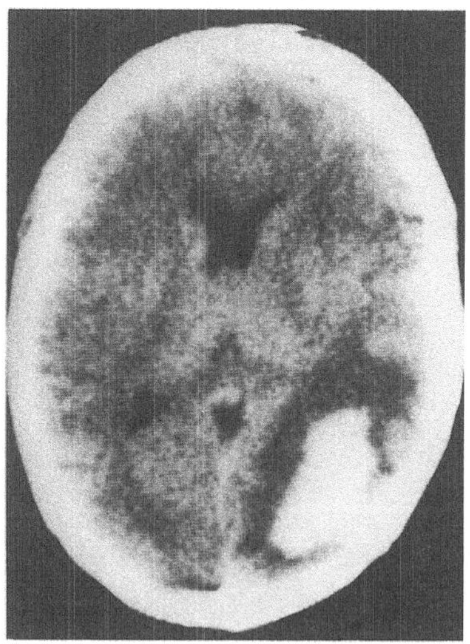

Abb. 50. Ca. 1 Woche alte rechtsseitige Okzipitallappenblutung

Tabelle 23. Okzipitale Hämatome in Prozent

	Beginn (n = 19)	Nachuntersuchung (n = 4)
Komatös		
Soporös	6	
Somnolent	40	
Verhangen	14	
Desorientiert	40	50[a]
Aphasie	20	
Hemiparese	44	
Schwer	13	
Mäßig	6	
Leicht	25	
Babinski	27	
Sensibilitätsstörung	27	25
Hemianopsie	93	25
Epilepsie	27	25

[a] Hirnorganisches Psychosyndrom

Der Gesichtsfelddefekt kann das einzige Herdsymptom sein (Flügel et al. 1982). Häufiger und im Gegensatz zu ischämischen Infarkten des Versorgungsgebietes der A. cerebri posterior führen Okzipitallappenblutungen jedoch auch zu einer leichten Hemiparese mit entsprechender Sensibilitätsstörung. Auch eine Aphasie kann auftreten. Weiterhin sind die meisten Kranken somnolent oder zumindest verhangen. Auch epileptische Anfälle sind häufig (s. Kap. 11).

Im Gegensatz zu Posteriorinfarkten verursachen okzipitale Hirnblutungen in der Mehrzahl der Fälle keinen bleibenden Gesichtsfeldausfall. Da sich die meisten Blutungen im okzipitalen Marklager befinden und den Kortex verschonen, entsteht der anfangs komplette kontralaterale Gesichtsfeldausfall offenbar eher durch die Kompression bzw. vorübergehende Unterbrechung der Sehstrahlung. Eine einseitige, irreversible Schädigung der Radiatio optica ist offenbar seltener (Tabelle 23).

8 Kleinhirnhämatome

Erste Berichte über Kranke, die an Kleinhirnhämatomen starben, erschienen schon im 19. Jahrhundert (Childs 1858; Carion 1875). In den 20er und 30er Jahren dieses Jahrhunderts beschrieben Guillian et al. (1923) und Michael (1932) ausführlich die klinischen Symptome und den Verlauf dieser Erkrankung. Sie unterschieden zwei Typen: eine foudroyante, *tödliche Verlaufsform,* die mit heftigen Kopfschmerzen, Schwindel und Erbrechen beginnt und innerhalb kurzer Zeit zu Bewußtlosigkeit und baldigem Exitus letalis führt sowie eine *gutartige Verlaufsform,* bei der die Kranken nicht das Bewußtsein verlieren. Sie wiesen darauf hin, daß die in vielen Fällen frühzeitig einsetzende Bewußtlosigkeit nicht nur prognostisch ungünstig ist, sondern auch die zerebellären Symptome verschleiert, so daß die Diagnose Kleinhirnhämatom schon gar nicht mehr gestellt werden kann.

Ähnlich äußerten sich auch McKissock et al. (1960) über den Verlauf von 34 Kleinhirnblutungen. Sie fanden eine außerordentlich hohe Letalität von 75% und stellten fest, daß auch unter den Kranken, deren Blutung operativ ausgeräumt wurde, die Sterberate immer noch 68% betrug. Außerdem wiesen sie darauf hin, daß viele Kranke schon bei der Aufnahme soporös oder komatös sind und daß höchstens noch lichtstarre, enge Pupillen und eine periodische Atmung auf die infratentorielle Lokalisation hinweisen. Auch unter den noch nicht Bewußtlosen fanden sie nur in der Hälfte der Fälle zerebelläre Symptome. Da sich nach ihrer Meinung somit zerebelläre Hämatome klinisch nur unzureichend diagnostizieren lassen, empfahlen sie in Zweifelsfällen eine umfangreiche neuroradiologische Diagnostik, einschließlich zerebraler Angiographie bzw. Pneumenzephalographie. Diese Auffassung wurde von vielen Autoren geteilt (Dinsdale 1964; Freemann et al. 1973; Rey-Bellet 1960).

Miller-Fisher et al. (1965) vertraten die entgegengesetzte Position. Sie waren der Ansicht, daß zerebelläre Hämatome durchaus klinisch diagnostiziert werden können (s.u.), daß eine frühzeitige Ausräumung der Blutung lebensrettend sei und daß sogar Bewußtlose noch gerettet werden können. Noch wichtiger erschien ihnen, daß auch schwere Kleinhirnblutungen, die rechtzeitig ausgeräumt werden, mitunter so geringe Restsymptome hinterlassen, daß die Kranken später fast ungehindert ihrer früheren Beschäftigung nachgehen können. Sie empfahlen daher eine Operation zum frühestmöglichen Zeitpunkt, unter Verzicht auf eine ausführliche neuroradiologische Diagnostik. Der Kranke sollte, sobald die Diagnose Kleinhirnblutung gestellt wird, sozusagen direkt von der Ambulanz in den Operationssaal gebracht werden. Sowohl McKissock et al. als auch Miller-Fisher et al. waren sich jedoch einig, daß die Prognose der Kranken besser ist, wenn die Operation vorgenommen werden kann, solange noch keine Bewußtlosigkeit eingetreten ist.

Tabelle 24. Ätiologie der Kleinhirnhämatome
in Prozent (n = 55). (Nach Ott et al. 1974)

Hypertonie	64
Antikoagulanzien	14
Angiome	4
Hämorrhagische Diathese	4
Tumor	2
Unbekannte Ätiologie	12

In den folgenden Jahren setzte sich Miller-Fishers Auffassung durch (Richardson 1972, 1983). Tatsächlich konnte die außerordentlich hohe Letalität durch frühzeitige Intervention auf etwa 17% gesenkt werden, vorausgesetzt, das Bewußtsein war präoperativ erhalten (Ott et al. 1974). Erst durch die Einführung der kranialen Computertomographie wurden die Diagnose und die therapeutischen Entscheidungen wesentlich vereinfacht (Baker u. Houser 1976; Little et al. 1978; Pressman et al. 1975; Shenkin u. Zavala 1982).

Kleinhirnhämatome machen zwischen 5 und 15% aller spontanen Hirnblutungen aus (Grendahl 1958; Jellinger 1980; Rey-Bellet 1960). Der Mittelwert von 10% entspricht dem gewichtsmäßigen Anteil des Kleinhirns am Gesamtgewicht des Gehirns. Neuere Studien signalisieren allerdings, daß der Anteil der zerebellären Hämatome doch etwas weniger als 10% ausmacht (Hungerbühler et al. 1983; Kase u. Mohr 1986) (Tabelle 17).

Die Ursachen der Kleinhirnblutungen entsprechen der Ätiologie der Stammganglienhämatome (Ott et al. 1974) (Tabelle 24). An erster Stelle stehen die hypertonischen Blutungen mit 64–75%, gefolgt von intrazerebralen Hämatomen unbekannter Ätiologie mit einem Anteil von 10–15% (McKissock et al. 1960). Unklar ist bisher die Frage, ob Angiomblutungen, nach McCormick u. Rosenfield (1973) bis zu 15% aller Kleinhirnhämatome, wirklich prozentual häufiger vorkommen als im supratentoriellen Bereich, wo sie nur etwa 4% ausmachen. Auf jeden Fall muß bei jüngeren Kranken ohne Risikofaktoren im Falle einer Kleinhirnblutung immer ein arteriovenöses Angiom in Betracht gezogen werden (Heros 1982). Möglicherweise treten auch Marcumar- oder Heparinblutungen verhältnismäßig häufiger im Kleinhirn, besonders im Oberwurm, auf (Kase et al. 1985). Das altersmäßige Maximum der hypertonischen Kleinhirnblutungen und der Kleinhirnblutungen unbekannter Ätiologie liegt zwischen dem 60. und dem 80. Lebensjahr (Dow u. Moruzzi 1958).

Die meisten Kleinhirnblutungen gehen vom Gebiet des Nucleus dentatus aus (Dinsdale 1964). Möglicherweise sind linksseitige Hämatome häufiger als rechtsseitige (Fisher et al. 1965; McKissock et al. 1960). Kleine Hämatome beschränken sich auf das Kerngebiet des Nucleus dentatus. Größere Blutungen breiten sich im Marklager der Kleinhirnhemisphären aus, verdrängen den IV. Ventrikel und können bis zur Gegenseite reichen (Abb. 51). Sie brechen häufig in den IV. Ventrikel ein. Oft ist bei großen Blutungen im CT nicht zu entscheiden, ob der IV. Ventrikel durch das Hämatom völlig ausgefüllt oder lediglich stark komprimiert ist. Vom Nucleus dentatus ausgehende Kleinhirnhämatome reichen zwar häufig bis zum Pedunculus cerebelli, erreichen jedoch kaum den Hirnstamm. Dennoch

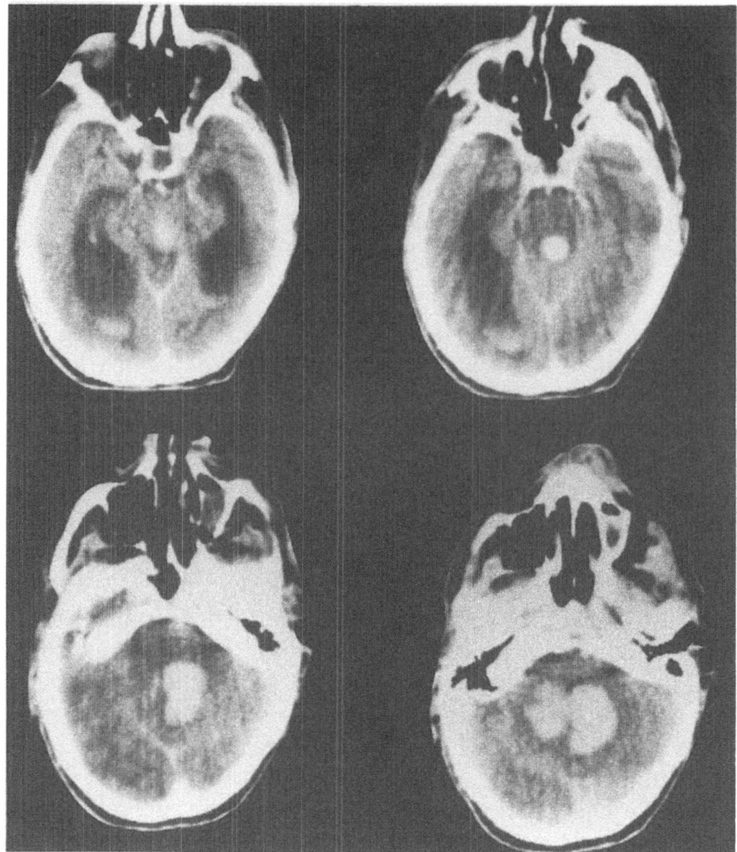

Abb. 51. Von der rechten Hemisphäre ausgehende *Kleinhirnblutung*, die sich in die linke Kleinhirnhemisphäre ausdehnt und in den IV. Ventrikel eingebrochen ist. Es besteht ein ausgeprägter
Stauungshydrozephalus sowie eine komplette Verlegung der perimesenzephalen Zisternen

können Brücke und Tegmentum bei ausgedehnten Kleinhirnhemisphärenblutungen erheblich komprimiert werden. Eine Variante der Kleinhirnhämatome sind
Blutungen, die vom Oberwurm ausgehen. Sie brechen direkt in den IV. Ventrikel
ein und erreichen das Tegmentum und die Brücke über die Hirnschenkel (Kase
u. Caplan 1986).

Ausgangspunkt der Kleinhirnhemisphärenblutungen sind die Endäste der
A. cerebelli superior, von denen der Nucleus dentatus vor allem versorgt wird. Ein
Teil dieser Region erhält jedoch auch Endäste der A. cerebelli posterior inferior.
Anatomische Studien konnten darüber hinaus zeigen, daß dieses Kerngebiet auch
Zuflüsse aus der A. cerebelli inferior hat und daß zwischen allen drei Gefäßgebieten zahlreiche Anostomosen bestehen, welche den Nucleus dentatus wie ein Netz
durchziehen (Freeman et al. 1973) (Abb. 52). Theoretisch gesehen können somit
Kleinhirnblutungen durch die Ruptur von Endästen aller drei Arterien entstehen,
zumal sowohl Mikroaneurysmen, als auch die Lipohyalinose bzw. fribrinoide Ge-

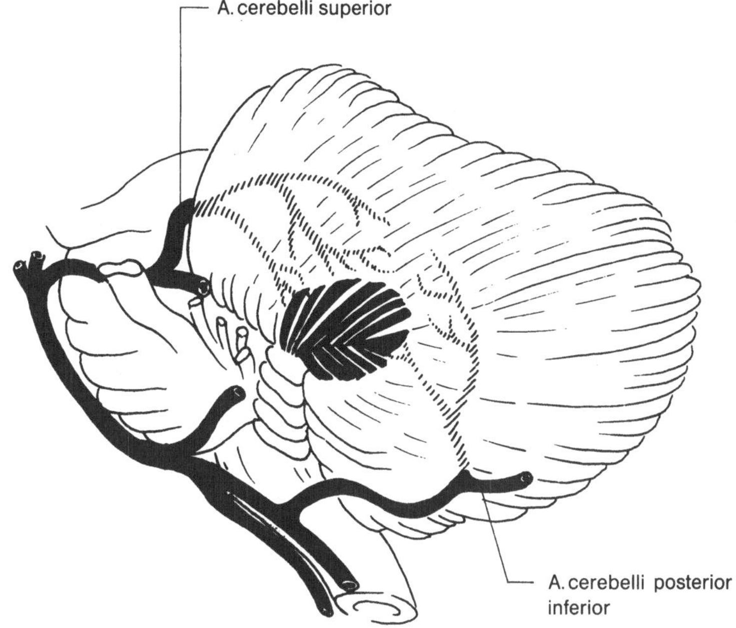

Abb. 52. Schematische Darstellung des *Nucleus dentatus* und seiner arteriellen Versorgung

fäßwandnekrosen in dieser Region häufig vorkommen (Freeman et al. 1973). Mediale, vom Vermis ausgehende Kleinhirnblutungen, die nur etwa 5% aller zerebellären Hämatome ausmachen und eine besonders schlechte Prognose haben sollen (Kase u. Caplan 1986), entstehen wahrscheinlich durch Ruptur von Endästen der A. cerebelli posterior inferior.

8.1 Klinik

Die klinischen Symptome der zerebellären Hämatome wurden 1965 von Fisher et al. sowie 1974 von Ott et al. ausführlich beschrieben (Tabelle 25). Die klassische Kleinhirnblutung beginnt plötzlich während des Tages. Leitsymptome sind Gangataxie und *Rumpfataxie,* gefolgt von Kopfschmerzen, Schwindel und Erbrechen. Mitunter können sich die Betroffenen nicht mehr auf den Beinen halten und stürzen zur Seite oder nach hinten. Beim Versuch, sich wieder aufzurichten, zieht es sie erneut zur gleichen Seite. Sie müssen sich festhalten oder anlehnen. Viele sind auch schon kurz nach Krankheitsbeginn nicht mehr ohne Hilfe in der Lage, aufzustehen oder zu gehen. Bei manchen ist die Ataxie leicht und macht sich nur dadurch bemerkbar, daß sie im Sitzen mit geschlossenen Augen immer zur gleichen Seite sinken. Die meisten Kranken, nach Ott et al. (1974) über 90%, können jedoch nicht mehr gerade stehen bzw. sind unfähig, alleine geradeaus zu gehen. Die *Fallneigung* und die Gangabweichung ist immer zur Seite des Hämatoms gerichtet. Nur bei einem geringen Prozentsatz (14%) der Patienten ist das Häma-

Tabelle 25. Neurologische Symptome von 38
nichtkomatösen Patienten in Prozent. (Nach
Ott et al. 1974)

Gangataxie	78
Extremitätenataxie	65
Rumpfataxie	65
Babinski	64
Dysarthrie	62
Periphere Fazialisparese	61
Blickparese	54
Nystagmus	51
Meningismus	40
Abgeschwächter Kornealreflex	30
Miosis	30
Ipsilaterale Ertaubung	28
Abduzensparese	21
Zentrale Atemstörung	21
Skew deviation	12
Hemiparese	11

tom so groß, daß sie sofort das Bewußtsein verlieren. Stürze und äußere Verletzungen infolge der plötzlich einsetzenden Gleichgewichtsstörung kommen vor. Viele, insbesondere ältere, alleinstehende Kranke, sind nach der Blutung zwar wach, können sich jedoch nicht mehr aufrichten und erreichen das Telefon nur noch, indem sie am Boden kriechen. Ein Teil der Betroffenen ist zwar noch fähig, einige Schritte zu gehen, kaum ein Kranker kommt jedoch zu Fuß in die Klinik (Kase u. Caplan 1986).

Erbrechen ist fast ebenso häufig wie die Gangataxie. Es tritt meistens mit einigem Abstand zum Beginn der ersten Symptome auf und ist nicht immer mit Übelkeit verbunden. Ein Viertel bis knapp die Hälfte der Patienten hat starken *Schwindel*. Drehschwindel ist jedoch selten. Am häufigsten herrschen ein Trunkenheitsgefühl oder Unsicherheit vor. Kopfschmerzen kommen in fast zwei Drittel der Fälle vor. Eine für Kleinhirnblutungen spezifische Kopfschmerzform existiert jedoch nicht. Am häufigsten werden die Kopfschmerzen biokzipital oder bifrontal lokalisiert. Die Schmerzen können auch in das ipsilaterale Auge oder in die Scheitelgegend projiziert werden. Der Kopfschmerz kann u. U. plötzlich beginnen und so intensiv sein wie bei einer Subarachnoidalblutung. Verwirrtheit und Desorientiertheit sind in der ersten Krankheitsphase selten.

Offenbar kommt es auch bei wachen Kranken zu einem ein- oder doppelseitigen Babinski-Phänomen ohne Hemiparese. In der Skala der Symptome folgt als klassisches zerebelläres Zeichen die *Dysarthrie*. Entweder durch Kompression im Kleinhirnbrückenwinkel oder durch direkten Druck auf das Kerngebiet im Mittelhirn tritt eine *periphere Fazialisparese* auf, gelegentlich in Kombination mit herdseitiger *Ertaubung*. Als tegmentales Symptom ist die zur Herdseite bestehende horizontale Blickparese zu werten sowie die seltener vorkommende Achsenabweichung der Bulbi ("skew-deviation"). Wenn keine Blickparese vorhanden ist, kommt es bei Blickwendung zur Seite des Hämatoms zu einem *Nystagmus*. Als weiterer Hirnnerv kann der herdseitige N. abducens betroffen sein. Nicht selten sind die Pupillen klein und reagieren nur träge auf Licht (s. Kap. 11).

Die Frage, ob bei Kleinhirnblutungen, die noch nicht zur Bewußtlosigkeit geführt haben, auch eine *Hemiparese* auftreten kann, war lange Zeit umstritten. Viele Autoren berichteten, daß ein Teil ihrer Kranken eine ipsilaterale, gelegentlich sogar eine kontralaterale Halbseitenlähmung hatten (Dinsdale 1964, McKissock et al. 1960, Norris et al. 1969; Rey-Bellet 1960; Richardson 1972). Miller-Fisher et al. (1965) hielten es dagegen für undenkbar, daß es bei nichtkomatösen Kranken zu einer Läsion der weit entfernten Pyramidenbahn kommt. Sie führten die vermeintliche Halbseitenlähmung entweder auf zusätzliche zerebrale Herde zurück oder auf eine Fehlinterpretation der Hemiataxie, bei der es, ähnlich wie bei einer latenten Hemiparese, zu einer Verminderung der Spontanbewegungen kommen kann. Heute wird die Hemiparese als ungewöhnliches Symptom einer streng unilateral lokalisierten Kleinhirnhemisphärenblutung weitgehend akzeptiert. Ein weiteres ungewöhnliches Symptom ist das "ocular bobbing", das allerdings wesentlich seltener als bei Ponsblutungen auftritt (s. Kap. 10).

8.2 Verlauf

Die Gefahr der Kleinhirnhämatome ist die Raumforderung in der hinteren Schädelgrube. Sie kann zu einer Behinderung des Liquorabflusses aus den drei supratentoriellen Ventrikeln und damit zu einem Stauungshydrozephalus führen (Abb. 51). Außerdem besteht die Gefahr einer direkten Druckerhöhung in der hinteren Schädelgrube mit Kompression des Hirnstamms und Drosselung der arteriellen Perfusion.

In beiden Fällen tritt eine Kompression des Mittelhirns ein, mit zunehmender Bewußtseinsstörung, beidseitiger Ophthalmoplegia externa und doppelseitigen Pyramidenbahnzeichen. Schließlich werden die Kranken komatös und bekommen eine zentrale Atemstörung und Streckmechanismen. Das therapeutische Vorgehen, sei es die antiödematöse Behandlung, die Ventrikeldrainage, die Dekompression der hinteren Schädelgrube oder das Ausräumen des Hämatoms, hat das Ziel, diese Komplikationen zu verhindern. Die Prognose der Patienten hängt in erster Linie davon ab, ob es gelingt, einen Stauungshydrozephalus und eine Kompression des Mittelhirns abzuwenden. Der wichtigste prognostische Parameter ist die Bewußtseinslage. Obwohl gelegentlich auch Patienten, die schon bewußtlos sind, durch Ausräumung der Blutung gerettet werden konnten, liegt die Letalität der Kranken, die präoperativ komatös sind, über 70 %. Im Vergleich dazu beträgt die Letalität der präoperativ wachen Patienten nur 17–25 % (Ojemann u. Heros 1983). Es wird daher angestrebt, gefährdete Kranke schon zu operieren, solange sie noch wach und orientiert sind.

Frühere Verlaufsuntersuchungen von Patienten mit Kleinhirnhämatomen zeigten, daß 25 % der Betroffenen schon primär bewußtlos waren und weitere 16 % innerhalb der ersten 3 h nach Aufnahme ebenfalls komatös wurden. Während der folgenden ersten beiden Krankheitswochen verloren noch einmal 45 % das Bewußtsein. Nur die letzten 16 % hatten einen komplikationslosen Verlauf, bleiben wach und erholten sich ohne Operation (Ott et al. 1974).

Inwieweit diese, aus der Ära vor Einführung des CTs stammenden Daten heute noch zutreffen, ist schwer zu beurteilen, da ähnlich große Untersuchungen derzeit noch nicht zur Verfügung stehen. Wahrscheinlich kann jedoch heute der Anteil der benignen Kleinhirnhämatome höher angesetzt werden, bedingt durch die exaktere Diagnostik mit Hilfe des CTs (Heimann u. Satya-Murti 1978). Beispielsweise berichteten Melamed u. Satya-Murti (1984), daß 9 von insgesamt 17 Patienten eine Kleinhirnblutung auch ohne Operation überlebten. Darunter befanden sich 3 Kranke mit einer Bewußtseinsstörung, von denen sogar einer komatös war. Zwei weitere Patienten hatten relativ große Blutungen. Vier Hämatome reichten bis über die Mittellinie der hinteren Schädelgrube. All dies sind Symptome, die aus früherer Sicht als Operationsindikation angesehen wurden. Auch Bogousslavsky et al. (1984) vertraten die Ansicht, daß ein benigner Krankheitsverlauf häufiger ist als früher vermutet. Auch sie beschrieben zwei ältere Patienten mit relativ großen Hämatomen und beidseits positiven Pyramidenbahnzeichen, die wach blieben und ohne Operation mit verhältnismäßig begrenzten Restsymptomen überlebten.

8.3 Das Intermediärstadium

Das Dilemma besteht darin, daß einerseits die Operation eines wachen Patienten verfrüht sein kann, da sich der Kranke möglicherweise auch ohne Eingriff erholen würde. Andererseits wird durch Abwarten jedoch eine plötzlich eintretende Bewußtseinsstörung und damit eine Verschlechterung der Prognose in Kauf genommen. Klinische Kriterien haben sich bei der Entscheidung für oder gegen eine frühzeitige Operation nur sehr bedingt als hilfreich erwiesen. Miller-Fisher et al. (1965) werteten ein bilaterales Babinski-Phänomen als prognostisch ungünstig und empfahlen in diesem Falle eine sofortige Ausräumung der Blutung. Später stellte sich heraus, daß auch Kranke mit bilateral positivem Pyramidenbahnzeichen ohne Operation überleben können.

Heros vertrat 1982 in Anlehnung an Miller-Fisher et al. die Ansicht, daß eine operative Intervention dann gerechtfertigt ist, wenn der Kranke ein sog. Intermediärstadium erreicht, in welchem zu den zerebellären Symptomen auch Zeichen der Hirnstammkompression hinzutreten (Tabelle 26). In diesem Stadium werden die Patienten verwirrt, agitiert oder schläfrig. Sie können auch abwechselnd somnolent und unruhig sein. Durch die Kompression der dorsalen Anteile des Hirnstamms tritt eine Abduzensparese ein. Nach Miller-Fisher handelt es sich um eine „Pseudoabduzensparese", da sie bei kallorischer Reizung des Labyrinths reversibel ist. Als nächstes folgen die Beeinträchtigung des pontinen horizontalen Blickzentrums mit Blickparese zur Seite des Hämatoms und einer Déviation conjugée zur Gegenseite, die nicht mehr durch kallorische Erregung des Labyrinths überwindbar ist. In diesem Stadium tritt ebenfalls eine Kompression des Colliculus facialis ein. Die Kompression des Hirnstamms kann weiterhin ein ipsilaterales zentrales Horner-Syndrom verursachen, häufiger sind jedoch beidseits enge und nahezu lichtstarre Pupillen als Folge der doppelseitigen Kompression der zentralen Sympathikusbahn. In dieser Phase der Hirnstammschädigung werden die Reflexe an den Beinen lebhafter, das Babinski-Zeichen erst einseitig, dann bilateral posi-

Tabelle 26. Intermediärstadium der Kleinhirnhämatome. Beginnende Kompression
des Hirnstamms. (Nach Heros 1982)

Agitiertheit	Abduzensparese
Desorientiertheit	Blickparese
Somnolenz	Blickdeviation
	Horner-Syndrom
	Fazialisparese
	Leichte Hemiparese
	Bds. Miosis
	Bds. Babinski

tiv. Auch eine einseitige Reflexbetonung bzw. eine leichte, ipsilaterale Beinparese kann auftreten. Eine schwere Hemiparese gehört laut Heros (1982) schon zur späten Phase des intermediären Stadiums.

Das Intermediärstadium ist nur im ganzen als Anfangsphase einer konsekutiven Hirnstammeinklemmung anzusehen und damit der Zeitpunkt, an dem aus klinischer Sicht eine operative Dekompression vorgenommen werden sollte. Einzelne Symptome des Intermediärstadiums wie z. B. die engen, fast lichtstarren Pupillen, die einseitige oder doppelseitige Reflexbetonung bzw. das Vorhandensein einer Hemiparese sind für sich alleine genommen noch keine Operationsindikation. Insgesamt erweist sich vor allem die Bewußtseinslage und die Stabilität des neurologischen Befunds als verläßliches prognostisches Kriterium.

8.4 CT-Befund

Durch die Computertomographie werden die Operationsindikation und vor allem die Bestimmung des Operationszeitpunktes wesentlich erleichtert. Auch ist die Gefahr einer unverhofften Einklemmung geringer geworden. In den letzten Jahren sind verschiedene prognostische Kriterien erarbeitet worden. Am häufigsten wurde die Beziehung zwischen Hämatomgröße und Letalität untersucht (Sano u. Yoshida 1980; Turner u. Howe 1982; Ammirati u. Tomita 1982). Mehrere Autoren sind der Meinung, daß Hämatome mit einem Durchmesser von mehr als 3 cm sowie eine Ventrikelerweiterung und eine Ventrikeleinbruchsblutung prognostisch ungünstig zu werten sind. Hingegen verlaufen Kleinhirnhämatome mit einem Durchmesser von weniger als 3 cm sowie ohne Ventrikelerweiterung und Ventrikeleinbruchsblutung gutartig (Little et al. 1978). Das kritische Hämatomvolumen, ab dessen Überschreitung eine Dekompensation der Druck-Volumen-Relation in der hinteren Schädelgrube eintritt, läge demnach bei ca. 20 ml. Dementsprechend empfahlen Ojemann u. Heros (1983) generell Hämatome mit einem Diameter von mehr als 3 cm in der 1. Woche zu exstirpieren. Kleinere Hämatome sollen dagegen konservativ behandelt werden. Sie schlagen auch eine konservative Behandlung für Patienten mit einem Hämatomdurchmesser von mehr als 3 cm vor, wenn die 1. Woche überlebt wurde. Andere Autoren leiteten aus der Lokalisation des Hämatoms prognostische Rückschlüsse ab. Danach haben Blutun-

gen, die auf eine Kleinhirnhemisphäre beschränkt bleiben, eine bessere Prognose
als Hämatome, die die Mittellinie überschreiten (Pozzati et al. 1982). Als besonders gefährlich wurden Hämatome bezeichnet, die vom Vermis ausgehen, da es
hier plötzlich zu einem tödlich verlaufenden Einbruch in das Tegmentum und den
IV. Ventrikel kommen kann (Kase u. Caplan 1986). Größe und Ausdehnung der
Hämatome sind jedoch in prognostischer Hinsicht nur bedingt verwertbar, wie
die Mitteilungen von Melamed u. Satya-Murti (1984) und von Bogousslavsky et
al. (1984) zeigten (s. o.). Als wichtigste und verläßlichste prognostische Kriterien
gelten immer noch, neben der Hämatomgröße, das Auftreten eines Stauungshydrozephalus (Heros 1982; Shenkin u. Zavala 1982), die Kompression und Verlagerung des IV. Ventrikels sowie die Kompression der perimesenzephalen Zisternen.

8.5 Therapeutische Empfehlungen

Das therapeutische Vorgehen bei Kleinhirnhämatomen orientiert sich sowohl
an klinischen, als auch an computertomographischen Kriterien.

Argumente für die konservative Behandlung:

- Wachheit,
- stabiler neurologischer Befund,
- Hämatomdurchmesser < 3 cm,
- keine Verlagerung oder Kompression des IV. Ventrikels,
- kein Hydrozephalus,
- freie perimesenzephale Zisternen.

Argumente für die operative Intervention:

- Bewußtseinstörung,
- progrediente Hirnstammsymptome,
- (Intermediärstadium, s. Tabelle 26),
- Hämatomdurchmesser > 3 cm,
- Kompression und/oder Verlagerung des IV. Ventrikels,
- Hydrozephalus,
- Kompression der perimesenzephalen Zisternen.

9 Ponshämatome und andere Hirnstammblutungen

Die Brückenblutung ist der letzte, seltenste und auch der gefährlichste der vier klassischen hypertoniebedingten Hämatomtypen (Abb. 16). Ihre Letalität ist außergewöhnlich hoch. Falls sie überlebt wird, sind schwere Defekte zu erwarten.

Erste Fallberichte über Ponshämatome erschienen ebenfalls schon im 19. Jahrhundert (Bode 1877; Cheyne 1812; Luce 1899). Der Krankheitsverlauf einer großen letalen Blutung mit plötzlichem Beginn, Blickdeviation oder Strabismus konvergens, Dysarthrie, Parese aller Extremitäten, bald einsetzendem Koma und Tod innerhalb von 24 h, war schon Anfang dieses Jahrhunderts bekannt (Dana 1903). Die erste systematische klinische und pathoanatomische Untersuchung anhand früherer Falldarstellungen und einer Anzahl eigener Kranken stammt von Oppenheim (1900). 1911 erkannte Attwater, daß es auch sekundäre Brückenblutungen gibt, die durch eine Einklemmung des Hirnstammes bei plötzlichem Druckanstieg im supratentoriellen Raum entstehen.

In den 60er Jahren präzisierte Miller-Fisher das Krankheitsbild nochmals und wies vor allem auf das „ocular bobbing" hin, als charakteristisches Symptom der großen medialen Brückenblutung (Fisher 1961; Fisher 1964). Anhand von Serienschnitten durch eine große Brückenblutung konnte er auch jene "fibrin globes" nachweisen, d.h. multiple kleine Verschlußthromben, die wie Sektkorken auf kleinen, vom Druck des sich ausbreitenden Hämatoms abgerissenen Arteriolen sitzen und entwickelte daraus seine Theorie der kaskadenförmig anschwellenden Blutung (s. Kap. 2.2).

Bis zur Einführung der kranialen Computertomographie ging man von einer fast 100%igen Letalität aus. Das klinische Bild der schweren paramedianen Brückenblutung war in allen Einzelheiten bekannt: rasch einsetzendes Koma, Tetraplegie, Dezerebrationshaltung, beidseitige Miosis, Verlust des horizontalen okulozephalen Reflexes, zentrale Atemstörung und Hyperthermie (Dinsdale 1964; Epstein 1951; Fisher 1961; Steegman 1951). In pathoanatomischen Studien fanden sich neben diesen großen ausgedehnten bilateralen Blutungen jedoch auch kleinere unilaterale Brückenhämatome. Unter den von Silverstein (1967) untersuchten Blutungen der Brücke waren sogar 30% unilateral bzw. unilateral akzentuiert. Auch klinische Berichte über einseitige Brückenhämatome erschienen schon früh. So berichteten z.B. Freeman et al. (1943) über einen leider nur klinisch untersuchten Patienten mit herdseitiger nukleärer Fazialisparese, herdseitiger Blicklähmung und kontralateraler Hemiplegie im Sinne eines Foville-Syndroms.

Mit Einführung des CTs bestätigte sich, daß es neben dem „klassischen" letal verlaufenden Blutungstyp auch kleinere, meist unilaterale Hämatome gibt, die häufig überlebt werden (Brismar et al. 1979; Müller et al. 1975; Payne et al. 1979; Scott et al. 1974). Derzeit werden neben den großen paramedianen Ponsblutun-

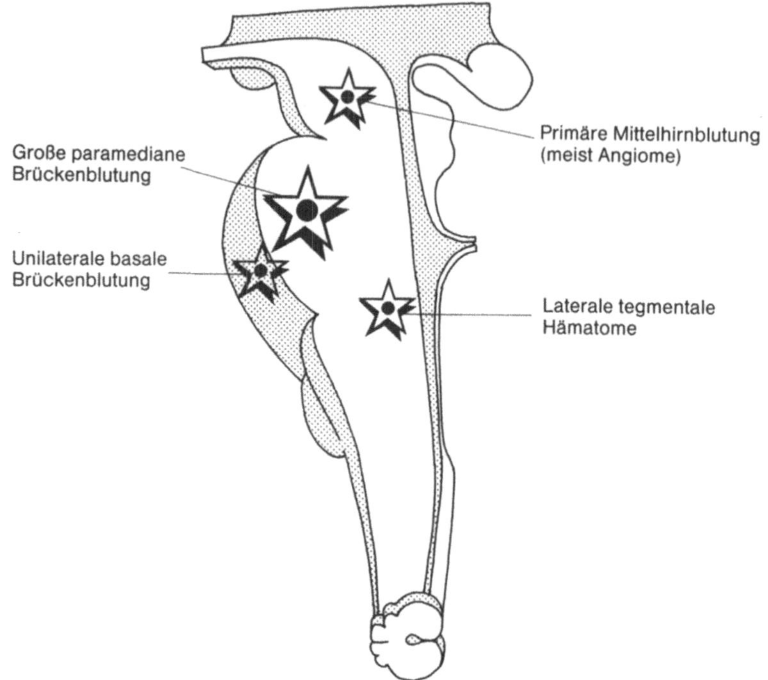

Abb. 53. Schematische Darstellung des *Ausgangsortes* der verschiedenen spontanen Hirnstammblutungen

gen zwei weitere, benignere Hämatomtypen unterschieden, nämlich die dorsolaterale tegmentale Hirnstammblutung (Kase et al. 1981) und die unilaterale basale bzw. basotegmentale Brückenblutung (Gobernado et al. 1980; Morell-Maroger et al. 1982; Schnapper 1982) (Abb. 53).

In einigen klinischen Studien beträgt das Verhältnis zwischen ausgedehnten bilateralen paramedianen und kleineren unilateralen Ponshämatomen heute sogar schon 50:50 (Kushner u. Bressman 1985), während in der Studie von Goto et al. (1980) die großen bilateralen Brückenblutungen noch in einem Verhältnis von 15:3 gegenüber den kleinen hemipontinen überwogen. Die Letalität der Brückenblutungen insgesamt ist bis auf 60 bzw. 72% gesunken (Nakajima 1983) (Tabelle 9).

Die Häufigkeit der Ponshämatome beträgt etwa 4–6% aller spontanen intrazerebralen Blutungen (Tabelle 17). Bedingt durch die hohe Letalität besteht kein wesentlicher Unterschied zwischen neueren klinischen und älteren pathoanatomischen Studien, in denen die Prävalenz der Brückenblutungen ebenfalls mit 6–11% angegeben wurde (Dinsdale 1964; Jellinger 1980). In 70–90% der Fälle ist die Hypertonie der einzige Risikofaktor (Bewermeyer et al. 1984). Eine kürzliche Studie ergab allerdings, daß bei einer sorgfältigen Analyse der Risikofaktoren nur etwa 60% der Patienten eine anamnestisch gesicherte Hypertonie haben (Brott et al. 1986). Die restlichen Kranken verteilen sich auf Hämatome unter der Behandlung von Antikoagulanzien, Tumorblutungen und insbesondere bei jüngeren Kranken

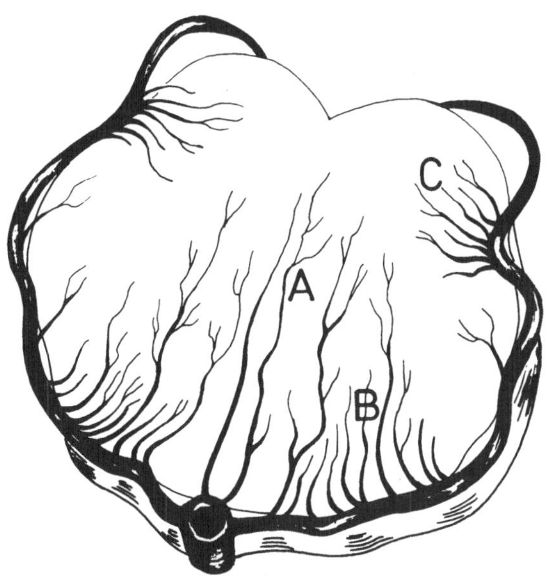

Abb. 54. *Gefäßversorgung* der mittleren Brücke und *Ausgangsort* der Ponshämatome. *A* Große paramediane Ponshämatome entstehen durch Ruptur der medial und paramedian von der Basis der Brücke bis zum Tegmentum aufsteigenden, penetrierenden Endäste der A. basilaris und der A. cerebelli anterior inferior. *B* Unilaterale basale Brückenblutungen entstehen durch Ruptur kleinerer Endäste der A. cerebelli anterior superior und inferior. *C* Laterale tegmentale Ponshämatome entstehen im Versorgungsgebiet der von lateral kommenden, horizontal verlaufenden, penetrierenden Endäste der zirkumferenten Kleinhirnarterien. (Modifiziert nach Caplan u. Goodwin 1982)

mit z. T. schubweise oder subakut verlaufender Symptomatik ohne Risikofaktoren auf die Ruptur sog. kryptischer Gefäßmißbildungen (Alroms et al. 1971; Krayenbühl u. Yasagil 1957; McCormick et al. 1968; Russell u. Rubinstein 1977; Scott et al. 1973). Daneben besteht auch hier ein Anteil von Hämatomen, deren Ätiologie ungeklärt ist.

Die Gefäßversorgung der Brücke und des Tegmentums geschieht durch eine Reihe medial und paramedian von der Basis der Brücke bis zum Tegmentum aufsteigender, penetrierender Endäste der A. basilaris und der A. cerebelli anterior inferior. Andere, kleine Arterien entspringen aus den Aa. cerebelli anterior superior und inferior, dringen seitlich in die Brücke ein und ziehen ebenfalls in paramedianer Richtung bis zum Tegmentum. Das Tegmentum erhält außerdem Blut aus kleinen, von lateral kommenden, horizontal verlaufenden, penetrierenden Arterien, die ebenfalls von den zirkumferenten Kleinhirnarterien abzweigen. Aus pathoanatomischer Sicht kommen alle drei Gefäßgruppen als Ausgangspunkt von Hämatomen in Betracht, da in allen drei sowohl Mikroaneurysmen, als auch eine schwere Lipohyalinose vorkommen (Abb. 54).

9.1 Paramediane Ponsblutungen

Große paramediane Ponsblutungen sind am häufigsten. Sie entstehen im Übergangsgebiet von Brücke und Tegmentum und breiten sich konzentrisch aus. Große Hämatome reichen bis zur Basis der Brücke und bis zum Boden des IV. Ventrikels. Fast immer entsteht eine ausgedehnte Ventrikeleinbruchsblutung. In kranialer Richtung erreichen sie das Mittelhirn, in kaudaler Richtung die Grenze zwischen Pons und Medulla oblongata (Fisher 1961; Goto et al. 1980; Silverstein 1978; Steegman 1951) (Abb. 55).

Der Krankheitsbeginn ist dramatisch. Im Prodromalstadium kann es schon zu einer hypertonischen Krise mit diastolischen Blutdruckwerten von weit mehr als 100 mm Hg kommen. Da die meisten Kranken schon bei Aufnahme in die Klinik komatös sind, gibt es nur wenige Schilderungen des Initialstadiums. Einen der seltenen Fälle beschreibt Kornyey (1939). Der Patient wurde zur Behandlung ei-

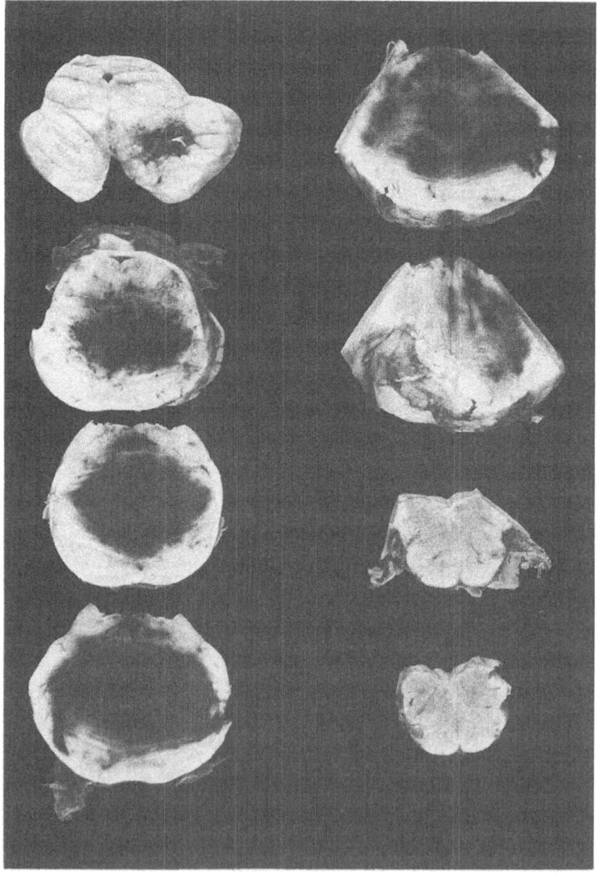

Abb. 55. Große paramediane Brückenblutung. (Die Abbildung wurde dankenswerterweise von Herrn Prof. Dr. med. Schachenmeyer, Institut für Neuropathologie der Justus-Liebig-Universität Gießen, zur Verfügung gestellt)

ner hypertonischen Krise stationär aufgenommen. Plötzlich klagte er über ein Taubheitsgefühl in den Händen, eine zunehmende Schwäche der Arme und Beine sowie über Schwindel. Dann wurde er unruhig und verwirrt und sagte, er könne nichts mehr hören. Als nächstes bekam er Atemnot und eine Schluckstörung. Danach traten eine doppelseitige Fazialisparese und eine bulbäre Sprache ein. Im folgenden Stadium wurde er taub und entwickelte eine schlaffe Tetraplegie. Innerhalb von 15 min war er komatös und starb 2 h, nachdem die ersten Krankheitssymptome aufgetreten waren.

Die großen paramedianen Brückenblutungen sind gekennzeichnet durch eine Kombination von Störungen der Formatio reticularis und der vegetativen Hirnstammzentren sowie einem bilateralen Ausfall von Hirnnervenkernen und Pyramidenbahn. Im Schnitt sind 80% der Kranken schon bei Ankunft in die Klinik komatös (Bewermeyer et al. 1984) bzw. verlieren innerhalb der ersten 3 h nach Krankheitsbeginn das Bewußtsein (Nakajima 1983). Kennzeichnend sind dann die *zentrale Atemstörung,* meist eine Cheyne-Stokes-Atmung oder Schnappatmung mit langen apnoischen Pausen, eine *Hyperthermie* von über 40 °C, die im Endstadium bis 42 °C gehen kann sowie stecknadelkopfgroße Pupillen („pinpoint pupils"), deren Lichtreaktion gelegentlich nur mit Hilfe einer Lupe feststellbar ist. Manchmal bestehen eine Dezerebrationshaltung oder eine spastische Tonusvermehrung an den Beinen sowie Streckmechanismen. Bei den meisten Kranken ist der Muskeltonus jedoch schlaff. Selbst das bilaterale Babinski-Zeichen ist in der Anfangsphase nicht obligat (Tabelle 27).

Von einem Teil der Patienten werden initial generalisierte Krampfanfälle geschildert (Bewermeyer et al. 1984). Nach Epstein (1951) soll dies sogar in 22% der Fälle vorkommen. Möglicherweise handelt es sich hierbei um akute epileptische Reaktionen infolge der plötzlichen Hyperthermie. Vorstellbar ist auch, daß es manchmal im Rahmen der akuten Dezerebration zu tonischen Streckmechanismen kommt, die dann als Grand-mal-Anfälle gedeutet werden. Ein weiteres Symptom ist das Erbrechen mit der Gefahr der Aspiration wegen des ausgefallenen Würgreflexes. Im weiteren Krankheitsverlauf kommt es auffallend häufig zu Magenblutungen, die ebenfalls als vegetatives Symptom gedeutet werden (Goto et al. 1980; Nakajima 1983).

Brückenblutungen verursachen drei typische *okulomotorische* Symptome. Durch die bilaterale Schädigung der zentralen Sympathikusbahn kommt es, wie bereits erwähnt, zu einer ausgeprägten doppelseitigen Miosis ("pinpoint pupils") (Magoun et al. 1938). Das zweite Symptom ist die horizontale Blickparese durch doppelseitigen Ausfall der paramedianen pontinen Formatio reticularis. Bei komatösen Patienten ist auf Grund der horizontalen Blickparese sowohl die horizontale Bewegung der Augen bei kallorischer Reizung des Labyrinths, als auch die reflektorische horizontale Blickwendung bei Drehung des Kopfes ("doll's head maneuver") ausgefallen. Wenn die paramediane Formatio reticularis nur unilateral geschädigt ist, kommt es zu einer inkompletten horizontalen Blickparese, dem "one-and-a-half-syndrome". Dabei besteht auf dem herdseitigen Auge eine komplette horizontale Blicklähmung. Dagegen ist auf der kontralateralen Seite nur die Adduktion paretisch, während das Auge ungehindert abduziert werden kann (Fisher 1967). Das dritte Symptom ist das "ocular bobbing". Hier handelt es sich um rasche, blitzartige, konjugierte Blickwendungen nach unten, die von

Tabelle 27. Symptome von 67 Patienten mit Ponshämatomen in Prozent.
(Nach Tanaka et al. 1983)

	Zu 90% Tod innerhalb von 74 h (n = 46)	Überlebende (n = 21)
Wach	–	38
Somnolent	2	24
Soporös	2	19
Komatös	67	19
Tiefes Koma[a]	28	–
Tetraplegie	96	38
Hemiplegia alternans facialis[b]	4	48
Hemiplegie		9,5
Dezerebrationshaltung	61	19
"Pinpoint pupills"	52	66
Mydriasis	26	5
Fehlende Lichtreaktion	48	5
Augenstellung:		
Fixation in Mittelstellung	85	29
Déviation conjugée	2	14
"Skew deviation"	13	33
"Ocular bobbing"	39	38
Okulovestibulärer Reflex ∅	100	67
Okulozephaler Reflex ∅	98	52
Zentrale Atemstörung	100	48
Tachykardie > 90 min	56	14
Hyperthermie > 39°	89	9
Gastrointestinale Blutung	59	24

[a] Begriff, der vom Autor nicht definiert wurde
[b] Nukleäre Faszialisparese und kontralaterale Hemiparese

einer etwas langsameren Rückkehr der Bulbi zur Mittellinie gefolgt sind. Die Frequenz der raschen Blickbewegungen ist von Patient zu Patient verschieden. Das "ocular bobbing" kann in Abständen von 20–30 s auftreten, bis hin zu rasch aufeinanderfolgenden, fast oszillierenden Bewegungen. Eine seltenere Form ist das "reverse bobbing", wobei die raschen Augenbewegungen nach oben gerichtet sind (Fisher 1964). Der Entstehungsmechanismus ist unklar. Voraussetzung scheint jedenfalls der Ausfall des horizontalen Blickzentrums und die Unversehrtheit des weiter rostral gelegenen vertikalen Blickzentrums zu sein. "Ocular bobbing" ist unter den wachen Patienten häufiger als unter komatösen (Nakajima 1983). Wie bereits erwähnt wurde, tritt das "ocular bobbing" nicht nur bei pontinen Hämatomen, sondern, wenn auch viel seltener, im Rahmen von Kleinhirnblutungen auf. Das "one-and-a-half-syndrome" ist bei kleinen, ischämischen Hirninfarkten sogar häufiger als bei Brückenblutungen (s. Kap. 10).

Solange die Kranken noch wach sind und Aufforderungen befolgen können, klagen sie meistens über okzipitale Kopfschmerzen und Schwindel. Häufig haben sie eine doppelseitige nukleäre Fazialisparese, die jedoch unilateral betont sein kann, sowie eine Dysarthrie und Dysphagie. Auch findet sich fast regelmäßig eine ein- bzw. beidseitige Taubheit. Die Tetraparese ist ebenfalls oft seitenbetont, wobei die der nukleären Fazialisparese gegenüberliegende Körperhälfte meist stärker betont ist. Eine reine Hemiplegie ist jedoch bei diesem Hämatomtyp ausgeschlossen. Interessanterweise können auch dystone Bewegungsstörungen, Tremor oder unwillkürliche Bewegungen der Beine im Sinne von "restless legs" auftreten (Steegmann 1951).

Große paramediane Ponsblutungen werden nicht überlebt. Durch die doppelseitige Schädigung des Tegmentums tritt das Koma spätestens innerhalb von Stunden ein. Nach Nakajima (1983) kamen ca. 45% der Kranken schon bewußtlos in der Klinik an, und weitere 45% verloren innerhalb der ersten 3 h das Bewußtsein. Die Überlebenszeit ist abhängig von der Schwere der vegetativen Störungen und der Lokalisation der Blutung (Bryan u. Weisberg 1982). Sie beträgt, je nachdem welche intensivmedizinischen Maßnahmen noch getroffen werden, bis ca. 2 Wochen (Bewermeyer et al. 1984). Kleinere mediale Ponsblutungen können ausnahmsweise überlebt werden (Bryan u. Weisberg 1982; Dhopesh et al. 1980; Lavi et al. 1981; Lu et al. 1982). Vereinzelt wurde auch eine erfolgreiche Ausräumung kleinerer auf arteriovenöse Mißbildungen zurückzuführender Brückenblutungen mitgeteilt (Arseni u. Gontea 1980; Becker u. Silverberg 1978; Dandy 1959; Humphreys 1978; Koos et al. 1969; Murphy 1972; Papo et al. 1976; Sano u. Yoshida 1980).

9.2 Laterale tegmentale Hirnstammblutungen

Diese Hämatome gehen von der am lateralen Rand des Tegmentums eintretenden und in horizontaler Richtung verlaufenden Gefäßgruppe aus (Abb. 54). Sie bleiben entweder auf die eine Seite des Tegmentums beschränkt oder dehnen sich über die Mittellinie bis zur Gegenseite aus (Abb. 56). Eine weitere Ausdehnungsrichtung ist zur Brückenbasis. Häufig breiten sich die Blutungen auch innerhalb des Tegmentums nach rostral bis zum Mittelhirn hin aus (Abb. 53).

Ihre klinische Symptomatik ist geprägt durch den einseitigen Ausfall des Tegmentums und seiner okulomotorischen Zentren und Bahnen, durch eine Schädigung des 6. und 7. Hirnnervs sowie durch zusätzliche Symptome von seiten der langen Bahnen. Ob die Patienten wach oder bewußtlos sind, hängt von der Größe und Ausdehnung des Hämatoms ab. Naturgemäß ist jedoch die Prognose günstiger, wenn die Kranken wach sind (Masiyama et al. 1985). Da die Größe des Hämatoms von Patient zu Patient variiert, ist das Syndrom der lateralen tegmentalen Blutung nicht so scharf umrissen wie ein ischämischer Hirninfarkt infolge Gewebsuntergang im Versorgungsgebiet einer ganz bestimmten Arterie wie z. B. beim Wallenberg-Syndrom (Dorndorf u. Gänshirt 1972). So sind die Augenmuskel- und Blickstörungen bei lateralen tegmentalen Blutungen variabel. Am häufigsten sind die horizontale Blickparese zur Herdseite und das "one-and-a-half-syndrome". Häufig ist auch die ein- oder doppelseitige internukleäre Ophthalmoplegie (INO). Seltener kann es auch zum "ocular bobbing" und zu einem vertikalen Spontannystagmus bzw. zu einer partiellen vertikalen Blickparese kommen. Praktisch immer bestehen eine nukleäre Fazialisparese und/oder eine Abduzensparese auf der Herdseite. Da sowohl die Pyramidenbahn, als auch der Tractus spinothalamicus, aber auch der Lemiscus medialis beteiligt sind, bestehen eine Läh-

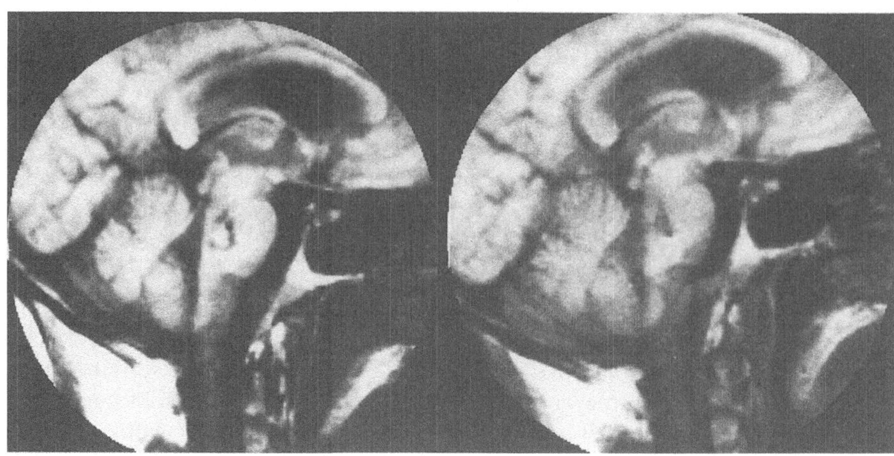

Abb. 56. *Links:* Ca. 4 Wochen alte *laterale tegmentale Brückenblutung* im MRT (0,5 T). T_1-gewichtete Spin-Echosequenz (TE 20 ms, TR 260 ms). Signalreiches methämoglobinhaltiges Blutkoagel, das von einem hämosiderinhaltigen Randsaum umgeben ist. *Rechts:* Die gleiche Region nach 1 Jahr (T_1-gewichtete Spin-Echosequenz). An der Stelle des Koagels befindet sich ein signalarmer Defekt mit liquoridentischen Signalwerten

mung der gegenüberliegenden Körperhälfte (Hemiplegia alternans facialis) und eine kontralaterale Sensibilitätsstörung,welche vor allem die Schmerz- und Temperaturempfindung, gelegentlich aber auch die Hinterstrangqualitäten betreffen kann (Freeman 1943). Da außerdem der Tractus spinocerebellaris in Mitleidenschaft gezogen wird, haben die Kranken eine erhebliche *Ataxie*, die meistens oder zumindest überwiegend die Seite der Blutung betrifft (Caplan u. Goodwing 1982; Kase et al. 1981; Müller et al. 1975; Payne et al. 1979; Tyler u. Johnson 1972) (Tabelle 28).

Da es noch keine Untersuchungen einer genügend großen Anzahl von Kranken gibt, ist die Letalität schwer abzuschätzen. Es gibt jedoch etwa gleich viele Mitteilungen von gestorbenen Patienten und Kranken, die eine solche Hirnstammblutung überlebten. Die Residualsymptome der Überlebenden wurden bis-

Tabelle 28. Laterale tegmentale Hirnstammblutung

		Herdseitig	Kontralateral
		Horizontale Blickparese	Hemiparese
	oder	"One-and-a-half-syndrome"	Babinski
	oder	Internukleäre Ophthalmoplegie	Dissoziierte Sensibilitätsstörung
	oder	Abduzensparese	
		Fazialisparese	
		Hemiataxie	
Fakultativ:		"Ocular bobbing"	Hemihypästhesie
		Vertikaler Nystagmus	Leichte Ataxie
		Babinski	Intentionstremor

her ebenfalls noch nicht systematisch untersucht. Aus einem Fallbericht von Caplan u. Goodwin (1982) geht hervor, daß einer ihrer Kranken 18 Monate nach Krankheitsbeginn noch ein "one-and-a-half-syndrome", einen horizontalen Blickrichtungsnystagmus und einen Aktionstremor auf der Herdseite hatte. Kontralateral bestanden noch eine leichte spastische Hemiparese sowie eine Hypästhesie und eine Hypalgesie. Drei eigene Überlebende erholten sich vergleichsweise gut (Tabelle 34). Die wichtigsten Restsymptome waren auch hier Blickparesen, Nystagmus und "ocular bobbing" sowie eine erhebliche Hemiataxie.

9.3 Unilaterale basale Brückenblutungen

Vor Einführung des CTs wiesen als erster Freeman et al. (1943) auf diese Variante hin. Es handelt sich um Hämatome, die einseitig in der Basis der Brücke lokalisiert sind. Sie können lokal begrenzt sein oder in das Tegmentum eindringen und auch zu einer schweren Blutung im IV. Ventrikel führen (Abb. 53).
Lokal begrenzte unilaterale basale Brückenblutungen führen zu einem einseitigen Ausfall der Pyramidenbahn. Das klinische Bild entspricht dann einer rein motorischen Hemiparese ("pure-motor-hemiparesis"), meist unter Aussparung des Gesichts, und ist nicht von dem gleichnamigen, durch einen lakunären Infarkt im Brückenfuß verursachten klassischen lakunären Syndrom zu unterscheiden (Fisher 1978). Als eine der ersten seit Einführung des CTs beschrieben Gobernado et al. (1980) einen solchen Fall. Bei ihrem Patienten entwickelte sich über einen Zeitraum von 3 Tagen progredient eine rein motorische Hemiplegie von Arm und Bein ohne faziale Beteiligung. Wenn das Hämatom im mittleren Bereich einer Brückenseite lokalisiert ist, resultiert an Stelle der Hemiplegie eine sog. ataktische Hemiparese, wobei neben einer mittelgradigen Parese auch eine deutliche, meist beinbetonte Ataxie vorhanden ist ("ataxic-hemiparesis") (Schnapper 1982). Eine weitere klinische Variante dieser hemipontinen Blutung ist das "dysarthria-clumsy-hand-syndrome", wobei neben einer Dysarthrie eine Ungeschicklichkeit der Hand besteht (Tuhrim et al. 1982). In diesem speziellen Fall könnte die Ungeschicklichkeit auch als armbetonte Hemiataxie interpretiert werden.
Falls die Blutung bis zum Tegmentum reicht, ist die kontralaterale Hemiplegie bzw. ataktische Hemiparese mit einer herdseitigen Blickparese oder einer herdseitigen Abduzensparese und einer herdseitigen nukleären Fazialisparese kombiniert, im Sinne eines Foville-Syndroms (Freeman et al. 1943; Zuccarello et al. 1980). Kushner u. Bressmann (1985) berichteten von einem Kranken mit großem, rechtsseitigem, hemipontinem Hämatom, das von der Basis der Brücke bis zum Tegmentum reichte. Bei Krankheitsbeginn stürzte der Patient mit generalisierten klonischen Bewegungen zu Boden und war kurz bewußtlos. Bei der Ankunft in der Klinik war er somnolent, hatte eine Dysarthrie, ein "one-and-a-half-syndrome" rechts, eine "skew-deviation", eine nukleäre Fazialisparese rechts, eine verminderte Schmerzempfindung in der rechten Gesichtshälfte, eine Hörminderung rechts und eine schlaffe Hemiplegie links mit positivem Babinski-Phänomen.

9.4 Primäre Mittelhirnblutungen

Primäre Mittelhirnblutungen (Abb. 53) sind selten. Die weitaus häufigsten Fälle sind auf *arteriovenöse Mißbildungen* zurückzuführen (Abb. 57). Am zweithäufigsten sind Blutungen infolge von Blutgerinnungsstörungen bzw. therapeutischer Hemmung der Blutgerinnung. Das häufigste Symptom ist die ein- oder aber doppelseitige *Okulomotoriusparese*. Die einseitige externe Ophthalmoplegie kann mit einer kontralateralen Hemiplegie kombiniert sein, im Sinne eines Weber-Syndroms. Bei bilateraler Okulomotoriusparese ist meistens auch ein beidseitiges Babinski-Phänomen vorhanden (Durward et al. 1982). Als zusätzliches Symptom besteht oft eine unilateral betonte Ataxie (Roig et al. 1982). Bei Angiomblutungen

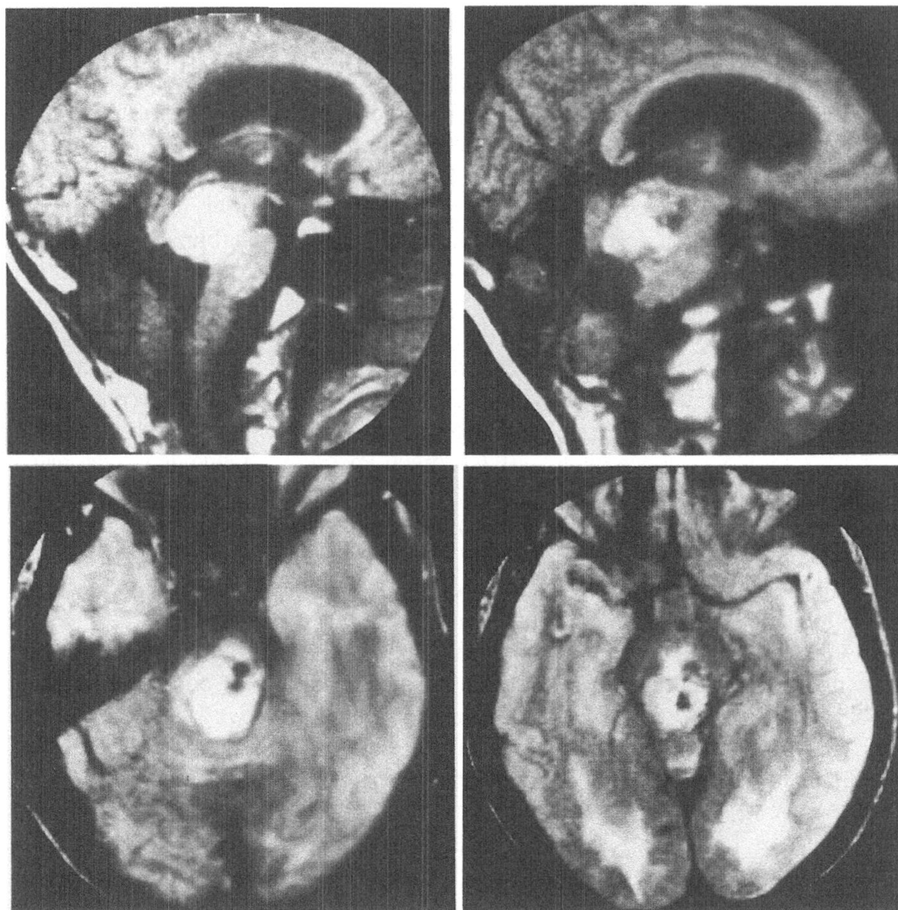

Abb. 57. *Primäre Mittelhirnblutung* mit Aquäduktstenose bei kleinem *arteriovenösem Angiom*. *Oben:* T_1-gewichtete Spin-Echosequenz (T_1, SE, TE 20 ms, TR 300 ms). Signalintensive, raumfordernde Blutung mit überwiegendem Methämoglobingehalt. Dazwischen kleine, signalarme Zonen von Deoxyhämoglobin. *Unten:* Intermediärsequenz (SE, TE 60 ms, TR 2000 ms). Hoher Signalgehalt des Koagels durch extrazelluläres Methämoglobin. Exzentrisch lokalisierte, knäuelförmige pathologische Gefäßstruktur, einem kleinen Angiom entsprechend

im Bereich der Lamina quadrigemina tritt, offenbar durch Druck auf das vertikale Blickzentrum in der pontomesencephalen Übergangsregion, eine *vertikale Blickparese* ein (Latorre et al. 1978). Kürzlich wurde auch über drei partielle dorsale Mittelhirnblutungen berichtet, die ein Parinaud-Syndrom bzw. eine vertikale Blickparese nach unten verursachten (Sand et al. 1986) (s. Kap. 10).

Insgesamt gesehen herrschen die drei Symptome vor: einseitige oder doppelseitige Lähmung des 3. Hirnnervs, Parinaud-Syndrom, kontralaterale Hemiparese und/oder Ataxie. Die Gefahr der Mittelhirnblutung ist der Aquäduktverschluß. Da es sich insbesondere bei jüngeren Kranken in der Mehrzahl um arteriovenöse Angiome handelt, ist eine schrittweise Zunahme der Symptome über mehrere Tage noch häufiger als ein apoplektischer Beginn (s. o.).

9.5 Hämatome der Medulla oblongata

Die Medulla oblongata ist nur selten von spontanen Hirnblutungen betroffen. Meistens sind die Hämatome auf eine arteriovenöse Mißbildung oder eine Blutung unter Heparin- oder Marcumarbehandlung zurückzuführen (Barron u. Fergusson 1959, Bosch u. Janssen 1962; Kempe 1964; Mastaglia et al. 1969). Einer der wenigen bekannt gewordenen Fälle einer hypertoniebedingten Blutung in der Medulla oblongata wurde von Neumann et al. mitgeteilt (1985):

Ein 33jähriger Patient mit chronischer Hypertonie erkrankte an Kopfschmerzen, Schwindel, Schluckstörungen und Heiserkeit. Er hatte ein Horner-Syndrom und einen leichten Blickrichtungsnystagmus, einen abgeschwächten Kornealreflex und eine Abschwächung der Schmerz- und Temperaturempfindung auf der rechten Gesichtsseite sowie einen ausgefallenen Würgreflex. Darüber hinaus bestand eine rechtsseitige Hemiparese mit positivem Babinski-Reflex. Eine Koordinationsstörung fehlte. Im CT war eine ausgedehnte Blutung im IV. Ventrikel erkennbar. Er starb an einer schweren Pneumonie.

Pathoanatomisch fand sich eine 2,5 × 1,5 × 1 cm große Blutung rechts dorsolateral in der Medulla oblongata, die bis zum rechten unteren Kleinhirnschenkel und bis zum pontomedullären Übergang reichte. Die im Unterschied zum Wallenberg-Syndrom bestehende ipsilaterale Hemiparese wurde dadurch erklärt, daß die Blutung bis weit über die Pyramidenbahnkreuzung hinausging.

Ein weiterer, allerdings pathoanatomisch nicht bestätigter Fall wurde von Morel-Maroger et al. (1982) berichtet.

10 Okulomotorische Phänomene
und Gesichtsfeldausfall

Neben der Bewußtseinsstörung, der Hemiparese und dem halbseitigen Sensibilitätsverlust sind Störungen der Okulomotorik und Gesichtsfeldausfälle die häufigsten Symptome spontaner Hirnblutungen. Im folgenden werden daher die bei den einzelnen Hämatomtypen am häufigsten auftretenden okulären Störungen nochmals aufgeführt.

Unter den *Lobärhämatomen* können lediglich große Frontallappenblutungen eine leichte Déviation conjugée zur Herdseite hervorrufen. Temporallappenhämatome und Okzipitallappenhämatome verursachen eine homonyme Hemianopsie, die meist das zentrale Gesichtsfeld unbeeinträchtigt läßt. In einigen Fällen mit einem subkortikalen Okzipitallappenhämatom ist nur ein relativer Gesichtsfeldausfall vorhanden, der fingerperimetrisch nicht nachweisbar ist. Im hemianopischen Gesichtsfeld können optische Halluzinationen auftreten (Abb. 58a, b).

Unter *totalen Stammganglienhämatomen* und großen *Putamenhämatomen* ist die Déviation conjugée ein sehr häufiges Symptom. Die Kranken „schauen ihren Krankheitsherd an". Eine homonyme Hemianopsie ist bei beiden Hämatomen in etwa 40% nachzuweisen (Abb. 58c).

Besonders *Thalamushämatome,* die sich in Richtung Hirnstamm ausdehnen, führen zu einer Kompression des vertikalen Blickzentrums in der mesodienzephalen Übergangsregion. Das gleiche gilt für die zentrale Sympathikusbahn. Daraus folgt die typische Bulbusstellung der Thalamushämatome (Abb. 40). Neben der vertikalen Blickparese besteht eine konjugierte Blickdeviation nach unten. Dazu kommt eine Konvergenzstellung der Bulbi, so daß der Eindruck entsteht, als ob der Kranke auf die Nasenspitze schielt. Die Pupillen sind eng und reagieren nur träge oder überhaupt nicht auf Licht (Fisher 1967). Meistens sind die Kranken infolge der Hirnstammschädigung somnolent oder bewußtlos. Die typische Bulbusstellung kommt jedoch auch unter wachen Patienten vor. Sie ist reversibel. Ein weiteres okulomotorisches Symptom ist die horizontale Blickdeviation, die meistens zur Herdseite gerichtet ist, jedoch auch vom Herd weg zur gesunden Seite hin bestehen kann ("wrong way"). Zusätzlich zur Blickparese und Blickdeviation kann eine Achsenabweichung der Bulbi (skew deviation") vorkommen. Vertikale Blickparese, Konvergenzstellung und beidseitige Miosis können auch durch eine ausgedehnte Bluttamponade des III. Ventrikels oder im Rahmen eines Hydrocephalus occlusus vorkommen und verschwinden nach Ventrikeldrainage wieder (Gilner u. Avin 1977; Reynolds et al. 1978; Waga et al. 1979). Ein herdseitiges Horner-Syndrom kommt ebenfalls vor. Je nachdem, ob das Corpus geniculatum betroffen ist, entsteht eine homonyme Hemianopsie (Abb. 58d).

Große *Hämatome des Caput nuclei caudati* führen manchmal zu einer Déviation conjugée zur Herdseite. Wenn sich diese Blutungen nach kaudal in Richtung Mittelhirn ausdehnen, können eine Blicklähmung der Herdseite und ein ipsilaterales Horner-Syndrom auftreten (Abb. 58e).

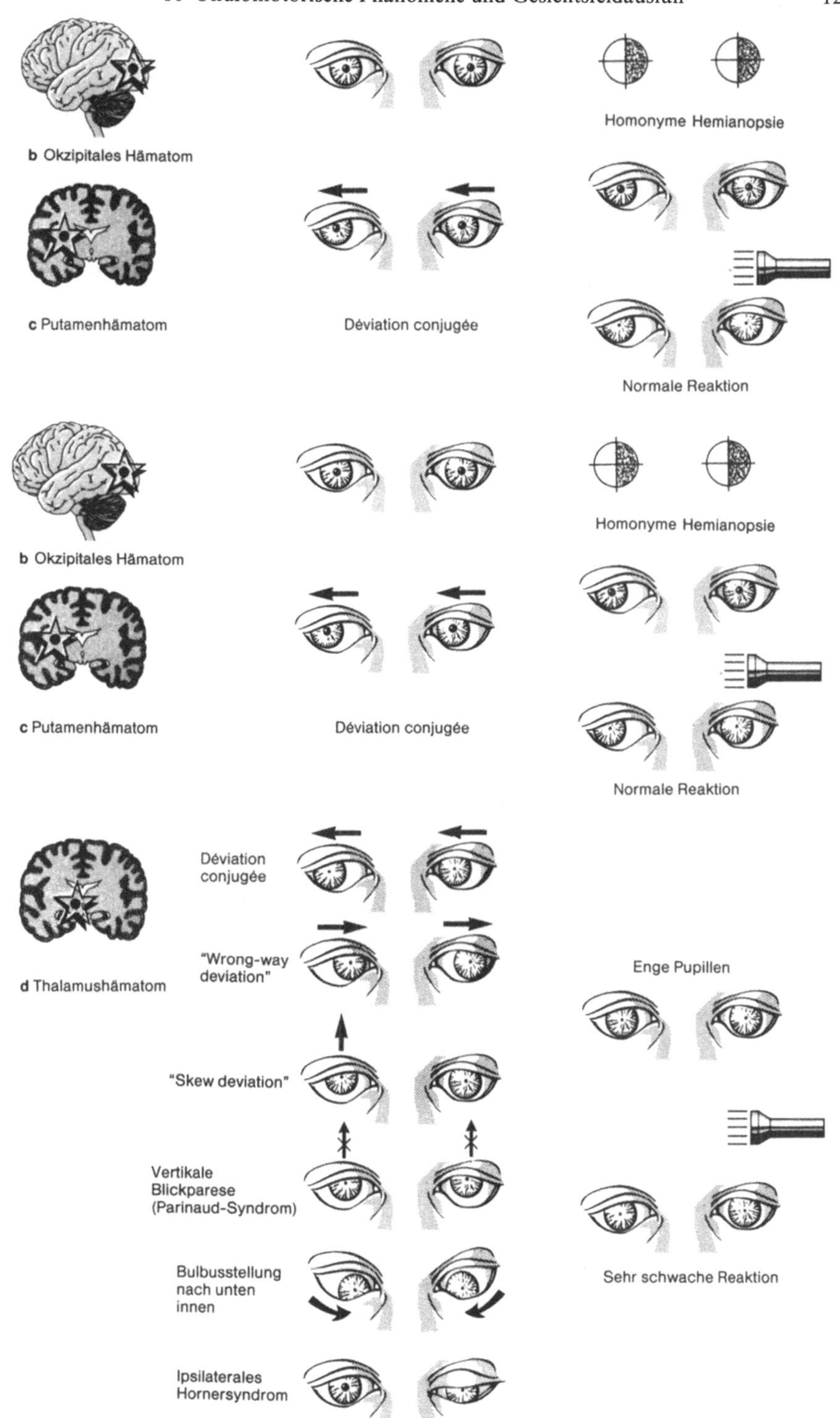

Abb. 58 a–i. Die wichtigsten *okulomotorischen Symptome* bei spontanen intrazerebralen Hämatomen

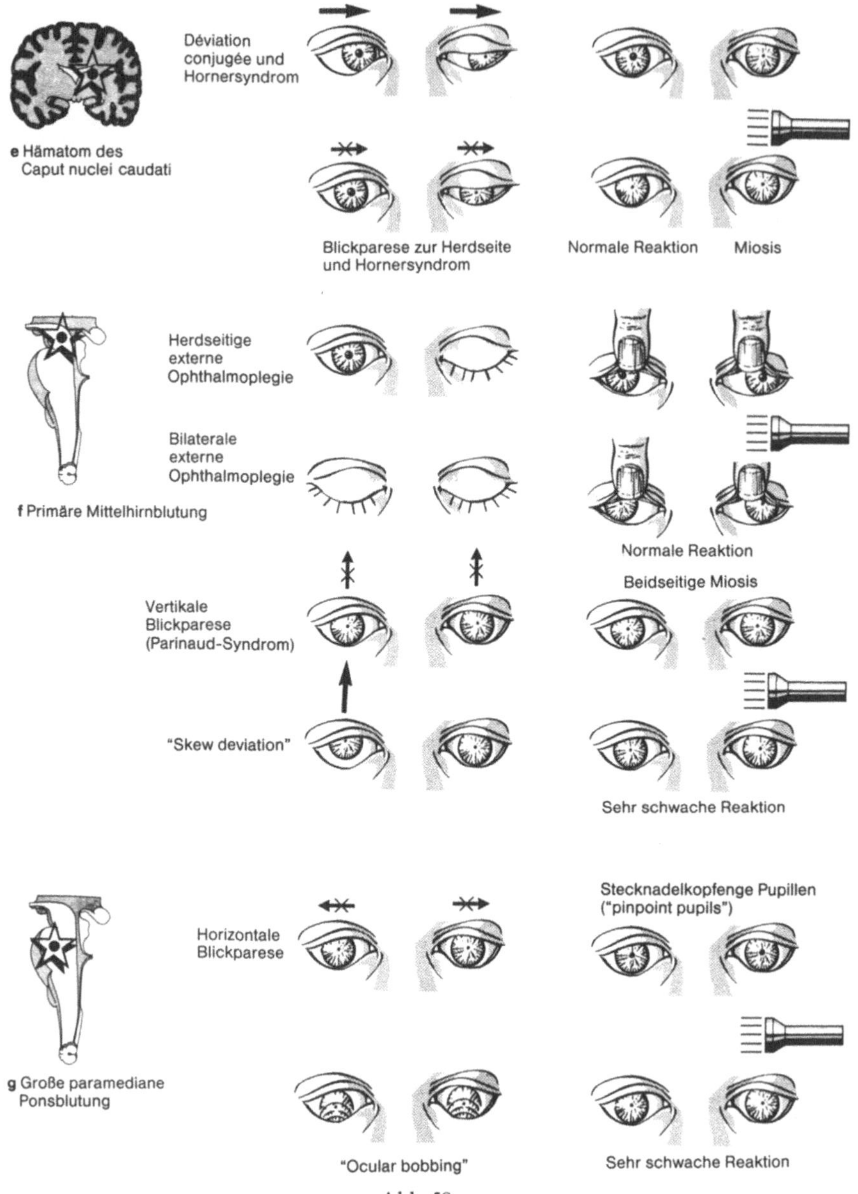

Abb. 58 e–g

Primäre Mittelhirnblutungen verursachen eine vertikale Blickparese und gelegentlich auch eine "skew deviation" bei engen, fast lichtstarren Pupillen im Sinne eines Parinaud-Syndroms. Andere tegmentale Hämatome führen zu einer herdseitigen Okulomotoriusparese, wobei auch eine kontralaterale Ptose bestehen kann. Ausgedehnte Blutungen im Tegmentum können eine doppelseitige externe Ophthalmoplegie hervorrufen. *Tectale Blutungen* verursachen durch Druck auf das vertikale Blickzentrum ebenfalls eine vertikale Blickparese (Abb. 58 f).

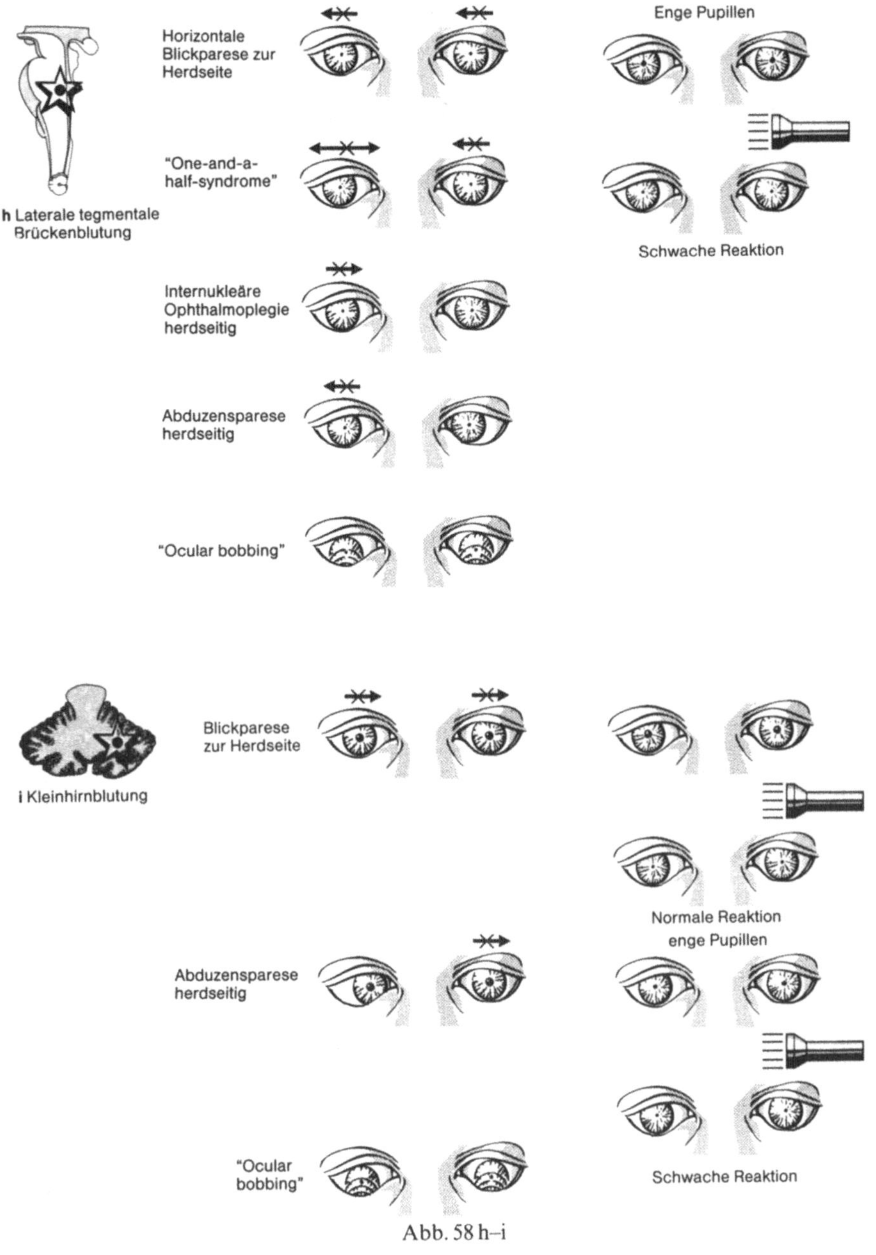

Abb. 58 h–i

Bei einer großen *paramedianen Brückenblutung* ist der Patient bewußtlos. Die Pupillen sind sehr eng ("pinpoint pupils"). Bei Drehung des Kopfes ist die reflektorische horizontale Blickwendung ausgefallen (negatives Puppenkopfphänomen). Eiswasserspülung des Gehörgangs führt ebenfalls zu keiner reflektorischen Blickbewegung infolge der bilateralen Schädigung der paramedianen pontinen Formatio reticularis. Wenn die paramediane pontine Formatio reticularis nur einseitig geschädigt ist, kann ein "one-and-a-half-syndrome" eintreten. Dabei ist auf dem herdseitigen Auge eine komplette horizontale Blickparese vorhanden, während kontralateral eine Adduktionsparese besteht. Beim kompletten Ein-und-eineinhalb-Syndrom besteht außerdem noch ein Blickrichtungsnystagmus ("jerk-nystagmus"), wenn das kontralaterale Auge abduziert wird, wie bei der internukleären Ophthalmoplegie. Sowohl bei wachen, als auch bei bewußtlosen Kranken ist außerdem ein "ocular bobbing" bzw. ein "reverse bobbing" möglich. Dabei kommt es zu raschen abwärtsgerichteten, konjugierten Blickbewegungen mit einer langsamen Rückkehr zur Ausgangsstellung. Die raschen Bewegungen können auch nach oben erfolgen ("reverse bobbing"). Selten ist das "ocular bobbing" unilateral betont (Abb. 58 g).

Dorsolaterale tegmentale Hirnstammblutungen verursachen am häufigsten eine horizontale Blickparese zur Herdseite hin, gelegentlich ein "one-and-a-half-syndrome" oder auch eine internukleäre Ophthalmoplegie auf der Herdseite. In leichteren Fällen kann auch nur eine herdseitige Abduzensparese vorhanden sein. Möglich ist außerdem ein "ocular bobbing" oder ein vertikaler Nystagmus (Abb. 58 h).

Unilaterale Ponshämatome führen zu einer horizontalen Blickparese zur Herdseite, wenn sich das Hämatom bis zum Tegmentum ausdehnt bzw. entsprechen in ihrer Symptomatik den dorsolateralen tegmentalen Hirnstammblutungen.

Kranke mit *zerebellären Hämatomen* haben am häufigsten, insbesondere bei Bewußtseinsstörung, eine bilaterale, ausgeprägte Miosis, selten auch ein "ocular bobbing". Wache Patienten haben meistens einen Blickrichtungsnystagmus. Bei Kompression des Hirnstamms können zusätzlich eine Abduzensparese bzw. ein "skew deviation" vorhanden sein (Abb. 58 i).

11 Epileptische Anfälle
bei spontanen intrazerebralen Hämatomen

Einer der ersten, der auf epileptische Anfälle bei spontanen intrazerebralen Hämatomen aufmerksam machte, war A. Kaplan (1961). In einem ausführlichen Diskussionsbeitrag erwähnte er gegenüber Miller-Fisher, daß nach seiner persönlichen Beobachtung ca. 30% der Lobärblutungen mit fokalen oder generalisierten Anfällen einhergehen. Miller-Fisher bestätigte, daß dies auch unter den ihm bekannten Patienten zutreffe.

In der zweiten, ausführlichen, auf computertomographische Befunde gestützten Studie über Lobärhämatome kamen auch Kase et al. (1982) zu dem Ergebnis, daß 23% der Kranken in der Initialphase ihrer Hirnblutung epileptische Anfälle hatten. Meist handelte es sich um generalisierte Anfälle, seltener um einen Status fokalmotorischer Anfälle. Ihrer Ansicht nach beginne eine Lobärblutung in typischer Weise sogar mit einem generalisierten Anfall, der von Anfallszeugen oft lediglich als plötzlicher Zusammenbruch oder als plötzliche Bewußtlosigkeit gedeutet werde. Im späteren Verlauf könne sich eine Epilepsie mit fokalen Anfällen entwickeln. In einer späteren Untersuchung von Tanaka et al. (1986) hatten nur 9% der Kranken mit Lobärhämatomen während der Initialphase epileptische Anfälle.

Der gesamte Anteil der Kranken, die während der Akutphase epileptische Anfälle haben, wird sehr unterschiedlich eingeschätzt. Richardson (1983) vertrat die Ansicht, daß epileptische Anfälle viel seltener sind, als von Kaplan angegeben wurde. Dagegen bestätigte Ufferback (1971), daß während der Initialphase der Hämatome epileptische Anfälle auftreten können. Dies ergab sich auch bei der prospektiven Untersuchung von Patienten mit spontanen intrazerebralen Hämatomen im Rahmen des "Harvard Cooperative Stroke Registry" (Mohr et al. 1978), wo der Anteil der Kranken mit initialen Anfällen 7% betrug. In anderen repräsentativen Untersuchungen der letzten Jahre wurde fast die gleiche Prozentzahl berichtet: 11% bei Mutlu et al. (1963); 23% bei Aring (1964); 7% bei Arana et al. (1976); 7% bei Hungerbühler et al. (1983).

Unter den eigenen Kranken hatten ebenfalls insgesamt 33 (13%) von 251 Anfälle. Bei 29 Kranken (11,5%) traten die Anfälle während der Akutphase, 4mal erst nach der Entlassung auf. In der Akutphase handelt es sich ausschließlich um Grand-mal-Anfälle. Zwei Patienten bekamen nach der Entlassung zusätzlich zu Grand-mal-Anfällen auch psychomotorische Anfälle. Bei einer Kranken mit einer Temporallappenblutung infolge Aneurysmaruptur kam es zu Jackson-Anfällen. Ätiologisch handelte es sich überwiegend um hypertonische Massenblutungen (57%); es folgten Aneurysmablutungen, intrazerebrale Hämatome nach Ruptur eines Angioms bzw. bei Störung der Blutgerinnung, und in weiterer drei Fällen um intrazerebrale Hämatome unbekannter Ätiologie.

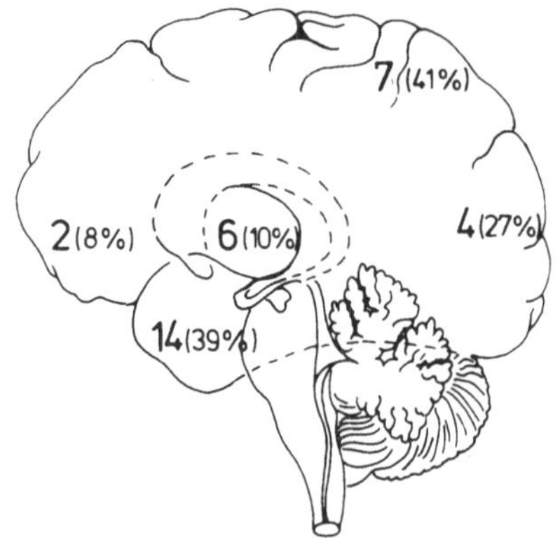

Lokalisation		Anzahl der Patienten mit Epilepsie pro Hämatomtyp
Parietalregion	(n = 17)	7 (41%)
Temporalregion	(n = 41)	14 (34%)
Okzipitalregion	(n = 15)	4 (27%)
Frontalhirn	(n = 26)	2 (8%)
Putamen	(n = 57)	6 (10%)

Abb. 59. Häufigkeit *epileptischer Anfälle* unter den eigenen Patienten (n = 251), bezogen auf die einzelnen Hämatomtypen

Von der Lokalisation her führten ganz überwiegend die Lobärhämatome (80%). Insgesamt gesehen ereigneten sich bei 27% aller lobären Hirnblutungen epileptische Anfälle. Am häufigsten traten die Anfälle bei Parietal- und bei Temporallappenblutungen auf (Abb. 59). Auch 10% der Putamenhämatome waren von epileptischen Anfällen begleitet. Hingegen wurden unter Brückenhämatomen, die ja auch epileptische Anfälle auslösen sollen (Bewermeyer et al. 1984; Silverstein 1967), in keinem Fall Anfälle registriert.

Der Verlauf der Anfälle ist offenbar gutartig. Etwa die Hälfte der Überlebenden blieb nach der Entlassung auch ohne Medikamente anfallsfrei. 11 der Betroffenen (48%) hatten weiterhin 1–3 Anfälle pro Jahr und mußten antiepileptisch behandelt werden. Nur in einem Fall entwickelte sich eine schwer einstellbare Epilepsie mit Jackson-Anfällen.

12 Risikofaktoren

12.1 Hypertonie

Die Hypertonie ist die häufigste Ursache intrazerebraler Hämatome (Johanson u. Melin 1960). Der Anteil der hypertonischen Massenblutungen schwankt jedoch in verschiedenen Studien zwischen 90% (Ransohoff et al. 1971) und z. B. nur 46% bei Hungerbühler et al. (1983) bzw. 56% bei Brott et al. (1986). Dementsprechend gehen die Meinungen über die Bedeutung des Bluthochdrucks auseinander. Während einige Autoren Hirnblutungen, die nicht durch Hypertonie bedingt sind, sogar als atypische Hämatome bezeichnen (Jellinger 1980), fanden McCormick u. Rosenfield (1973), daß die Hypertonie nur in 25% der von ihnen untersuchten Patienten die einzige Ursache des spontanen intrazerebralen Hämatoms war.

Auch Ojemann u. Mohr (1976) sowie Furlan et al. (1979) kritisierten, daß in vielen Studien der Prozentsatz der hypertonischen Massenblutungen zu hoch sei, da manche Autoren alle Patienten, die bei Aufnahme einen erhöhten Blutdruck haben, als Hypertoniekranke einstufen, obwohl die oft schwer beeinflußbare initiale Hypertonie der Hämatompatienten in vielen Fällen reflektorisch durch einen akuten Anstieg des Hirndrucks im Rahmen eines *Cushing-Reflexes* verursacht wird. Wahrscheinlich erklären sich auch die ungünstigen Operationsergebnisse von Patienten mit schwerer Hypertonie (McKissock et al. 1961; Nath et al. 1983) dadurch, daß es sich hier vorwiegend um Kranke mit stark erhöhtem intrakraniellem Druck handelt, deren extrem hohe Blutdruckwerte ebenfalls durch den Cushing-Reflex entstanden sind.

Tatsache ist, daß heute nicht nur die Letalität der spontanen intrazerebralen Hämatome wesentlich geringer ist als vor Einführung der Computertomographie, sondern daß heute auch der Anteil der hypertoniebedingten Hämatome deutlich geringer angesetzt wird als früher. Während in der Populationsstudie der Mayo-Klinik der Anteil der hypertonischen Massenblutungen in den Jahren 1946–1976 noch 89% betrug (Whisnant et al. 1971; Matsumoto et al. 1973; Furlan et al. 1979), scheint er sich heute zwischen 45 und 55% einzupendeln.

Als Erklärung hierfür wurden mehrere Gründe angeführt. Furlan et al. (1979) nahmen einen Erfolg der Hypertoniebehandlung an. Sie vermuteten, daß heute schwere, innerhalb von Stunden zum Tode führende Hirnmassenblutungen seltener geworden sind. Zusätzlich räumten sie ein, daß früher die Diagnose Hypertonie oft voreilig gestellt wurde und daß alle Kranke, die mit hohen Blutdruckwerten in die Klinik gelangten, die Diagnose hypertonische Massenblutung erhielten. Tatsächlich ist der Vergleich zwischen früheren und heutigen Populationsstudien nahezu unmöglich, da man sich früher vor allem auf klinische Diagnosen und autoptisch festgestellte Todesursachen verließ, während in heutigen Untersuchungen der Nachweis des Hämatoms im Computertomogramm unerläßlich ist.

Ein weiterer Grund für den Rückgang der hypertonischen Massenblutungen liegt darin, daß heute der Begriff Hypertonie strenger gehandhabt wird. Beispielsweise wurden in der sorgfältigen Populationsstudie von Brott et al. (1986), nur solche Patienten als hypertoniekrank eingestuft, die entweder schon vor ihrer Hirnblutung hypertone Blutdruckwerte hatten oder bei denen eine Linksherzhypertrophie im EKG bzw. röntgenologisch eine Kardiomegalie bestand. Unter diesen Bedingungen betrug der Anteil der hypertonischen Massenblutungen nur 56%. Davon hatten 44% eine anamnestisch gesicherte Hypertonie. Im Falle der restlichen 12% wurde die Hypertonie anhand des EKGs bzw. des Röntgenbildes diagnostiziert. Bei weiteren 16% der Kranken waren lediglich während der Akutphase hypertone Blutdruckwerte vorhanden. Wenn diese Patienten, wie früher üblich, ebenfalls als Hypertoniker eingestuft würden, ergäbe sich daraus ein Anteil von 72% hypertonischer Massenblutungen, wie in alten Studien.

Die Untersuchung von Brott et al. (1986) ergab ebenfalls, daß hypertoniebedingte intrazerebrale Hämatome statistisch gesehen in keiner Hirnregion bevorzugt vorkommen und daß, wie unter den eigenen Kranken, die Hypertonie keinen Einfluß auf die Letalität hat. Weiterhin ergab sich, daß das Risiko eines Hypertoniekranken, an einer spontanen intrazerebralen Blutung zu erkranken, wesentlich geringer ist als früher vermutet. Dennoch ist die Chance eines erwachsenen Hypertonikers zwischen 45 und 74 Jahren, an einer Hirnblutung zu erkranken, ca. 4mal so hoch wie bei einem normotonen. Verglichen damit beträgt das Risiko eines Rauchers, Lungenkrebs zu bekommen, das 10- bis 20fache eines Nichtrauchers.

Die eigene Untersuchung bestätigt die niedrige Rate (56%) der hypertoniebedingten Hämatome. Es zeigte sich ebenfalls, daß die Hypertonie statistisch gesehen keinen Einfluß auf die Lokalisation der Hämatome hat (Tabelle 8). Die Letalität ist ebenfalls nicht von der Ätiologie abhängig. Außerdem wurde deutlich, daß das Hämatomvolumen von der Höhe des Blutdrucks zum Zeitpunkt der stationären Aufnahme unabhängig war, wie zuvor schon von Liebermann et al. (1978) betont wurde.

Wie bei Calandre et al. (1986) sowie bei Brott et al. (1986) hatten 16% der eigenen Patienten während der Akutphase vorübergehend einen erhöhten Blutdruck, ohne daß Zeichen einer chronischen Hypertonie vorhanden waren. Es ist denkbar, daß es sich hier um Patienten mit erhöhtem Blutdruck infolge Cushing-Reflex handelt (s. o.). Möglicherweise sind dies jedoch Patienten, bei denen das Hämatom durch Verlagerung und Kompression des Hirnstamms zu einer Erregung des sympathischen Zentrums im Mittelhirn und so zu einer überschießenden sympathischen Reaktion geführt hat. Vorstellbar ist auch, daß es sich in vielen Fällen um Kranke mit beginnender Hypertonie handelt. Diese Patienten könnten während einer situativ bedingten Phase erhöhten Blutdrucks an einer intrazerebralen Blutung erkrankt sein. Begünstigt durch die körperliche Ruhe, könnte sich der Blutdruck nach der Akutphase wieder normalisieren. Erst Jahre nach der Hirnblutung stellt sich dann möglicherweise ein fixierter Bluthochdruck heraus.

12.2 Andere Risikofaktoren

Die Hypertonie ist nach wie vor der hauptsächliche Risikofaktor. Es gibt jedoch eine Reihe weiterer Faktoren, die das Risiko, an einer spontanen Hirnblutung zu erkranken, z. T. um ein Vielfaches erhöhen. Die meisten dieser Faktoren, wie z. B. die Koronararteriosklerose, sind auf die Hypertonie zurückzuführen, so daß ihre Bedeutung als Risikofaktor nicht getrennt von der Hypertonie abzuschätzen ist. Bei anderen Risikofaktoren ist die Verbindung zur Hypertonie nicht so eng bzw. überhaupt nicht gegeben.

Hypertonie alleine, d. h. ohne Zeichen kardiovaskulärer Erkrankungen, ist nur in 25% der einzige Risikofaktor. Für sich alleine betrachtet, erhöht sich für Hypertoniekranke das Risiko eines spontanen intrazerebralen Hämatoms ca. um den Faktor 4 (s. o.). Wenn gleichzeitig zur Hypertonie eine Linksherzhypertrophie und/oder radiologisch eine Herzvergrößerung besteht, steigt das Hämatomrisiko schon um den Faktor 5,4 gegenüber Gesunden. Wenn eine *Koronararteriosklerose* besteht, erhöht sich das Risiko auf das 8,2fache. Etwa 13% der Hämatomkranken hatten früher einen Hirninfarkt und 11% früher TIA (Furlan et al. 1979). Diese Patienten haben ein um den Faktor 22 erhöhtes Risiko, später einmal eine Hirnblutung zu bekommen. Auch für Kranke ohne Hypertonie, die einen Hirninfarkt hatten, ist die Gefahr einer späteren Hirnmassenblutung wesentlich höher als die der Durchschnittsbevölkerung. Besonders hoch ist das Risiko für Kranke, die wegen eines vorausgegangenen Hirninfarktes mit Antikoagulanzien behandelt werden. Hier ist das relative Risiko um den Faktor 25 erhöht (Brott et al. 1986).

Auch das Risiko, die Akutphase nicht zu überleben, steigt, wenn bedeutende *kardiovaskuläre Risikofaktoren* vorhanden sind. Mit Hilfe des Goldman-Indexes multifaktorieller kardiovaskulärer Risikofaktoren (Cris)[1] ergab sich, daß unter den eigenen Kranken mit vergleichbaren Hämatomvolumen Patienten häufiger während der ersten Krankheitstage starben, wenn ein hoher Risikoindex vorhanden war (Schütz u. Oehler 1985) (Abb. 60).

Die regelmäßige Einnahme von *Antikoagulanzien* ist ein weiterer Risikofaktor. Bei der Mehrzahl der Hirnblutungen unter oralen Antikoagulanzien besteht jedoch gleichzeitig eine Hypertonie. So hatten 87% der von Boudouresques et al. (1979), 42% der von Kase et al. (1985) berichteten Kranken und 9 von 17 (52%) der eigenen Patienten eine Hypertonie. Auch in den Fällen ohne Hypertonie muß meistens von einer schweren Arteriosklerose ausgegangen werden, da der Grund der medikamentösen Hemmung der Blutgerinnung oft ein Herzinfarkt, eine Karotisstenose oder ähnliches war. Es kann daher davon ausgegangen werden, daß orale Antikoagulanzien das Hämatomrisiko sowohl bei Hypertoniekranken, als auch bei Patienten mit ischämischen Herzerkrankungen und transitorisch-ischämischen Attacken wesentlich erhöhen (Whisnant et al. 1978). Nicht eindeutig geklärt ist bis jetzt jedoch die Frage, ob die therapeutische Hemmung der Blutgerinnung unter Kranken ohne zusätzliche Risikofaktoren schon an sich die Gefahr

---

[1] Im Goldman-Index (Cris) werden berücksichtigt: Lebensalter, Myokardinfarkt in den letzten 6 Monaten, zentraler Venendruck, Verlust des Sinusrhythmus, Anzahl der Extrasystolen, Blutdruck (Goldman et al. 1977).

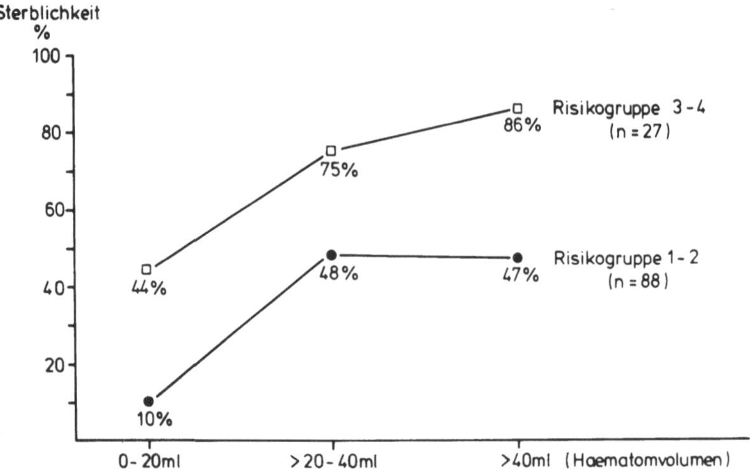

Abb. 60. Beziehung zwischen Hämatomvolumen und Letalität. Kranke mit hohem *kardiovaskulärem Risiko* (Risikogruppe III und IV entsprechend dem GOLDMAN-Index) haben unabhängig vom Hämatomvolumen eine höhere Sterblichkeit als die Vergleichsgruppe mit geringem kardiovaskulärem Risiko (entsprechend einem GOLDMAN-Index Risikogruppe I und II)

einer Hirnblutung wesentlich vergrößert. Das Risiko einer Hirnblutung steigt allerdings insgesamt um ein Vielfaches, wenn sich die Gerinnungsfaktoren unterhalb des therapeutischen Bereiches befinden (Kase et al. 1985) (s. Kap. 13.4).

Alkohol ist ein weiterer Risikofaktor. Regelmäßiger Alkoholkonsum führt zu Hypertonie (Kalatsky et al. 1977; Stokes 1982) und steigert dadurch das Risiko einer Hirnblutung (Kagan et al. 1980; Kagan et al. 1981). Ein vermehrtes Vorkommen von intrazerebralen Hämatomen unabhängig von Hypertonie wurde lediglich in einer Populationsstudie in einem ländlichen Gebiet in Japan festgestellt, wo hauptsächlich ein natriumarmes alkoholisches Getränk konsumiert wird (Tanaka et al. 1982). Alle übrigen Studien gehen davon aus, daß der chronische Alkoholkonsum in erster Linie über einen erhöhten Blutdruck zu Hirnblutungen prädisponiert (Gorelick 1987). Im Rahmen einer ausführlichen Faktorenanalyse kamen Calandre et al. (1986) sogar zu dem Ergebnis, daß chronischer Alkoholkonsum noch vor der Hypertonie der wichtigste Risikofaktor für spontane intrazerebrale Hämatome sei. Auch ein schwerer Alkoholrausch kann, ebenfalls über einen vorübergehenden Blutdruckanstieg, spontane intrazerebrale Hämatome auslösen (Tsementzis et al. 1985) (s. Kap. 3.3). Ein anderer möglicher Zusammenhang zwischen Alkoholkonsum und spontaner Hirnblutung ergibt sich aus den Untersuchungen von Boudouresques et al. (1979), die in Frankreich eine Beziehung zwischen Leberzirrhose und dem Vorkommen von spontanen intrazerebralen Hämatomen nachweisen konnten. Diabetes mellitus und Nikotinkonsum spielen als Risikofaktor für spontane intrazerebrale Hämatome offenbar keine Rolle.

Spontane intrazerebrale Hämatome machen 10–12% aller zerebrovaskulären Insulte aus (Herman et al. 1980; Kurtzke 1986). Dieser Prozentsatz ist weltweit in nahezu allen Populationsstudien etwa gleich, mit Ausnahme von zwei *ethni-*

schen Gruppen, in denen spontane intrazerebrale Hämatome häufiger vorkommen. Zum einen handelt es sich um Japaner. In Japan liegt der Anteil der intrazerebralen Hämatome unter den zerebrovaskulären Insulten mit 26% doppelt so hoch wie in Europa oder Nordamerika (Tanaka et al. 1982). Die zweite ethnische Gruppe sind schwarze Nordamerikaner, unter denen, bedingt durch das häufigere Vorkommen von Hypertonie (Aderounmu 1981), spontane Hirnblutungen sogar bis zu 33% aller Hirninsulte ausmachen (Rosman 1986). In Gebieten mit vorwiegend schwarzer Bevölkerung beträgt die Inzidenz 17,5–32 Kranke pro 100 000 Einwohner/Jahr (Brott et al. 1986; Gross et al. 1984). Im Gegensatz dazu erkranken in der gleichen Region nur 12 von 100 000 Weiße pro Jahr an Hirnblutungen. In Minnesota, wo die Bevölkerung praktisch nur aus Weißen besteht, wurde die Häufigkeit der Hirnblutungen Ende der 70er Jahre sogar nur auf 6–7 Fälle pro 100 000 Einwohner geschätzt (Furlan et al. 1979).

Eine weitere Bevölkerungsgruppe, bei der spontane intrazerebrale Hämatome gehäuft vorkommen, sind *alte Menschen*. Möglicherweise, z. T. bedingt durch das vermehrte Vorkommen der zerebralen Amyloidangiopathie im höheren Lebensalter, steigt die Inzidenz der spontanen Hirnblutungen mit zunehmendem Alter (Acheson u. Fairbairn 1971). Mit jeder Lebensdekade verdoppelt sich die Häufigkeit der intrazerebralen Hämatome. Bei Menschen über 80 Jahren kommen sie 25mal so häufig vor wie in der Durchschnittsbevölkerung (Brott et al. 1986).

13 Nichthypertoniebedingte spontane intrazerebrale Hämatome

Die Gruppe der nichthypertoniebedingten intrazerebralen Hämatome umfaßt eine Reihe sehr wichtiger Differentialdiagnosen wie Tumorblutungen, die nicht auf Anhieb erkannt werden, Aneurysmablutungen, die diagnostiziert werden müssen, bevor eine weitere Blutung mit unübersehbaren Folgen eintritt und Blutungen aus Angiomen, die im CT anfangs durch das Hämatom verdeckt sein können. Daneben gibt es seltenere Erkrankungen wie die Immunkomplexangiitis, die es zu behandeln gilt, mykotische Aneurysmen, die oft nur schwer nachweisbar sind, Hirnblutungen bei Bluterkrankungen und die schweren Therapiekomplikationen bei Hemmung der Blutgerinnung durch Medikamente und bei Fibrinolyse. In diese Gruppe gehören weiterhin die meist multiplen venösen Stauungsblutungen im Rahmen zerebraler Sinus- und Venenthrombosen, die Hirnblutungen bei

Tabelle 29. Differentialdiagnose der nichthypertoniebedingten spontanen intrazerebralen Hämatome

Aneurysmablutung
Angiomblutung
Mikroangiome (small vascular malformation SVM)
Tumorblutung
Intrazerebrale Hämatome infolge therapeutischer Beeinflussung der Blutgerinnung
Leukämie
Hämophilie
Morbus WERLHOF
Thrombasthenie NAEGELI-GLANZMAN
Medikamentös-toxische Thrombopenie
Immunkomplexvaskulitis
Lupus erythematodes
Panarteriitis nodosa
WEGENER-Granulomatosis
Hemmkörperhämophilie
Zerebrale Sinus- und Venenthrombose
Disseminierte intravasale Gerinnung, Verbrauchskoagulopathie
Zerebrale Amyloidangiopathie
Leberzirrhose
Eklampsie
Moyamoya-disease
Mykotische Aneurysmen
Blitzschlag
Vorhofmyxome
STURGE-WEBER-Syndrom
Morbus OSLER-WEBER-RENDU
Postoperative intrazerebrale Hämatome
Hämatome unbekannter Ätiologie
„speed vasculitis" (s. S. 15)

Leberzirrhose und ganz seltene Blutungsursachen wie die bei uns außergewöhnliche Moyamoya-Krankheit (Tabelle 29).

Daneben bleibt ein Bodensatz von Hirnblutungen ungeklärter Ätiologie bei Patienten, die keine zerebrovaskulären Risikofaktoren haben und bei denen die Suche nach anderen Blutungsursachen ergebnislos bleibt. Diese Gruppe, die ca. 20% aller Patienten mit intrazerebralen Blutungen umfaßt, gibt immer noch Rätsel auf. Dennoch besteht Hoffnung, daß ihr Anteil durch das häufigere Auffinden kleinerer, angiographisch nur schwer oder überhaupt nicht nachweisbarer vaskulärer Mißbildungen, durch die genauere Erfassung der zerebralen Amyloidangiopathie und möglicherweise durch die Entdeckung neuer, bisher unbekannter Ursachen von Hirnblutungen in Zukunft noch kleiner wird.

13.1 Hirnblutungen infolge Aneurysmaruptur

Die Häufigkeit der Hämatome infolge Aneurysmaruptur wird je nach Autor zwischen 17 und 37% angegeben (Bernsmeier 1953; Gargand 1971; Lazorthes 1956; Luessenhop et al. 1967; Mutlu et al. 1963; Russell 1954; Zimmerman 1949). Die Auswertung von insgesamt 2500 autoptischen und ca. 400 klinischen Fällen der Weltliteratur durch Jellinger (1980) ergab, daß intrazerebrale Hämatome infolge Aneurysmaruptur ca. 20% aller spontanen intrazerebralen Hämatome ausmachen. Neuere Untersuchungen innerhalb des neurologischen Krankenguts ergaben jedoch einen wesentlich niedrigeren Anteil. So hatten nur 5,6% der Patienten von Hungerbühler et al. (1983) eine Aneurysmaruptur. Diese Prozentzahl entsprach auch den eigenen Ergebnissen (Tabelle 30).

Nach Heyn u. Noetzel (1956) verursachen sogar zwischen 43 und 79% aller rupturierten Aneurysmen sowohl eine subarachnoidale Blutung, als auch eine intrazerebrale Blutung. Die meisten dieser intracerebralen Hämatome sind jedoch sehr klein und computertomographisch kaum faßbar. Nach Sano (1979) beträgt

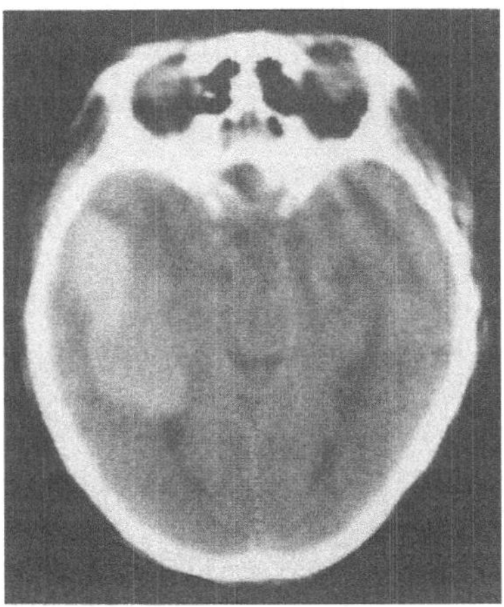

Abb. 61. *Rezidivierende* intrazerebrale Hämatome links temporal infolge Ruptur eines Mediaaneurysmas links

der Anteil der raumfordernden, d. h. klinisch relevanten und behandlungsbedürftigen Hämatome jedoch nur 4% und 17% unter den 431 von Pia (1979) untersuchten Fällen. Rein intrazerebrale Hämatome sind nach einer Aneurysmaruptur sehr selten (Housepian u. Pool 1958). In der überwiegenden Mehrzahl der Fälle besteht gleichzeitig eine Subarachnoidalblutung und/oder ggf. auch eine subdurale Blutung.

Am häufigsten verursachen Aneurysmen der A. communicans anterior und der A. cerebri media intracerebrale Blutungen. Die Ruptur eines Aneurysmas der A. communicans anterior führt zu einer Blutung in die mediobasalen Anteile des Frontallappens. Das Hämatom kann auch direkt in den ipsilateralen Seitenventrikel einbrechen und so den Eindruck einer sog. primären Ventrikelblutung erwecken. Selten tritt eine Blutung in das Caput nuclei caudati ein (s. Kap. 6.3) (Weisberg 1984). Andere Hämatome können bilaterale frontobasale Blutungen auslösen. Wenn die Blutungsrichtung nach hinten gerichtet ist, können der N. olfactorius oder der N. opticus geschädigt bzw. das Chiasma opticum betroffen sein. Die Folge sind dann eine Anosmie, eine einseitige Erblindung oder ein Chiasmasyndrom. Kranke mit frontalen Hämatomen haben meistens ein schweres organisches Psychosyndrom.

Aneurysmen der A. cerebri media ergießen sich in die Fossa Sylvii oder in den Temporallappen (Abb. 61). Ganz selten können diese Blutungen auch in den Parietallappen einbrechen (Mohr et al. 1986). Nach medial gerichtet können sie in die Capsula externa und das Putamen eindringen und so den Eindruck einer primären Putamenblutung erwecken (Jellinger 1980). Diese Hämatome führen zu einer Hemiplegie der kontralateralen Körperhälfte und können je nach betroffener Hemisphäre eine Aphasie verursachen bzw. einen Gesichtsfelddefekt zur Folge haben. Temporal- und Parietallappenblutungen sind naturgemäß häufig mit epileptischen Anfällen verbunden (Piscol 1986). Kleinere temporale Hämatome können unter dem Bild eines amnestischen Syndroms oder mit einem Stupor einhergehen.

Im Gegensatz zu den im Interhemisphärenspalt bzw. der Fossa Sylvii eingebetteten Aneurysmen der A. communicans anterior bzw. A. cerebri media verursachen die Aneurysmen der A. basilaris nur selten eine intrazerebrale Blutung. Falls es jedoch dazu kommt, sind schwerste Ausfälle und ein letaler Ausgang zu erwarten (von Rad u. Piscol 1971). Ausnahmsweise kann ein Aneurysma der A. cerebelli posterior inferior die Ursache einer Kleinhirnblutung sein. Die ganz seltenen Aneurysmen der A. pericallosa können eine frontodorsale oder parietale Blutung auslösen. Aneurysmen der A. communicans posterior bluten offenbar nur selten intrazerebral. Zwei Alternativen sind vorstellbar: einerseits ein Hämatom im mediobasalen Temporallappen, andererseits eine letale Hirnstammblutung. Selten sind ebenfalls Hämatome bei supraklinoidalen Aneurysmen der A. carotis interna. Hier kommen ebenfalls frontobasale und/oder intraventrikuläre Blutungen vor.

Zur Differentialdiagnose der spontanen intrazerebralen Hämatome gehören die *mykotischen Aneurysmen*. Im Rahmen einer Septikämie bzw. einer Endocarditis lenta treten septische Absiedelungen in den Gefäßwänden der Hirnarterien auf. Durch teilweise umschriebene Einschmelzung der Arterienwand entstehen Aneurysmen, die leicht rupturieren. Im Gegensatz zu den kongenitalen Aneurysmen befinden sich die mykotischen Aneurysmen jedoch seltener im Bereich des Circulus arteriosus, sondern am häufigsten in den peripheren Abschnitten der A. cerebri anterior, der A. cerebri media und der A. cerebri posterior. Mykotische Aneurysmen führen daher eher zu hirnbasisfernen Lobärhämatomen bzw. zu Hämatomen, die von der Fossa Sylvii ausgehen und in das Putamen hineinreichen, so daß auch hier eine Verwechslung mit primären Putamenhämatomen möglich ist (Simmons et al. 1980).

Die *Prognose* der Aneurysmablutungen wird durch zerebrale Vasospasmen, durch die Erhöhung des intrakraniellen Drucks, durch das Auftreten eines akuten oder eines chronischen Hydrocephalus internus und durch Nachblutungen bestimmt. Große, raumfordernde, intrazerebrale Hämatome verschlechtern die Prognose zusätzlich. Unter den eigenen Patienten hatten Kranke mit Hämatomen infolge Aneurysmaruptur in ätiologischer Hinsicht gesehen die höchste Letalität (63%) (Tabelle 30). Die hohe Sterberate erklärt sich natürlich nicht alleine durch das intrazerebrale Hämatom. Sie ist sicherlich mitbedingt durch den Anstieg des intrakraniellen Drucks, durch die zerebrale Minderdurchblutung infolge Vasospasmen, durch die Störung der Liquorresorption und in einem Teil der Fälle durch Nachblutungen. Bemerkenswerterweise ist die Sterberate jedoch auch abhängig vom intrazerebralen Hämatomvolumen. Kranke mit Hämatomen über 30 ml starben öfter als Patienten mit kleineren Blutungen.

Therapeutisch wird prinzipiell angestrebt, das intrazerebrale Hämatom nach Ausschaltung des Aneurysmas auszuräumen. Der *Operationszeitpunkt* hängt vom klinischen Zustand des Kranken ab und vom Vorhandensein zerebraler Vasospasmen. Derzeit werden Kranke bis zum Grad III, d. h. Patienten mit Verwirrtheit, Benommenheit und leichten neurologischen Ausfällen innerhalb der ersten Tage operiert (Hunt u. Hess 1968). Wenn sich der Patient in einem schlechteren Zustand befindet, wird i. allg. so lange gewartet, bis er wieder in operationsfähigem Zustand ist. Große raumfordernde Hämatome werden jedoch auch ausgeräumt, wenn sich der Patient noch in schlechterem Zustand, d. h. Grad IV, befindet.

Tabelle 30. Ätiologie und Letalität (n = 251)

Ursache	Anzahl	Gestorben
Hypertonische Massenblutungen	139 (55,3%)	53 (38,1%)
Aneurysmaruptur	14 (5,6%)	9 (64,3%)
Hirnblutungen bei therapeutischer Beeinflussung der Blutgerinnung	18 (7,2%)	9 (50%)
Angiomblutungen	17 (6,8%)	1 (5,8%)
Tumorblutungen	8 (3,1%)	2 (25%)
Hämorrhagische Diäthese	4 (1,6%)	0
Immunvaskulitis	1 (0,4%)	0
Spontane intrazerebrale Hämatome unbekannter Ätiologie	50	15 (30%)
	251	89 (35,5%)

13.2 Angiomblutungen

Auf die Rolle der *Mikroangiome* als einer der Ursachen intrazerebraler Hämatome, besonders der Lobärblutungen, wurde bereits hingewiesen (Gerlach u. Jensen 1961) (s. Kap. 2.4 sowie Kap. 7). Die Beschreibung dieser kleinen Gefäßmißbildungen geht auf Margolis et al. (1951) zurück. Zuvor hatten schon Hawthorne (1922), Olivekrona (1927) sowie Craig u. Adson (1928) darauf hingewiesen, daß kleine Gefäßmißbildungen in jungen Jahren schwere Hirnblutungen verursachen können. Pathoanatomisch werden sie in kapilläre Teleangiektasien, kavernöse Angiome, venöse Gefäßmißbildungen und arteriovenöse Angiome eingeteilt (Crawford u. Russell 1956; Jensen 1980; Jellinger 1986; Krayenbühl u. Sieberman 1965). Im angloamerikanischen Sprachgebrauch wird häufig die Bezeichnung „small-vascular-malformations" (SVM) oder kryptische vaskuläre Malformationen bzw. kryptische Hamartome gebraucht (McCormick u. Nofzinger 1966). Von den gleichnamigen Makroangiomen unterscheiden sie sich lediglich durch ihre Größe. Die Bezeichnung Mikroangiome ist nach oben hin nicht ganz scharf definiert, i. allg. werden jedoch alle Gefäßmißbildungen von 20–30 mm bis zu mikroskopisch kleinen Gebilden darin einbezogen. Da sie bei der Blutung zerstört oder komprimiert werden, bzw. auch schon von vorneherein zu klein sind, gelingt der angiographische Nachweis selbst bei Vergrößerungsarteriographien nur in den seltensten Fällen oder überhaupt nicht. Erst in der Wiederholungsangiographie nach teilweiser Resorption des Hämatoms sind sie manchmal nachweisbar (Becker et al. 1979; Bell et al. 1978).

Sie sind oft bis zu ihrer Ruptur symptomlos. Alte Mikroblutungen und klinisch stumme oder symptomarme Hämatome können eine Epilepsie induzieren, die einer schweren Blutung jahrelang vorangehen kann (Steiger u. Tew 1984). Manchmal gelingt ihr Nachweis durch Untersuchung des bei der Ausräumung des Hämatoms gewonnenen Materials. Da Mikroangiome, wenn dies auch bisher nur sehr selten mitgeteilt wurde, eine zweite Hirnblutung verursachen können, empfehlen Tanaka et al. (1986) die Ausräumung jeder nichthypertensiven Lobärblutung bei jüngeren Menschen und eine sorgfältige Untersuchung des Blutgerinnsels. Arteriovenöse Mikroangiome und kavernöse Angiome scheinen noch am häufigsten zu bluten, während kapilläre Teleangiektasien seltener als Ursache eines intrazerebralen Hämatoms in Frage kommen (Crawford u. Russell 1956). Kavernöse Angiome und kapilläre Teleangiektasien können bei jüngeren nichthypertensiven Patienten zu relativ langsam verlaufenden, rezidivierenden und schließlich letalen Blutungen in der Brücke und der Medulla oblongata führen (Britt et al. 1981; Roberson et al. 1974). Im Gegensatz zu den großen arteriovenösen Angiomen liegt das Erkrankungsalter der Mikroangiome im mittleren und höheren Lebensalter. Nach McCormick u. Nofzinger (1966) ist der Anteil der Mikroangiomblutungen an den Hämatomen ungekärter Ätiologie beträchtlich, der genaue Prozentsatz läßt sich jedoch nicht ermitteln. In der autoptischen Serie von Russell (1954) belief sich ihr Prozentsatz unter ca. 160 Fällen auf 4,5%.

Unter allen *größeren Gefäßmißbildungen* des Gehirns, ausgenommen Aneurysmen, machen arteriovenöse Angiome 57% aus, Kavernome 16% und venöse Angiome 14% (McCormick et al. 1968). In neueren klinischen Untersuchungsreihen beträgt der Anteil der Angiomblutungen 6–7% aller intrazerebralen Hämatome

(Hungerbühler et al. 1983). Im neurochirurgischen Krankengut sind 10–40% aller intrazerebralen Hämatome auf die Ruptur von Angiomen zurückzuführen (Pia 1975). Ihre Letalität ist gering. Unter den eigenen Patienten starben nur 6% während der stationären Behandlung. Dieses Ergebnis entspricht auch früheren neurochirurgischen Untersuchungen (Pia 1975).

Die arteriovenösen Angiome bevorzugen die zentrale und parietale Hirnregion. Danach folgen temporale und frontale Angiome. Angiome des Hirnstamms und des Kleinhirns kommen nur in 3–10% der Fälle vor. Am häufigsten werden sie von der A. cerebri media gespeist, dazu in unterschiedlicher Ausprägung von der A. cerebri anterior und der A. cerebri posterior. Die Gefäßkonvolute können von der Dura bis tief in die Stammganglien reichen. Dementsprechend kommen sowohl lobäre Hämatome als auch Stammganglienblutungen vor (Parkinson u. Bachers 1980).

Über die Häufigkeit der Ruptur von Angiomen gehen die Meinungen auseinander. Henderson u. Gomez (1967) gingen davon aus, daß nur etwa 29% aller Angiome jemals eine Hirnblutung auslösen. Dagegen kamen Perret u. Nishioka (1966) zu dem Ergebnis, daß es in 50% der Fälle zu einer Hirnblutung komme. Eine spontane Hirnblutung ist in 45–75% das erste klinische Symptom. Der Gipfel des Erkrankungsalters liegt bei 40 Jahren. Die Altersverteilung zwischen dem 1. und 8. Lebensjahrzehnt entspricht nahezu einer Gaus-Verteilungskurve. Die Blutung kann dramatisch verlaufen, eine schrittweise Zunahme des Hämatoms mit entsprechend langsamer Verschlimmerung der neurologischen Ausfälle ist jedoch ebenfalls möglich. Die neurologischen Symptome richten sich nach dem Ort der Blutung und ihrer Größe. An zweiter Stelle stehen *Krampfanfälle* (20–40%). Kleine Angiome sollen häufiger Blutungen verursachen, größere hingegen öfters epileptische Anfälle (Houser et al. 1973; Waltimo 1973; Zschokke 1974). Periodische Kopfschmerzen, flüchtige, rezidivierende neurologische Ausfälle als Folge ischämischer Hirnparenchymschäden durch den Blutentzug werden in 6–10% der Fälle berichtet. Die Hämatome entstehen in etwa 20% der Fälle während Aufregung oder körperlicher Anstrengung. Auch während der Schwangerschaft ist das Risiko einer Angiomblutung erhöht (Robinson et al. 1974). Anläßlich der ersten schweren Hirnblutung stellt sich häufig heraus, daß kleinere, mit Kopfschmerzen und leichteren Herdsymptomen verbundene Blutungen vorangegangen sind. Die Chance einer schweren Rezidivblutung liegt zwischen 20 und 30% (Perret u. Nishioka 1966). Das Intervall zwischen der ersten und zweiten Hirnblutung kann bis zu 30 Jahre betragen.

Im CT sind die arteriovenösen Angiome nach Kontrastmittelgabe als gewundene, schlangenförmig verlaufende Gefäße erkennbar. Große Hämatome können diese Kontrastmittelanreicherung jedoch überdecken, so daß in suspekten Fällen eine Wiederholung des CTs nach Wochen bis Monaten empfehlenswert ist. Der Nachweis eines arteriovenösen Angioms gelingt naturgemäß jedoch am besten durch eine zerebrale Arteriographie (Cone et al. 1979; Kendall u. Claveria 1976; Sator 1978).

Kavernöse Angiome sind gut abgrenzbare, von einigen Millimetern bis zu mehreren Zentimetern große Fehlbildungen, in denen schon makroskopisch kleine Bluthohlräume erkennbar sind. Außer im Gehirn kommen sie noch in Haut und Leber vor. Sie bevorzugen die subkortikale Zentralregion, kommen jedoch ebenso in der Brücke, den Stammganglien und im Kleinhirn vor. Neben epileptischen Anfällen ist auch hier die Hirnblutung das häufigste Symptom. Einer großen Blutung können mehrere kleinere Ereignisse vorangehen. Der Verlauf des Hämatoms kann auch hier protrahiert bzw. schrittweise sein. Das Hämatom kann ein Kavernom ganz oder partiell zerstören. Auch im CT ist es oft durch das Hämatom völlig verdeckt. Erst bei der Wiederholungsuntersuchung kann das kavernöse Angiom durch eine umschriebene Hypodensität, die Kontrastmittel aufnimmt,

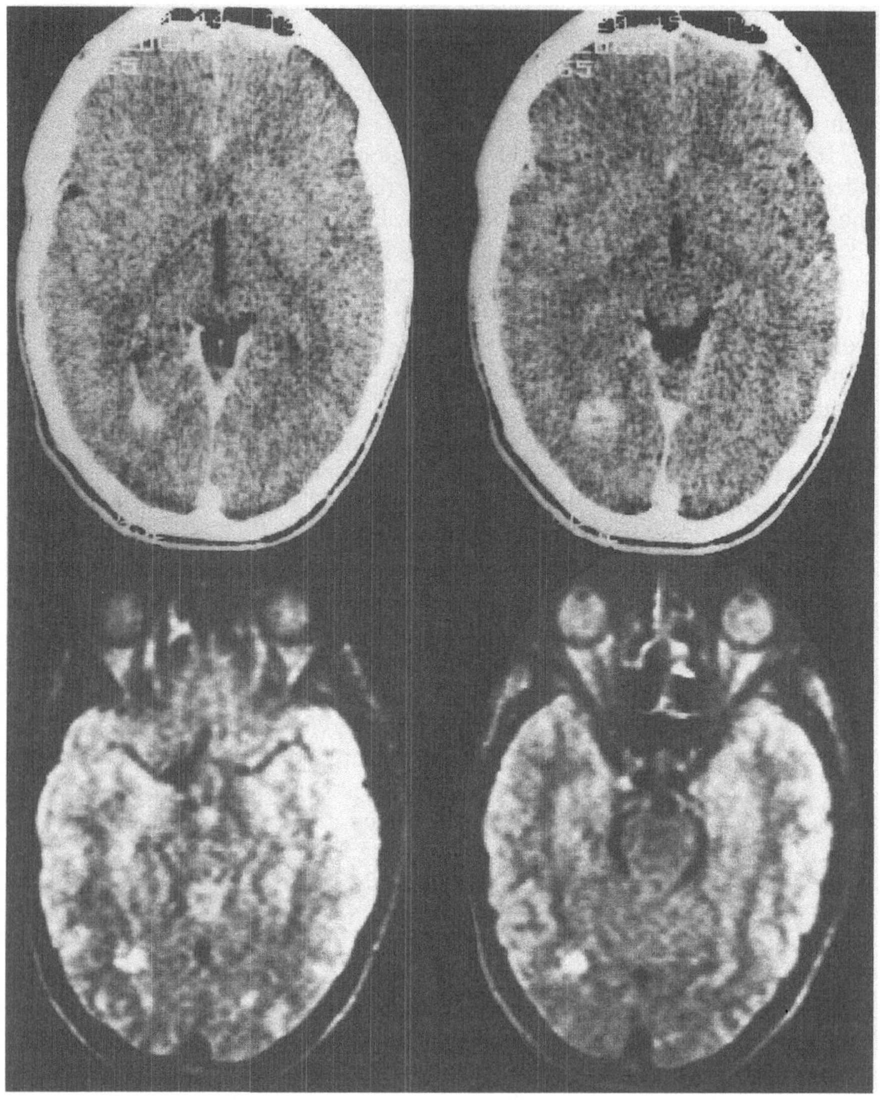

Abb. 62. Angiographisch okkultes kavernöses Angion links okzipital. *Oben:* Das *Kavernom* färbt sich im CT nach Kontrastmittelinfusion deutlich an. *Unten:* MRT (0,5 T): Das Kavernom ist als signaldichter Bezirk (extrazelluläres Methämoglobin) erkennbar

erkennbar sein. Gelegentlich sind im CT auch kleine Verkalkungen erkennbar. Die zerebrale Arteriographie zeigt während der kapillaren Phase manchmal feine, kapilläre Gefäße im Bereich des Kavernoms (Lange-Cosack 1986). Häufig sind sie jedoch arteriographisch nicht nachweisbar (Huang et al. 1984). Das MRT ist auch hier dem CT überlegen (Abb. 62).

Venöse Angiome bestehen aus einem oder mehreren stark dillatierten, gestreckt oder gewunden verlaufenden Venen (Varizen). Sie kommen ebenfalls in allen Hirnregionen vor. Bevorzugt befinden sie sich jedoch im Marklager des Frontal- und Parietallappens, gefolgt vom Kleinhirn, den Stammganglien und dem Hirnstamm. Angiographisch sind sie charakterisiert durch eine oder mehrere dicke Venen, die wie ein Caput medusae angeordnet sein können (Agnoli u. Hildebrandt 1985; Fierstein et al. 1979). Auch venöse Angiome können klinisch stumm sein. Das führende klinische Symptom sind jedoch epileptische Anfälle. Die Ruptur eines venösen Angioms ist äußerst selten.

13.3 Tumorblutungen

Hirnblutungen, die ihren Ursprung von intrazerebralen Tumoren nehmen, sind selten. Da solche Tumore im CT anfangs häufig durch das Hämatom überdeckt werden und amnestische Hinweise unbeachtet bleiben, darf diese Art der Blutung, insbesondere wenn sich Patienten nach einer vorübergehenden Besserung klinisch wieder verschlechtern oder wenn Hämatome an der gleichen Stelle rezidivieren, nicht außer acht gelassen werden (Schütz et al. 1983).

Die Häufigkeit der Tumorblutungen beträgt in klinisch-radiologischen Studien zwischen 6 und 10% (Little et al. 1979; Scott 1975). Unter den eigenen Kranken waren sie mit ca. 3% repräsentiert (Tabelle 30). Es wird damit gerechnet, daß etwa 4–5% aller Hirntumore in ihrem Verlauf zu einer Hirnblutung führen (Albert 1986; Wakai et al. 1982). Naturgemäß neigen rasch wachsende, gefäßreiche Hirntumore, deren pathologische Gefäßneubildungen nur dünnwandig sind, am häufigsten zu Blutungen. Dies sind in erster Linie die Glioblastome (Mandybur 1977; Padt et al. 1973). Aber auch Meningeome können Hirnblutungen auslösen (Budny et al. 1978; Lazaro et al. 1981; Kohli u. Couch 1984); das gleiche gilt für Oligodendrogliome (Little et al. 1979). Eine Besonderheit stellen die Metastasen des Choriokarzinoms dar, die Hirnblutungen auslösen, indem sie die Gefäßwände der Hirnschlagadern arrodieren (Adeloye et al. 1972; van den Doel et al. 1985; Kothbauer et al. 1980).

Die häufigste Ursache einer Tumorblutung sind Hirnmetastasen (25%). Hier stehen an erster Stelle Melanommetastasen und Metastasen von Lungenkarzinomen (Maiuri et al. 1985). An zweiter Stelle folgen Glioblastome (22%), danach Astrozytome. Auch seltene Hirntumore wie Chondrome und Chondroblastome der parasellären Region, Hämangioblastome und Astrozytome im Rahmen der tuberösen Hirnsklerose (Abb. 63) oder metastasierende Wilms-Tumore kommen als Ursache einer intrazerebralen Blutung vor (Alles 1983; Takamiya et al. 1985). Selten kann auch die Ruptur eines Hypophysenadenoms eine schwere bilaterale Ventrikelblutung auslösen (Patel u. Shields 1980).

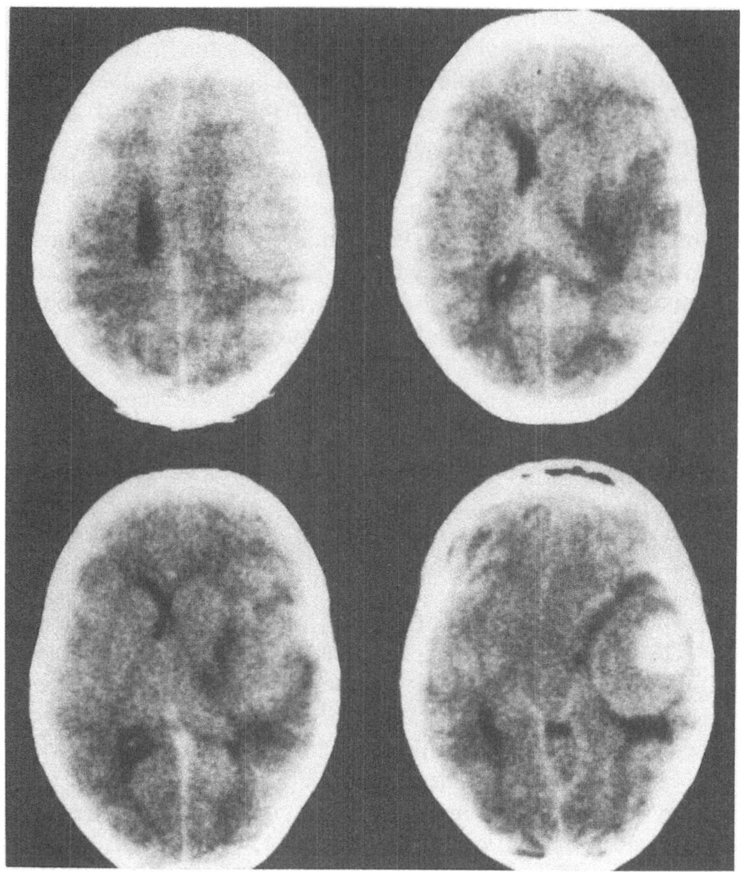

Abb. 63. Tumorblutung

Nach Albert (1986), der 50 Tumorblutungen untersuchte, war der klinische Verlauf in 80% durch einen plötzlichen Beginn der Symptome gekennzeichnet. In 10 Fällen führte die Blutung innerhalb von Stunden zum Tode. In weiteren 30% mußte das Hämatom sofort operativ ausgeräumt werden, da Hirndruckzeichen bestanden. Unter den 50 Kranken war die Tumorblutung in der Hälfte der Fälle das erste klinische Symptom. In einem Drittel der Fälle stellte sich die Diagnose Tumorblutung erst im Verlauf der klinischen Behandlung heraus, nachdem längere Zeit eine gewöhnliche Hirnblutung vermutet wurde. Dreimal wurde die richtige Diagnose erst Monate später gestellt. Ein weiterer Tumor wurde erst bei der Autopsie gefunden. Das CT, das allerdings nicht in allen Fällen mehrfach abgeleitet wurde, konnte die Diagnose nur mit einer Trefferquote von 86% sichern.

Wenn anamnestisch oder klinisch keine zusätzlichen Verdachtsmomente bestehen, kann das CT gleich nach der Blutung unergiebig sein, falls der Tumor sich nicht abzeichnet und auch keine Kontrastmittelanreicherung zeigt. Nach Gilders-Leve et al. (1977) und Little et al. (1979) sprechen ein überproportional großer hypodenser Ödembezirk um das Hämatom im sofort nach der Blutung abgeleiteten CT sowie ein ebenfalls schon kurz nach der Blutung nachweisbares, starkes „Ringenhancement" nach Kontrastmittelgabe gelegentlich für einen Tumor. Zimmerman u. Bilianiuk (1980) beschrieben drei Typen von Tumorblutungen im CT. Erstens kann ein kompaktes Hämatom bestehen, das den Tumor anfangs völlig überdeckt und daher nicht von Hämatomen anderer Genese zu unterscheiden ist. Wenn dieses kompakte Hämatom den Tumor nur teilweise überdeckt, kann er am Rande des Hämatoms nach Kontrastmittelgabe sichtbar werden. Im zweiten Falle wird die Blutung durch eine zentrale Tumornekrose ausgelöst. Das Hämatom ist dann gewöhnlich von einem dicken Kontrastmittelring umgeben. Drittens: Innerhalb der zentralen Tumornekrose können auch mehrere kleine Tumorblutungen vorhanden sein, die nach Kontrastmittelgabe ebenfalls von einem dichten Kontrastmittelring eingeschlossen sein können.

13.4 Spontane intrazerebrale Hämatome bei therapeutischer Beeinflussung der Blutgerinnung

Intrazerebrale Blutungen sind neben subduralen und epiduralen Hämatomen die gefürchtetsten Komplikationen der Therapie mit Antikoagulanzien und Fibrinolytika. Nach den intrazerebralen Hämatomen bei Hypertonie und den Hämatomen unbekannter Ätiologie liegen sie mit einer Häufigkeit von ca. 7% noch knapp vor den intrazerebralen Blutungen nach Aneurysmaruptur (Tabelle 30). Über Häufigkeit und Verlauf dieser Therapiekomplikation existiert eine umfangreiche Literatur (Christiaens 1980; Gänshirt u. Haack 1983; Gaudel u. Fouchard 1979; Gehrmann 1971; Kaps u. Schütz 1983; Klinler 1966; Liebermann et al. 1978; Petrov u. Bonnel 1975; Reinhard u. Huber 1982; Silverstein 1979; Snyder u. Renaudin 1977).
Wie groß die Chancen einer Hirnblutung für Kranke sind, die sich einer Langzeitbehandlung mit Kumarinderivaten unterziehen, läßt sich global nur schwer abschätzen. Die meisten, die später an einer intrazerebralen Blutung erkrankten, haben eine Hypertonie und/oder vorausgegangene TIA oder kleinere Hirninfarkte bzw. Herzinfarkte, so daß bei diesen Kranken das Risiko einer Hirnblutung schon von vornherein erhöht ist (s. Kap. 12.2). Nach Baker et al. (1962) ist das Risiko allein für Hypertoniekranke unter oraler Langzeitmedikation um den Faktor 2,4 erhöht. Die Häufigkeit meist letaler intrazerebraler Blutungen unter Patienten mit zerebrovaskulären Erkrankungen, die Antikoagulanzien einnehmen, soll sogar 2–22% pro Jahr betragen (Levine u. Hirsh 1986). Ob orale Antikoagulanzien für sich alleine schon einen eigenständigen Risikofaktor darstellen, ist bisher unentschieden. Das heißt, auf Grund der geringen Fallzahlen ist bisher nicht zu entscheiden, ob normotone Kranke ohne zerebrovaskuläre Erkrankungen unter der Langzeitbehandlung bsw. mit Marcumar öfters eine intrazerebrale Blutung bekommen (Kase et al. 1985) (s. Kap. 12.2).
Ein, wenn auch schwaches Argument dafür, daß Hirnblutungen unter medikamentöser Hemmung der Blutgerinnung einen eigenen Hämatomtyp darstellen, ist die Tatsache, daß vergleichsweise wenige Stammganglienblutungen und mehr Lobärhämatome auftreten. So betrug das Verhältnis Stammganglienblutungen

zu Lobärhämatomen bei den von Bewermeyer et al. (1984) untersuchten Patienten 3:1 entsprechend 2,3:1 unter den eigenen Kranken zugunsten der Lobärhämatome. Im Gegensatz dazu überwiegen in der repräsentativen Studie von Kase u. Mohr (1986a) die Stammganglienblutung im Verhältnis von 2,6:1 gegenüber den Lobärhämatomen (Tabelle 17).

Die Hirnblutungen treten unabhängig von der Dauer der Antikoagulanzienbehandlung auf. Das durchschnittliche Erkrankungsalter entspricht dem der hypertonischen Massenblutungen und dem der Hämatome unbekannter Ätiologie. Es besteht eine Beziehung zwischen Gerinnungsparametern und Ausbruch der Krankheit. Ein Quick-Wert zwischen 15 und 25% schließt ein Hämatom nicht aus. Ein zu niedriger Quick-Wert begünstigt Hirnblutungen (Kase et al. 1985). Dabei ist eine initiale hochdosierte Kumarinbehandlung besonders gefährlich (Coon u. Willis 1974).

Die *Letalität* der Patienten ist sehr hoch. Sie schwankt zwischen 62% (Becker u. Stammler 1983; Bevermeyer et al. 1984; Gänshirt u. Haack 1983) und 50% unter den eigenen Patienten. Die hohe Sterberate erklärt sich dadurch, daß Marcumar- bzw. Heparinblutungen im Schnitt größer sind und häufiger eine schwere Ventrikeleinbruchsblutung verursachen als andere Hämatome (Abb. 69).

Intracerebrale Hämatome unter Heparin scheinen besonders häufig während der Hämodialysebehandlung aufzutreten. Oft kommt es auch während der gleichzeitigen Therapie von Marcumar und Heparin zu Hirnblutungen. Unter vollheparinisierten Patienten ist in etwa 0,5% der Fälle mit einer solchen Komplikation zu rechnen (Conard et al. 1979; Loeliger 1980; Walker u. Jick 1980). Bei systemischen Streptokinasebehandlungen kommen in etwa 1% Hirnblutungen vor. Die meisten Hämatome treten ab dem 3. Behandlungstag auf (Duckert u. Marbert 1983; Schuster et al. 1980).

13.5 Zerebrale Amyloidangiopathie

In den letzten Jahren ist die sporadische zerebrale Amyloidangiopathie als Ursache intracerebraler Hämatome des höheren Lebensalters stark in den Blickpunkt des Interesses gerückt. Aus heutiger Sicht muß sie immer dann in Erwähnung gezogen werden, wenn im höheren Lebensalter bei normotonen Kranken Lobärhämatome auftreten. Die Diagnose wird zur Gewißheit, wenn rezidivierend, an verschiedenen Stellen des Großhirns, Marklagerblutungen vorkommen (Abb. 14 und 64).

Im Gehirn kommt Amyloid in drei Formen vor. Als amyloidhaltiger Kern in den senilen Plaques, als Amyloidablagerungen in den Gefäßwänden von Arterien und Arteriolen sowie als Amyloidablagerungen in Kapillaren und Venolen, welche sich bis in das Hirnparenchym ausdehnen und der drusigen Entartung von Scholz (1938) entsprechen. Die aufgrund ihrer starken Anfärbung in der Kongorotfärbung auch als kongophile Angiopathie bezeichneten Amyloidablagerungen in den Arterien- und Arteriolenwänden sowie die drusige Entartung werden heute unter dem Begriff zerebrale Amyloidangiopathie zusammengefaßt (Abb. 65). Terry et al. (1964) sowie Schlote (1965) wiesen elektromikroskopisch nach, daß die Amyloidablagerungen in den senilen Plaques und den Gefäßwänden der Hirnarterien vor allem aus extrazellulären Fibrinablagerungen bestehen und sich da-

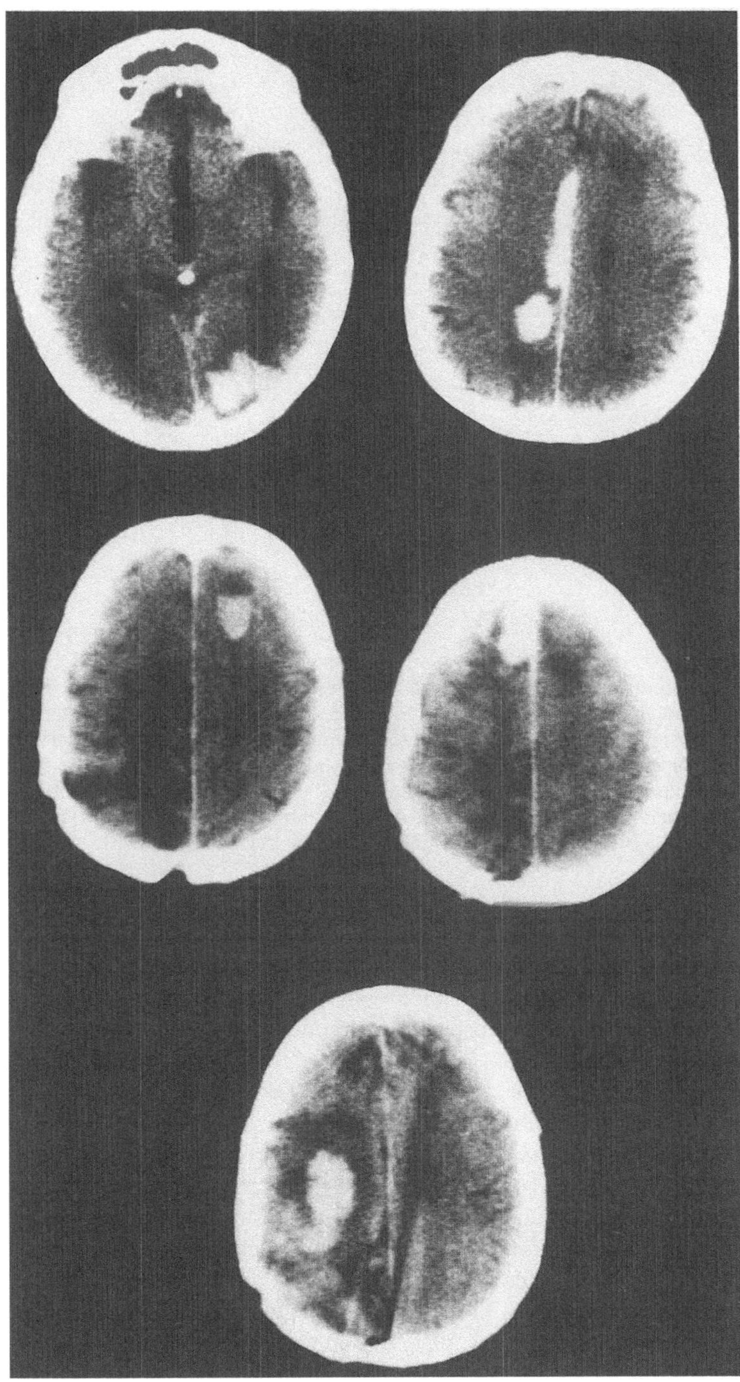

Abb. 64. Innerhalb von ca. 6 Monaten 5mal rezidivierende Lobärhämatome bei *zerebraler Amyloidangiopathie*

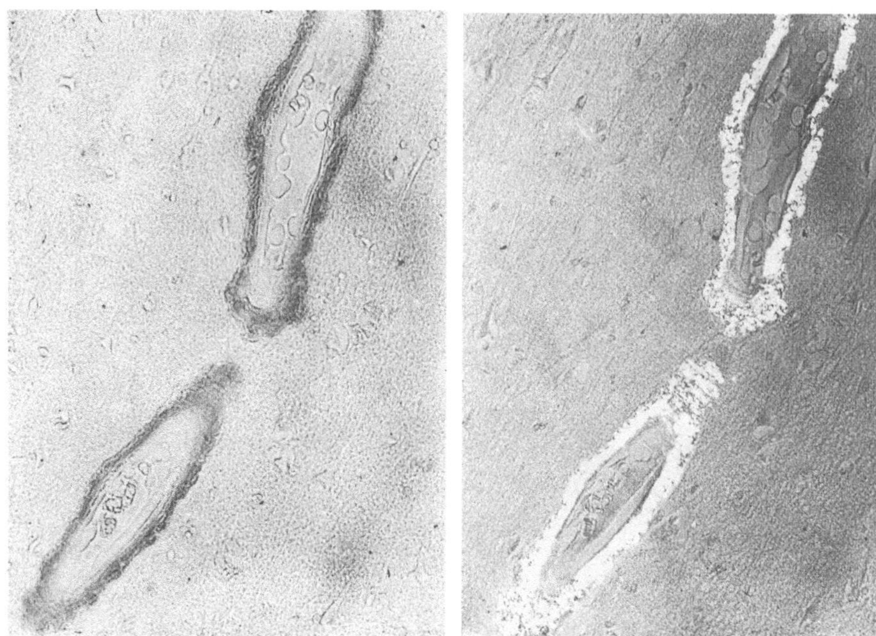

Abb. 65. Ausschnitte kortikaler Arteriolen mit *kongophiler Angiopathie*. *Links:* Kongorotfärbung im nichtpolarisierten Licht zeigt im Original rote, in der Abbildung grau-schwarze Ablagerungen von Amyloid in der verdickten Media. *Rechts:* Bei Betrachtung im polarisierten Licht im Original grüne, in der Abbildung weiß erscheinende Doppellichtbrechung des kongorot gefärbten Amyloids in der Gefäßwand (Kongorot, ca. 300fach vergrößert). (Die Abbildung wurde dankenswerterweise von Herrn Prof. Dr. med. Schachenmeyer, Institut für Neuropathologie der Justus-Liebig-Universität Gießen, zur Verfügung gestellt)

her nicht von den Amyloidablagerungen in anderen Gefäßprovinzen oder den übrigen Organen bei der generalisierten Amyloidose unterscheiden. Dennoch ist das Amyloid bei der zerebralen Amyloidangiopathie ausschließlich im Gehirn nachweisbar, so daß sich die Diagnose nicht anhand von Organbiopsien außerhalb des Gehirns sichern läßt.

Die Amyloidangiopathie der Hirngefäße ist bei älteren Menschen nicht selten. Ihre Häufigkeit nimmt ab dem 50. bzw. 60. Lebensjahr mit jeder Lebensdekade zu. Vinters u. Gilbert (1983) konnten z. B. in 36 der 80 von ihnen untersuchten Gehirnen von ihm Alter von 60–87 Jahren Gestorbenen Amyloidablagerungen an Gefäßen nachweisen. Am häufigsten und am stärksten ausgeprägt sind sie bei Patienten mit *Morbus Alzheimer* oder bei seniler Demenz vom Alzheimer-Typ. So fanden Mandybur (1975), daß 13 von 15 Kranken mit Morbus Alzheimer eine zerebrale Amyloidangiopathie hatten. In der Regel entsprechen Ausprägung und Häufigkeit der Amyloidablagerungen in den Gefäßwänden der Ausprägung und Häufigkeit von senilen Plaques (Divry 1941/42; Gilbert u. Vinters 1983; Kalyan-Raman u. Kalyan-Raman 1984).

Die Erstbeschreibung eines intrazerebralen Hämatoms auf dem Boden einer zerebralen Amyloidangiopathie geht auf Neumann zurück (1960). Es handelte sich um eine 46jährige mit schwerer Amyloidangiopathie und multiplen senilen Plaques, die an einer ausgedehnten, parietal gelegenen Hirnblutung starb. Jellinger (1977) berichtete über 8 Fälle von Hirnmassenblutungen bei zerebraler Amyloidangiopathie unter 400 autoptisch untersuchten nichttraumatischen intrazerebralen Hämatomen. In allen Fällen waren senile Plaques vorhanden. Alle Kranke waren dement. 7mal handelte es sich um Lobärblutungen, in einem Fall um ein Stammganglienhämatom. Im Gegensatz dazu hatte nur einer der 9 Kranken, die von Okazaki et al. (1979) untersucht wurden, eine Demenz. Ähnliche Ergebnisse hatten Tomonaga (1977) und Scully et al. (1983). Insgesamt besteht bei ca. 40% eine mehr oder weniger ausgeprägte Demenz. In weiteren 40% der Fälle finden sich pathoanatomische Anzeichen für einen Morbus Alzheimer bzw. einen senilen Typ der Alzheimer-Demenz, wobei jedoch viele dieser alten Menschen vor ihrem Tod psychopathologisch altersentsprechend sind oder nur sehr geringfügige psychische Veränderungen haben (Vinters 1987).

In den meisten bisher beschriebenen Fällen handelte es sich ausschließlich um Lobärhämatome. Nur ausnahmsweise wurden, wie bei Jellinger (1977), auch über Stammganglienhämatome berichtet. Die einzigen, die überwiegend Stammganglienhämatome, Hämatome des Kleinhirns und der Brücke fanden, waren bisher Lee u. Stemmermann (1978). Heute herrscht allgemein Einigkeit darüber, daß die zerebrale Amyloidangiopathie auch ausnahmsweise an Stammganglienarterien vorkommen kann und daß Stammganglienhämatome dieser Ätiologie zuzurechnen sind, wenn ein Nachweis kongophiler Ablagerungen in Arteriolen des Putamens und des Thalamus gelingt. Ganz überwiegend tritt die zerebrale Amyloidangiopathie jedoch in den leptomeningealen Gefäßen und in den kortikalen und subkortikalen Gefäßen der frontoparietalen und okzipitalen Hirnregion auf. Das Marklager, der Nucleus dentatus, Hirnstamm und Hippocampus bleiben ausgespart. Die Amyloidablagerungen sind fleckförmig und können in verschiedenen Gefäßprovinzen sehr unterschiedlich ausgeprägt sein. Obwohl die leptomeningealen Schlagadern sehr häufig betroffen sind, ist bisher kein Fall einer Subarachnoidalblutung bekannt geworden, obwohl dies durchaus denkbar wäre.

Durch das Amyloid wird die Dehnbarkeit der Arteriolen herabgesetzt. Außerdem begünstigt es offenbar die Bildung von Mikroaneurysmen (Schmitt u. Barz 1980). Die Gefäßruptur erfolgt meistens im Grenzgebiet zwischen Hirnrinde und der weißen Marksubstanz. Die Hämatome breiten sich daher im Marklager aus, zerstören jedoch auch den Kortex und können zu einer erheblichen Subarachnoidalblutung führen. Die Patienten klagen daher überdurchschnittlich häufig über heftige Kopfschmerzen und haben oft einen Meningismus (Ishii et al. 1984). Es gibt sowohl kleine, subkortikale Hämatome, als auch riesige bis an die Stammganglien reichende tödliche Hirnmassenblutungen (Kalyan-Raman u. Kalyan-Raman 1984). Typisch sind auch mehrere kleine, in der Frontoparietookzipitalregion beider Hemisphären gelegene Hämatome, die simultan oder auch in zeitlichem Abstand voneinander auftreten können (Filloux u. Townsend 1985; Finelli et al. 1984; Gilles et al. 1984: Hickay et al. 1983; Mandybur u. Bates 1978; Regli et al. 1981; Roosen et al. 1985; Schütz et al. 1983; Sobel et al. 1985; Tucker et al. 1981; Tyler et al. 1982; Wagle et al. 1984).

Wie häufig Hirnblutungen aufgrund zerebraler Amyloidangiopathie tatsächlich vorkommen, ist schwer abzuschätzen. Mollien u. Schmitt (1980) beschrieben lediglich 5 Fälle unter ca. 16 000 Obduktionen. Da außer der Autopsie und der Untersuchung von Gefäßfragmenten, die anläßlich der Ausräumung einer Blutung gewonnen wurden, kein Nachweisverfahren existiert, ist die Anzahl der bewiesenen Fälle sicherlich viel geringer, als es dem Vorkommen der Krankheit in Wirklichkeit entspricht. Eine der Gründe hierfür ist der chronische Verlauf des Leidens. Viele Betroffene bekommen im Abstand von Monaten mehrere Blutungen, die oft so blande verlaufen, daß die Patienten schließlich öfters im Pflegeheim als in der Klinik sterben.

In Island gibt es eine hereditäre Form, die ohne senile Plaques einhergeht und die schon im mittleren Lebensalter zu Hirnblutungen führen kann (Gudmundsson et al. 1972). Sonst sind Fallberichte von Kranken unter 60 Jahren selten. Die zerebrale Amyloidangiopathie selbst ist verhältnismäßig häufig. Wie schon erwähnt, betrug der Anteil der allerdings in sehr unterschiedlichem Ausmaß betroffenen Obduktionsfälle in einer repräsentativen Studie von Menschen, die im Alter von 60 Jahren und mehr gestorben waren, 45% (Vinters u. Gilbert 1983). Als indirekter Hinweis auf die Bedeutung der Amyloidangiopathie der Hirnarterien für Hämatome im höheren Lebensalter ist auch die Feststellung von Brott et al. (1986) anzusehen, daß die Häufigkeit zerebraler Blutungen mit steigendem Alter fast exponentiell zunimmt. Erschwert wird die Frage nach der Häufigkeit der Hämatome, die auf die zerebrale Amyloidangiopathie zurückgehen dadurch, daß ein Teil der Kranken gleichzeitig eine Hypertonie hat. Die einzige verläßliche Schätzung geht auf Ishii et al. (1984) zurück, die unter 60 in einer geriatrischen Klinik gestorbenen Patienten mit intrazerebralen Hämatomen 7mal (ca. 12%) eine kongophile Angiopathie diagnostizierten. Auch Vinters (1987) geht davon aus, daß nach derzeitigem Wissensstand 5–10% aller spontanen intrazerebralen Hämatome eine zerebrale Amyloidangiopathie zugrunde liegt.

Die Resistenzminderung der Gefäßwände durch das Amyloid hat zwei beachtenswerte Konsequenzen: Auf der einen Seite kann es bei der operativen Ausräumung eines solchen Hämatoms zu einer schweren unstillbaren Nachblutung kommen. Auch bei anderen Hirnoperationen kann die zuvor unbekannte zerebrale Amyloidangiopathie die Ursache einer unstillbaren Nachblutung sein (Torack 1975). Auf der anderen Seite kann die verminderte Resistenz der zerebralen Gefäßwände auch die Ursache einer schweren Hirnblutung nach einem Bagatelltrauma sein (Schmitt u. Barz 1980).

13.6 Seltene Ursachen intrazerebraler Hämatome

Unter selteneren Ursachen intrazerebraler Hämatome sind in erster Linie die hämorrhagischen Diathesen zu erwähnen. Sie machten in früheren autoptischen Serien bis zu 14% der Todesfälle aus (Mutlu et al. 1963). In neueren Untersuchungsreihen liegt ihre Häufigkeit jedoch nur zwischen 1 und 2% (Tabelle 30).

Unter den hämorrhagischen Diathesen, die Hirnblutungen verursachen, spielt die *Leukämie* die größte Rolle. Früher starb ein Drittel der Kranken mit akuter Leukämie an Hirnblutungen (Achenbach 1972). Durch die therapeutischen Fortschritte der letzten Jahre sind solche Hämatome heute jedoch selten geworden. Dennoch werden immer wieder Fälle mit schweren, sogar multiplen intrazerebralen Hämatomen mitgeteilt (Kelly et al. 1985). Die Gefahr einer Hirnblutung ist am größten bei akuter myeloischer Leukämie, vor allem im Myeloblastenschub und bei chronischer myeloischer Leukämie. Ganz selten kommt es auch bei chronischer lymphatischer Leukämie zu Hirnblutungen. Die Blutungen entstehen auf drei verschiedenen Wegen. Der häufigste pathophysiologische Mechanismus ist die Tamponade kleinerer Marklagergefäße durch Leukozytenaggregate. Dadurch entsteht eine Leukostase. Die Proliferation dieser Leukozyten destruiert daraufhin die Gefäßwände und führt zum Blutaustritt ins Hirnparenchym. Die zweite Möglichkeit besteht darin, daß durch Infiltration des Knochenmarks eine Thrombozytopenie eintritt. Die dritte Möglichkeit ist eine Hirnblutung im Rahmen einer Verbrauchskoagulopathie (Pedal u. Oehmichen 1982). Auch bei einer akuten Myelofibrose können über die Thrombozytopenie schwere Hirnblutungen entstehen (Markel et al. 1986).

Die *Hämophilie* prädisponiert ebenfalls zu Hirnblutungen, wenngleich hier häufiger Subdural- und Epiduralhämatome vorkommen sollen (Bennett u. Sills 1978; Newland et al. 1979). Auch erworbene Thrombopathien wie der Morbus Werlhof und die hereditäre Thrombasthenie Naegeli-Glanzmann können mit Hirnblutungen einhergehen. Eine unserer Kranken mit Morbus Werlhof hatte zwei simultane Lobärhämatome, die sie ohne ausgeprägte Defekte überlebte. Kürzlich wurde auch der seltene Fall eines intrazerebralen Hämatoms bei Isoimmunthrombozytopenie mitgeteilt (Liechty et al. 1986).

Auch *erworbene Gerinnungsstörungen,* wie z. B. die Verbrauchskoagulopathie nach septischem Schock, können zu Hirnblutungen führen. Hier finden sich entsprechend der disseminierten intravasalen Gerinnung sowohl thrombotische Hirnarterienverschlüsse mit ausgedehnten Hirninfarkten als auch kleinere oder größere, oft multilokuläre intrazerebrale Hämatome (Schwartzman u. Hill 1982). Das gleiche gilt für die Hemmkörperhämophilie, beispielsweise bei Lupus erythematodes. Auch medikamentös-toxische Thrombopenien können durch Hirnblutungen kompliziert werden (Lasch u. Schöndorf 1980).

Intrazerebrale Blutungen sind auch eine Komplikation der *Eklampsie,* auch wenn keine disseminierte intravaskuläre Gerinnung bzw. Verbrauchskoagulopathie besteht. Nach Sheehan u. Lynch (1973) sind in 10–60% aller tödlich verlaufenden Eklampsien Hirnblutungen vorhanden. Bei nichtletalen Verläufen ist ihre Häufigkeit bisher unbekannt. Je nach Schwere der Eklampsie handelt es sich um petechiale oder kleine fleckförmige kortikale Blutungen, die zu größeren bilateralen kortikalen bzw. subkortikalen Hämatomen konfluieren können, oder um größere singuläre Hämatome der weißen Substanz. Offenbar kommen auch große Stammganglienblutungen vor. Beck u. Menezes (1981) berichteten von einer Eklampsiekranken mit okulomotorischen Störungen, beidseitigem Papillenödem und retinalen Blutungen, bei der im CT neben den beiden Vorderhörnern große, in den Liquorraum hineinragende, subependymale Blutungen erkennbar waren. Die Ursache der Hirnblutungen bei Eklampsie ist unbekannt.

Seit Einführung der hochauflösenden Geräte in die kraniale Computertomographie sind multiple, bilaterale, kortexnahe oder subkortikal lokalisierte Hämatome in erster Linie verdächtig auf venöse Stauungsblutungen bzw. hämorrhagische Infarkte im Rahmen einer zerebralen *Sinus-* und *Hirnvenenthrombose* (Beal et al. 1982). Eine venöse Thrombose wird noch wahrscheinlicher, wenn auch bilaterale neurologische Ausfälle auftreten, wenn eine Bewußtseinsstörung oder epileptische Anfälle hinzutreten und wenn die Hämatome im CT größer werden (Busse 1980 b). Ein weiteres, sehr typisches Erkennungsmerkmal ist die dreieckige Kontrastmittelaussparung ("empty-delta-sign") im Sinus sagittalis superior bzw. der Confluentia sinus. Die Ausdehnung und Lokalisation der hämorrhagischen Infarkte entspricht dem Einzugsgebiet der thrombosierten Venen bzw. des thrombosierten Sinus. Da am häufigsten der Sinus sagittalis superior betroffen ist, befinden sich die hämorrhagischen Infarkte meistens beidseits frontodorsal, parietal oder okzipital. Durch Ruptur größerer venöser Kollateralen können auch massive intrazerebrale oder subdurale Hämatome auftreten (Krücke 1971; Noetzel u. Jerusalem 1965).

Sowohl die bakteriellen, die luetischen, die tuberkulösen oder auch die durch Pilze verursachten *Entzündungen der Hirnarterien,* als auch die Immunerkrankungen können zu einer Resistenzminderung der Gefäßwände und damit zu einer Hirnblutung führen (Graham 1984). Absiedelungen von Bakterien oder Pilzen können innerhalb kurzer Zeit ein mykotisches Aneurysma bilden, das, falls eine spezifische Therapie nicht erfolgt, rupturieren und eine Hirnmassenblutung verursachen kann (Simmons et al. 1980). Beim Lupus erythematodes und der Panarteriitis nodosa führen Entzündungen der Gefäßwände vor allen Dingen zu einer Lungeneinengung und so zu einem ischämischen Hirninfarkt. Dennoch kommen, wenn auch selten, intrazerebrale Hämatome vor (Dorndorf 1983).

Eine Sonderstellung unter den Immunvaskulitiden scheint die *Wegener-Granulomatose* einzunehmen. Es handelt sich hierbei um eine nekrotisierende Vaskulitis des oberen Respirationstrakts, der Lunge und der Nieren, die in über 50% der Fälle zu einer Beteiligung des peripheren oder zentralen Nervensystems führt (Drachmann 1963). Die häufigsten neurologischen Symptome sind Polyneuritis bzw. Mononeuritis multiplex und granulomatöse Veränderungen an Gehirn und Rückenmark sowie an den peripheren Nerven. Die zerebrale Vaskulitis, die in etwa 5% der Fälle vorkommt, endet meist mit einer tödlichen intrazerebralen Massenblutung (Anderson et al. 1975; Hearne u. Zawada 1982).

Auch bei der *Moyamoya-Krankheit* kommen schwere Hirnblutungen und Subarachnoidalblutungen vor. Sie wurde 1957 erstmals von Takeuchi u. Shimizu in Japan diagnostiziert, wo sie auch wesentlich häufiger als in Europa vorkommt. Im Rahmen dieses Leidens treten spontane, über Jahre hinweg progrediente Verschlüsse der vorderen Anteile des Circulus arteriosus Willisi auf. Sie führen zu supraklinoidalen Karotisverschlüssen und doppelseitiger Okklusion der A. cerebri media. Die Gefäßverschlüsse werden durch ein Netz kleiner Arteriolen umgangen, welche im Arteriogramm als typisches netzförmiges Kollateralsystem erscheinen. Da sowohl Kinder als auch Erwachsene vor der Lebensmitte betroffen sind und arteriosklerotische Veränderungen fehlen, wird eine entzündliche Genese angenommen. Während des jahrelangen Krankheitsverlaufs können rezidivierende Hirninfarkte sowie intrazerebrale Hämatome und Subarachnoidalblutungen auftreten. In einer autoptischen Übersicht von Oka et al. (1981) hatten 14 von 19 Patienten schwere letale Hirnblutungen in den Stammganglien, dem Thalamus, dem Hypothalamus, den Pedunculi cerebri und dem Mittelhirn. Nur in 4 Fällen bestanden ausgedehnte Hirninfarkte. Als Ausgangsort der Hirnblutungen konnten kleine, dilatierte, wandschwache Kollateralarterien identifiziert werden.

Als Restsymptome früherer kleinerer Hirnblutungen waren in der Nähe der dünnwandigen Kollateralen auch ältere, kleinere hämorrhagische Zysten vorhanden. Gelegentlich sind auch Aneurysmen als Blutungsquellen vorhanden (Sato et al. 1984; Serdaru et al. 1980).

Ganz selten kann auch ein *Blitzschlag* zu einer Hirnblutung führen (Mann et al. 1983). Bisher sind erst zwei computertomographisch gesicherte Fälle mitgeteilt worden. Wahrscheinlich sind jedoch solche Hirnblutungen häufiger, als bisher angenommen wurde. In beiden Fällen kam es neben einem tagelang anhaltenden Koma und einem Atem- und Herzstillstand auch zu einer schweren Hemiparese, als deren Ursache sich im CT eine oder mehrere mittelgroße Stammganglienhämatome fanden. Die Ursache dieser Hämatome ist unbekannt. Diskutiert werden eine direkte mechanische Parenchymschädigung und eine Gefäßschädigung infolge des enormen lokalen Temperaturanstiegs. Interessanterweise wird auch eine Blutung infolge eines kurzzeitigen extremen Blutdruckanstiegs aufgrund einer starken Vasokonstriktion vermutet (Stanley u. Suss 1985; Tribble et al. 1984).

Extrem seltene Blutungsursachen sind das *Sturge-Weber-Syndrom* (Angiomatosis encephalotrigeminalis) und die heriditäre Teleangiektasie Morbus *Osler-Weber-Rendu,* bei dem neben multiplen kutanen und viszeralen auch zerebrale kapilläre Teleangiektasien vorkommen (Jellinger 1986; Waller et al. 1976).

Auch *Vorhofmyxome* können Hirnblutungen verursachen. Der Mechanismus ist folgender: Bruchstücke des Vorhofmyxoms embolisieren kleine Hirnschlagadern. Die Myxomzellen wachsen in die Gefäßwände ein und führen zu einem innerhalb von Tagen größer werdenden Aneurysma (Roeltgen et al. 1981). Schließlich rupturiert das Gefäß. Bisher wurden nur wenige solcher Fälle beschrieben, darunter befand sich auch eine Kranke, bei der das Myxom erst diagnostiziert wurde, nachdem sich im operativ ausgeräumten Koagel ein myxomatöser Embolus fand (Macaulay et al. 1985).

Blutungen in Syringomyeliehöhlen sind seit Gowers (1904) bekannt. Bisher wurde jedoch nur ein Fall einer spontanen, möglicherweise durch heftiges Husten ausgelösten letalen Blutung in eine *Syringobulbiehöhle* mitgeteilt. Als Mechanismus wird die Ruptur eines der dünnwandigen im lockeren Gewebe um die Syringobulbiehöhle herum gelegenen Gefäße angenommen (Roig et al. 1982).

Postoperative intrazerebrale Hämatome kommen bei etwa 10% aller Kraniotomien vor. Unter über 1 000 Patienten mit Hirnoperationen befanden sich nach Fukamachi et al. (1985) 41 (4%) Kranke mit mittelgroßen und großen intrazerebralen Blutungen. In 15 (1,4%) Fällen wurde dieses Hämatom nicht überlebt bzw. hatte die Blutung einen erheblichen Defekt zur Folge. Die Ursachen der postoperativen intrazerebralen Hämatome sind unkontrollierte Blutungen in unübersichtlichen (blinden) Arealen, Blutungen aus verbliebenen Tumorresten, Hirnschädigungen durch Druck oder Zug, Gefäßverletzungen durch Nadelstiche, vorzeitige Aneurysmarupturen, hämodynamische Veränderungen nach Tumorentfernung und postoperativer Blutdruckanstieg mit nachfolgendem Putamenhämatom.

14 Analyse der letalen Faktoren

Die Sterberate der spontanen intrazerebralen Blutungen liegt derzeit zwischen 35 und 40% (Douglas u. Haerer 1982; Hungerbühler et al. 1983; Schütz 1985 a). Im Vergleich dazu lag die Letalität der Patienten der Mayo-Klinik in den Jahren 1975–1979 mit 44% etwas höher (Drury et al. 1984; Whisnant 1984). Die im Vergleich zu Studien aus der Vor-CT-Ära immer noch relativ niedrige Sterberate von 58% einer prospektiven kanadischen Studie über Hämatompatienten zwischen 1975 und 1980 wird dadurch relativiert, daß nur Patienten gezählt wurden, die in der dortigen Intensivstation behandelt wurden und weniger schwer Kranke unberücksichtigt blieben (Silver et al. 1984). Ein Trend zu einer noch günstigeren Prognose deutet sich in der überraschend niedrigen Letalität von 26–28% in einer israelischen und zwei deutschen Studien an (Herold et al. 1982; Neumann u. von Albert 1983; Steiner et al. 1984), der auch von Helweg-Larsen et al. (1984) bestätigt wurde.

Bei der Analyse der letalen Faktoren ist zu berücksichtigen, daß der tödliche Ausgang einer Hirnblutung durch mehrere, sich überschneidende pathophysiologische Mechanismen beeinflußt wird. Die Rolle der kardiovaskulären Erkrankung wurde bereits erwähnt (s. Kap. 12.2). Die drei entscheidenden Variablen

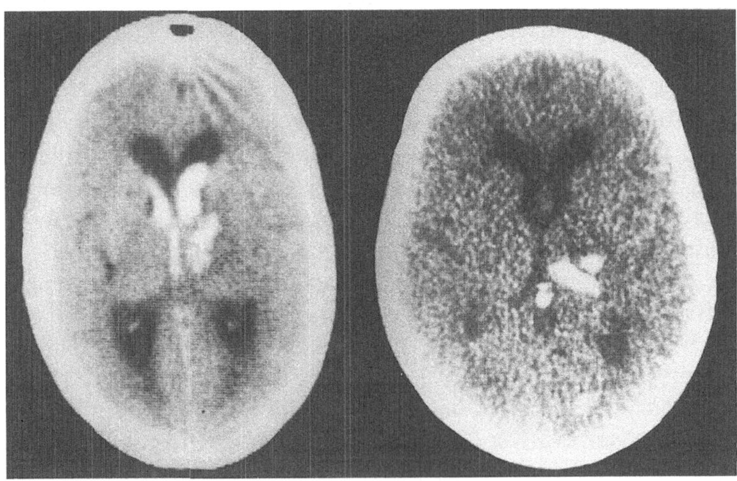

Abb. 66. Wenn das intrazerebrale Hämatomvolumen, das bei beiden Thalamushämatomen ca. 10 ml beträgt, als einziges prognostisches Kriterium herangezogen wird, so bleibt unberücksichtigt, daß im linken CT auch eine ausgedehnte Ventrikeleinbruchsblutung besteht, welche die Prognose zusätzlich verschlechtert

sind jedoch das Volumen der Blutung, die Lokalisation des Hämatoms und die Schwere der Ventrikeleinbruchsblutung.

Wenn alleine die Beziehung zwischen Letalität und dem intrazerebralen Hämatomvolumen untersucht wird, wie dies in vielen Fällen unternommen wurde (s. u.), so bleibt unberücksichtigt, daß z. B. ein Kleinhirnhämatom mit einem Volumen von 20 ml viel bedrohlicher ist, als ein 20 ml großes Lobärhämatom oder eine gleich große Thalamusblutung. Das gleiche gilt für die Ventrikeleinbruchsblutung. Wenn nur das intrazerebrale Hämatomvolumen verglichen wird, so bleibt unbeachtet, daß viele Patienten (Abb. 66) zusätzlich eine bedrohliche Ventrikeleinbruchsblutung haben, welche die Prognose natürlich wesentlich verschlechtert. Im folgenden werden daher die verschiedenen pathophysiologischen Mechanismen der intraparenchymalen und intraventrikulären Blutung besprochen. Danach wird die Rolle der einzelnen letalen Faktoren an einer Gruppe ausgewählter Patienten mit vergleichbaren Merkmalen analysiert.

14.1 Hämatomvolumen

Während der Entstehung des Hämatoms ist der Kranke vor allem durch den Volumenzuwachs im intrakraniellen Raum und dem dabei rasch ansteigenden Hirndruck gefährdet. Steiner et al. (1975) konnten die pathophysiologischen Vorgänge während einer Hirnblutung im Tierexperiment nachahmen. Versuchstieren wurde dazu durch einen Shunt Blut aus der Femoralarterie unter arteriellem Druck in den Frontallappen oder den Seitenventrikel geleitet. Die Folge war ein rascher Anstieg des intrakraniellen Drucks, der innerhalb weniger Minuten fast die Höhe des mittleren arteriellen Drucks erreichte. Bei diesem Druck sistierte die künstliche Hirnblutung. Nach einem Minuten dauernden Plateau fiel der Hirndruck allmählich wieder auf ein "steady-state", das jedoch über dem Ausgangswert lag. Während der Blutung traten eine schwere zentrale Atemstörung, eine Abflachung des EEGs und EKG-Veränderungen auf. Außerdem kam es bei den meisten Versuchstieren zu einem Anstieg des systolischen Blutdrucks im Sinne eines *Cushing-Reflexes*. Im Durchschnitt stieg der systolische Druck auf 250 mm Hg. Einzelne Versuchstiere erreichten bei einem entsprechenden Anstieg des Liquordrucks auf Höhen über 300 mm Hg Spitzenwerte von 350 mm Hg systolisch. Der Tod der Versuchstiere trat ein, wenn der Hirndruck nach wiederholten Blutinjektionen die Höhe des systolischen Blutdrucks erreichte und die Atmung sistierte bzw. wenn im Falle beatmeter Versuchstiere ein zentrales Kreislaufversagen eintrat.

Dennoch scheint nur der unmittelbar im Anschluß an eine Hirnblutung erfolgende Hirntod ausschließlich durch den akuten Anstieg des intrakraniellen Drucks verursacht zu sein (Janny et al. 1978). Klinische Messungen des Liquordrucks während der ersten beiden Krankheitswochen ergaben z. T. sehr widersprüchliche Ergebnisse. Einige Autoren berichteten, daß bis zu 90% ihrer Kranken, die sich klinisch kontinuierlich verschlechterten, zwischen dem 2. und 8. Krankheitstag einen erhöhten Hirndruck mit Werten bis 100 mm Hg hatten (Beks 1980; Brawanzki et al. 1983; Ropper u. King 1984). Im Gegensatz dazu fand die Arbeitsgruppe um Janny u. Papo unter ihren Patienten zwar immer eine enge Beziehung zwischen der Schwere der initialen Bewußtseinsstörungen und der Letalitätsrate, dagegen hatte nur die Hälfte der komatösen Kranken einen erhöhten intrakraniellen Druck. Die übrigen waren trotz normalem Hirndruck komatös und starben unter den Symptomen des zentralen Todes. Die Autoren konnten daher unter ihren Kranken keine Beziehung zwischen der Bewußtseinsstörung und der Höhe des intrakraniellen Drucks herstellen. Die Höhe des Hirndrucks hatte auch keinen sicheren Einfluß auf die Überlebensrate. Sie schlossen daraus, daß Koma und Hirntod der Kranken ohne erhöhten intrakraniellen Druck durch eine schwere Störung der zerebralen Mikrozirkulation, des Liquorflusses und durch eine Unterbrechung lebenswichtiger neuronaler Verbindungen verursacht wurden (Janny et al. 1982; Papo et al. 1979). Ähnliche Erfahrungen teilte eine japanische Autorengruppe mit, die zwar ebenfalls eine Senkung der regionalen Hirndurchblutung in 13 von 14 Fällen mit großen intrazerebralen Hämatomen feststellten, jedoch keine Korrelation zwischen regionaler Hirndurchblutung und Hirndruck (Tazawa et al. 1981).

Eindeutiger sind dagegen die Meßergebnisse der regionalen Hirndurchblutung. Hirndurchblutungsmessungen unter Kranken mit intrazerebralen Hämatomen ergaben eine Abnahme der Hirndurchblutung in der betroffenen Hemisphäre, gleichgültig, ob das Hämatom subkortikal oder in den Stammganglien lokalisiert war (Jaffe et al. 1970; Kawakami et al. 1974; Paulson 1971). Die Durchschnittswerte korrelierten mit der Hämatomgröße und der Schwere der Bewußtseinsstörung. Ein krasses Beispiel gestörter Hirndurchblutung vermittelte Overgaard (1980), der im Falle eines ca. 100 ml großen, temporoparietal gelegenen Hämatoms in 16 halbringförmig um die Blutung angeordneten Bezirken eine Drosselung der regionalen Hirndurchblutung auf Werte unter 20 ml pro 100 g/min fand, ein Minimum, welches nur 1 h lang ohne größere Hirnschäden toleriert wird. Diese extreme Verminderung der regionalen Hirndurchblutung hielt tagelang an und wurde auch nach operativer Ausräumung des Hämatoms nicht besser.

Mendelow et al. (1984) konnten sogar zeigen, daß spontane intrazerebrale Hämatome, genau wie traumatische Blutungen, auch reversible bzw. irreversible ischämische Schäden in einem ausgedehnten perifokalen Bezirk verursachen. Bei Ratten, denen ebenfalls Blut unter arteriellem Druck in den Nucleus caudatus injiziert wurde, bestand nach der Injektion in einem Bezirk, der ca. 31% der gesamten Hemisphäre umfaßte, eine Oligämie von 25 ml pro 100 g/min, während das Hämatom selbst nur 8% der betroffenen Hemisphäre einnahm. Im Gegensatz zu den Meßergebnissen von Steiner et al. (1975) (s. o.) konnten sie jedoch während der Blutinjektion nur einen geringen Anstieg des intrakraniellen Drucks feststellen.

Einem Konzept von Cushing (1902) und Langfitt (1964) folgend, wird heute angenommen, daß die starke Verminderung der regionalen Hirndurchblutung durch den Druck des Hämatoms auf das umliegende Hirnparenchym zustande kommt. Nach diesem auch *"intracerebral squeeze concept"* genannten Mechanismus wird die Mikrozirkulation in einem weiten Bereich um das Hämatom durch den regionalen intraparenchymalen Druckanstieg stark gedrosselt (Mizukami u. Tazawa 1983). Im Gegensatz dazu vermuten Ropper u. Zervas (1982), daß die regionale Hirndurchblutung eher durch das Freiwerden vasokonstriktiver Substanzen aus dem Hämatom selbst gestört wird. Vorstellbar ist auch eine Kombination beider Effekte bzw. das Überwiegen des lokalen Hirndrucks zu Beginn und das Überwiegen der Vasokonstriktion durch Freisetzen vasoaktiver Substanzen im weiteren Verlauf.

Die ersten Ergebnisse der *Positronenemissionstomographie* lehren, daß Hirndurchblutung und Hirnmetabolismus im Bereich des Hämatoms und des perifokalen Bereichs gleich schwer gestört sind. Daraus ergibt sich, daß das Hämatom keine Laktazidose durch anaerobe Glykolyse infolge Ischämie verursacht. Der Druck des Hämatoms führt demnach zwar in einem kleinen perifokalen Bezirk zum Zelluntergang (Suzuki u. Ebina 1980), im umliegenden Hirngewebe tritt dagegen möglicherweise lediglich eine reversible Reduktion der Zellfunktion ein. Störungen der Hirndurchblutung und des Hirnmetabolismus kommen aber auch in der kontralateralen Hemisphäre vor (Kagawa 1983). Selbst wenn sich der neurologische Befund wieder normalisiert hat, werden noch Monate später im Bereich des früheren Hämatoms pathologische PET-Werte registriert (Ackermann et al. 1983).

Beziehung zwischen intrazerebralem Hämatomvolumen und Letalität

Der Anstieg des Hämatomvolumens hat eine schrittweise Zunahme der Letalität zur Folge. Gestützt sowohl auf experimentelle Untersuchungen, als auch auf die ersten Volumenberechnungen intrazerebraler Hämatome anhand von Computertomogrammen, konnten Steiner et al. (1975) erstmals nachweisen, daß die Schwere der Bewußtseinsstörung und die Größe des intrazerebralen Hämatomvolumens korrelieren. Sie fanden, daß Hämatome bis 50 ml ohne Bewußtseinsstörung toleriert werden und daß Kranke mit Hämatomen von 80–100 ml komatös werden. Sie nahmen an, daß der Hirntod eintritt, wenn das Hämatomvolumen 8–10% (ca. 125–140 ml) des gesamten intrakraniellen Raumes erreicht. In einer Reihe späterer Untersuchungen, in welchen die Hämatomgröße teilweise planimetrisch (Duff et al. 1981; Kase et al. 1982; Matsuhado u. Sakurama 1980; Steudel et al. 1983; Thomas et al. 1980), teilweise lediglich durch Messung des größten Durchmessers erfaßt wurde (Hier et al. 1977; Hungerbühler et al. 1983; Mayer et al. 1979; Nath et al. 1983; Nilson et al. 1978; Piek u. Lumenia 1983), bestätigte sich, daß die Sterberate von der Größe der Blutung abhängt. Das *kritische Hämatomvolumen* variierte zwischen den einzelnen Untersuchungsgruppen. So fanden beispielsweise Steudel et al. (1983) und Kase et al. (1982), daß sich die Überlebenschancen nichtoperativ behandelter Lobärhämatome ab 30–40 ml schnell verschlechtern, während Hämatome bis 120 ml häufig überlebt werden, wenn sie ausgeräumt werden können. Unter den neueren Studien nichtoperierter Patienten lag das kritische Hämatomvolumen bei den 106 von Hungerbühler et al. (1983) untersuchten Kranken zwischen 30 und 90 ml.

Unter den eigenen Patienten stieg die Letalität unabhängig von der Ätiologie der Blutung ebenfalls mit zunehmendem Hämatomvolumen nahezu linear an (Abb. 67). Die Sterberate erreichte bei ca. 50 ml die 50%-Grenze. Bei diesem relativ einfachen Verfahren bleiben jedoch andere letale Faktoren unberücksichtigt, wie z. B. die Frage, ob ein 50 ml großes Hämatom auch zu einer Ventrikeltamponade geführt hat oder nicht. Weiterhin bleibt bei dem Vergleich zwischen intraze-

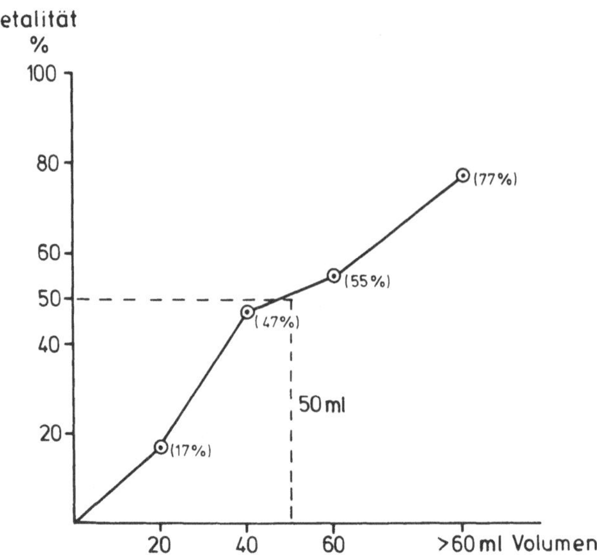

Abb. 67. Beziehung zwischen *Letalität* und intrazerebralem *Hämatomvolumen* unter 251 eigenen Patienten mit Hämatomen aller Lokalisationen. Mit zunehmendem Hämatomvolumen steigt die Letalität linear an und überschreitet die 50%-Grenze bei ca. 50 ml

rebralem Hämatomvolumen und Letalität unberücksichtigt, in welcher Hirnregion sich die Blutung befand. Um den Einfluß des Hämatomvolumens auf die Sterberate für sich alleine abschätzen zu können, wurden daher in einem weiteren Schritt nur Patienten untersucht, die eine hypertoniebedingte Hirnblutung hatten, die supratentoriell lokalisiert war und die zu keinem oder nur zu einem geringfügigen Ventrikeleinbruch geführt hatte und die älter als 60 Jahre waren. Unter diesen Bedingungen starben Kranke, die ein Hämatomvolumen von über 30 ml hatten, 4mal häufiger als Patienten mit Hämatomen kleiner als 30 ml (Tabelle 31).

Tabelle 31. Bedeutung des Hämatomvolumens als letaler Faktor

Blutvolumen	Gestorben	Überlebt
$\leq$ 30 ml	10 (13%)	67
> 30 ml	12 (54,5%)	10

14.2 Lokalisation

Die Bedeutung der Lokalisation für die Überlebenschancen ist seit langem bekannt. Unter Lobärhämatomen ist es im Hinblick auf die Sterberate bedeutungslos, in welcher Region die Blutung stattgefunden hat. Ausschlaggebend ist alleine das Hämatomvolumen. Unter den Stammganglienblutungen wird das kritische Volumen immer kleiner, je mehr sich die Blutung dem III. Ventrikel bzw. der Mittellinie nähert. Unter den Putamenhämatomen beträgt das *kritische Volumen,* d. h. die Blutmenge, ab dem die Sterberate die 50%-Grenze überschreitet, 30 ml (s. Kap. 6.2). Im Vergleich dazu steigt die Sterberate der Thalamusblutungen schon ab 20 ml über 50% (Kagawa 1983; Schütz 1985b) (s. Kap. 6.3). Eine Ausdehnung des Hämatoms in Richtung Mittelhirn ist prognostisch besonders ungünstig. Erwartungsgemäß ist das kritische Hämatomvolumen bei infratentoriellen Blutungen am kleinsten. Kranke mit pontinen bzw. pontomesenzephalen Hämatomen können überleben, wenn die Blutung kleiner als 6 ml ist. Gerade bei Ponsblutungen ist jedoch weniger die Blutmenge als vielmehr die Frage, ob das Hämatom paramedian oder im Tegmentum lokalisiert ist, von lebensentscheidender Bedeutung (s. Kap. 9). Kleinhirnblutungen können bis zu 20 ml ohne Operation überlebt werden. Die Aussagekraft der Volumenberechnung bei Hämatomen in der hinteren Schädelgrube wird jedoch durch den relativ großen Meßfehler in kleinen Volumenbereichen relativiert.

Die Rolle der *Lokalisation* als letaler Faktor überschneidet sich mit der des Hämatomvolumens. Seit langem ist zwar bekannt, daß Stammganglienblutungen eine schlechtere Prognose haben als Lobärhämatome (Aring u. Meritt 1935; Aring 1964; Dalsgaard-Nielsen 1956; Huckman u. Ramsey 1978; Hyland 1961), daß auch kleine zerebelläre Hämatome lebensbedrohlich sein können und daß Brückenblutungen nur selten überlebt werden. Dennoch ist die Berechnung der nach Hirnregion unterteilten Letalität wenig aussagekräftig, solange nicht gleichzeitig das Hämatomvolumen und die Schwere und Häufigkeit von Ventrikeleinbruchsblutungen berücksichtigt werden. So ist z. B. die Letalität der Stammganglien- und Lobärhämatome für sich betrachtet mit 33,5% bzw. 36,5% unter den eigenen Patienten praktisch identisch. Auch die Volumen-Letalitätskurve dieser beiden Gruppen ist in weiten Bereichen nahezu deckungsgleich.

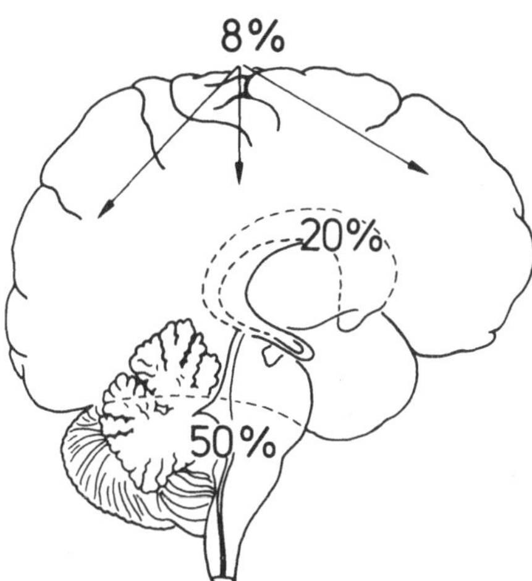

Abb. 68. Bedeutung der *Lokalisation* als letaler Faktor. Unter Patienten mit vergleichbaren Krankheitsmerkmalen (s. Text) stirbt bei einem intrazerebralen Hämatomvolumen bis zu 30 ml jeder zweite, wenn das Hämatom infratentoriell lokalisiert ist, jeder fünfte, wenn sich das Hämatom innerhalb der Stammganglien befindet jedoch nur jeder dreizehnte, wenn die Blutung in einer der Hirnlappen lokalisiert ist

Die eigentliche Bedeutung der Lokalisation wird erst klar, wenn auch hier die übrigen letalen Faktoren konstant sind. Unter den eigenen Patienten wurde daher die Bedeutung der Lokalisation für die Prognose wiederum an einer Gruppe von Kranken mit vergleichbarem Volumen, mit vergleichbarem Ausmaß der Ventrikeleinbruchsblutung, mit gleicher Ätiologie und vergleichbarem Alter untersucht. Unter der Voraussetzung, daß höchstens eine geringe Blutbeimengung im Ventrikelsystem bestand, daß die Hämatome nicht größer als 30 ml waren, daß nur hypertonische Massenblutungen untersucht wurden und die Patienten alle älter als 60 Jahre waren, starb jeder 2., wenn das Hämatom infratentoriell lokalisiert war, nur jeder 5. bei Lokalisation innerhalb der Stammganglien und nur jeder 13., wenn sich das Hämatom in einem der Hirnlappen befand (Abb. 68).

14.3 Ventrikelblutung

Der dritte letale Faktor ist die Ventrikeleinbruchsblutung. Im Tierexperiment führt die Injektion von autologem Blut in das Ventrikelsystem, je nach Menge und Injektionsgeschwindigkeit zu einem Anstieg des Liquordrucks, zur Bildung von Blutkoageln, zur Ventrikelerweiterung und schließlich zum Exitus letalis. Wird heparinisiertes Blut injiziert, steigt der Ventrikeldruck zwar vorübergehend, da sich jedoch keine intraventrikulären Koagel bilden, überlebt das Versuchstier (Miyagami et al. 1983). Kleine Mengen Blut werden im Ventrikelsystem verdünnt und regen die Liquorproduktion sogar an (Asai 1977). Je rascher und je mehr Blut sich in das Ventrikelsystem ergießt, desto schneller entstehen jedoch Koagel, desto rascher sistiert die Liquorproduktion (Pia 1959) und desto stärker steigt der Liquordruck im Ventrikelsystem an. Dies ist einer der Gründe für die hohe Sterblichkeit der unter arteriellem Druck erfolgenden schweren Ventrikeleinbruchsblutungen infolge Aneurysmaruptur (Pia 1979).

Erwartungsgemäß ist die Letalität vom Ausmaß der Blutung innerhalb des Ventrikelsystems abhängig. Eine leichte Blutbeimengung in einem Ventrikel (Haemorrhagia ventricularis) hat keinen Einfluß auf die Sterblichkeit und kann sogar die Selbstheilung des Hämatoms noch begünstigen, indem ein Teil des Blutes über das Ventrikelsystem abfließt (Pia 1968). Die partielle Blutfüllung mehrerer Ventrikel (Haematocephalus partialis) oder die Tamponade eines Seitenventrikels hat eine fragliche Prognose. Unter den eigenen Kranken starb etwa die Hälfte. Da die Sterblichkeit innerhalb dieser Gruppe aber sehr schwankte, ist eine Interferenz mit anderen letalen Faktoren anzunehmen. Die *höchste Letalität* verursacht die Tamponade von zwei oder mehreren Ventrikeln (Haematocephalus totalis) (Pia 1959, 1966, 1972, 1979; Scott et al. 1974; Weerd 1980) (Abb. 69). Die Tamponade von 2, 3 oder 4 Ventrikeln hatte unter den eigenen Patienten eine Sterblichkeit von 70–90% zur Folge. Bemerkenswerterweise wurde eine ausgedehnte Blutung in drei bzw. vier Ventrikeln jedoch jeweils von einem Patienten überlebt.

Insgesamt gesehen hat sich seit Einführung der Computertomographie erwiesen, daß die Prognose der Ventrikeleinbruchsblutung ebenfalls besser ist, als früher angenommen wurde (Gordon 1916, 1938; Little et al. 1977; Sanders 1881; Wiggens et al. 1978). Die Ansicht, daß Ventrikeleinbruchsblutungen bei Hyper-

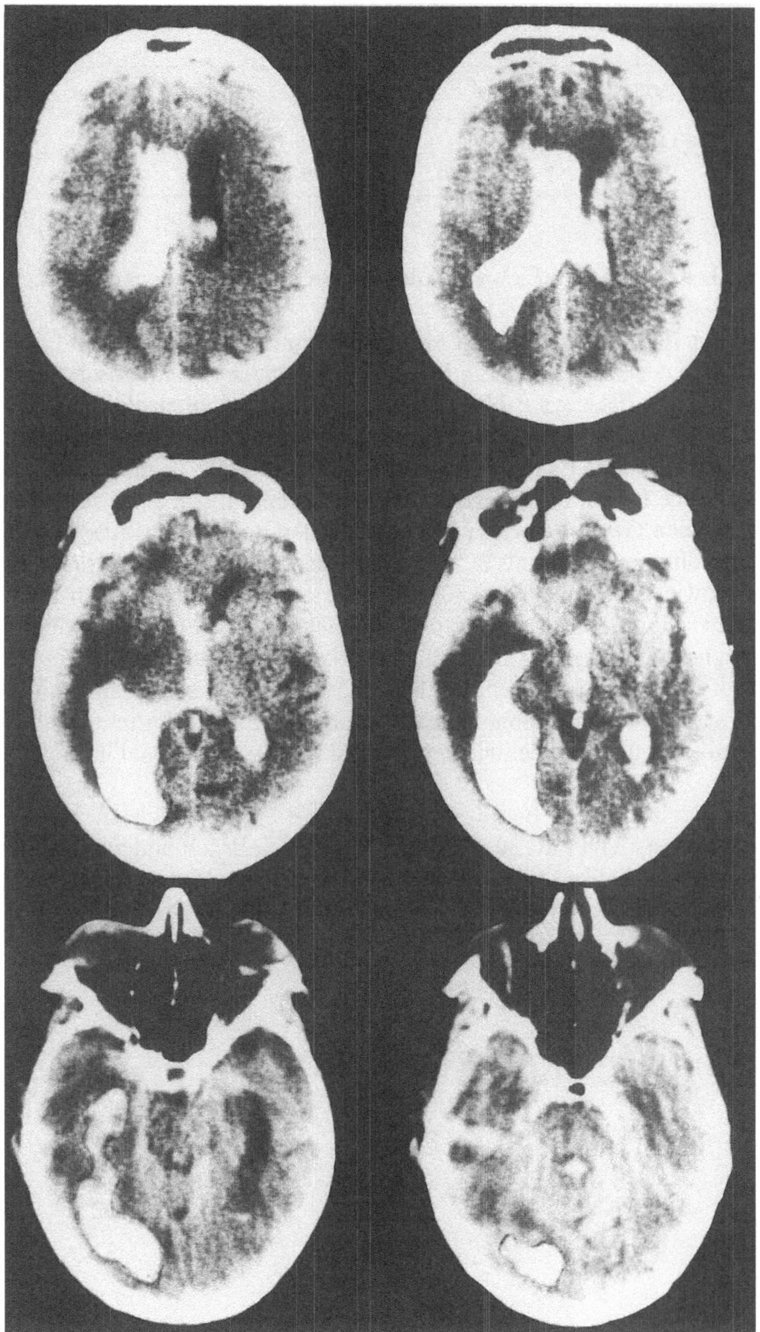

Abb. 69. Ausgedehnte, letale *Ventrikeleinbruchsblutung* mit Tamponade des I., III. und IV. Ventrikels sowie teilweiser Tamponade des II. Ventrikels bei Marcumarbehandlung

Tabelle 32. Bedeutung der Ventrikeleinbruchsblutung als letaler
Faktor

Ventrikeleinbruch	Gestorben	Überlebt
Gering oder kein	10 (13%)	67
Starker	8 (53%)	7

toniekranken häufiger tödlich verlaufen als bei Normotonen, ist ungerechtfertigt
(Weerd 1980).

Entgegen der Auffassung von McCallum et al. (1978) sowie von Graeb et al.
(1982), die der Ventrikelblutung keine entscheidende prognostische Bedeutung
zumaßen, zeigte die eigene Untersuchung, daß die Ventrikeleinbruchsblutung
sehr wohl die Prognose entscheidend beeinflussen kann. Um eine Überschnei-
dung mehrerer letaler Faktoren zu vermeiden, wurde der Einfluß der Ventrikelblutung auf die Letalität der eigenen Patienten ebenfalls in einer statistisch gesehen homogenen Gruppe überprüft. Dazu wurden nur Kranke ausgewählt, deren
Hämatomvolumen kleiner als 30 ml war. Außerdem hatten alle Kranke eine Hypertonie sowie eine supratentoriell lokalisierte Blutung und waren älter als 50
Jahre. Unter diesen Bedingungen ließ sich nachweisen, daß Kranke ohne Ventrikeleinbruchsblutung oder nur mit einer geringen Blutmenge in einem Ventrikel
im Verlauf der stationären Behandlung seltener starben, als Kranke mit mehr als
nur einer geringen Ventrikeleinbruchsblutung. Relativ zur Patientenzahl starben
Kranke mit bedeutender Ventrikeleinbruchsblutung sogar 4mal häufiger (Tabelle 32).

Unter vergleichbaren Bedingungen, d. h. bei einem Vergleich von Kranken
mit Hämatomen kleiner als 30 ml, ohne Ventrikeleinbruch und ausschließlich supratentorieller Lokalisation erwies sich, daß weder das Alter (kleiner oder größer
als 60 Jahre) noch die Hypertonie einen Einfluß auf die Prognose hatten.

15 Prognostische Parameter

Eine Reihe computertomographischer und klinischer Parameter sind von den drei letalen Faktoren Hämatomvolumen, Lokalisation und Ventrikelblutung (S. Kap. 14) abhängig. Sie erweisen sich daher als brauchbare prognostische Kriterien. Bedeutung und Wertigkeit der einzelnen Parameter werden im folgenden am Beispiel der eigenen Patienten erläutert.

15.1 Die initiale Bewußtseinslage

Es ist seit langem bekannt, daß Patienten mit initialer Bewußtseinsstörung infolge eines intrazerebralen Hämatoms häufiger sterben als wache Kranke (McKissock et al. 1959). Unter insgesamt 233 eigenen Patienten mit supratentoriellen Blutungen hatten Kranke mit größeren Hämatomen häufiger eine schwere Bewußtseinsstörung (Abb. 70). Dementsprechend ergab sich auch eine Beziehung zwischen der initialen Bewußtseinsstörung und der Letalität (Abb. 71)

Auch die Sterberate der Kranken mit infratentoriellen Hämatomen steht in Beziehung zur anfänglichen Bewußtseinslage. Sieben der zehn Überlebenden waren anfangs wach oder verhangen. Im Gegensatz dazu war nur einer der acht Gestorbenen anfangs verhangen, die restlichen Patienten waren meistens schon bei der Aufnahme komatös.

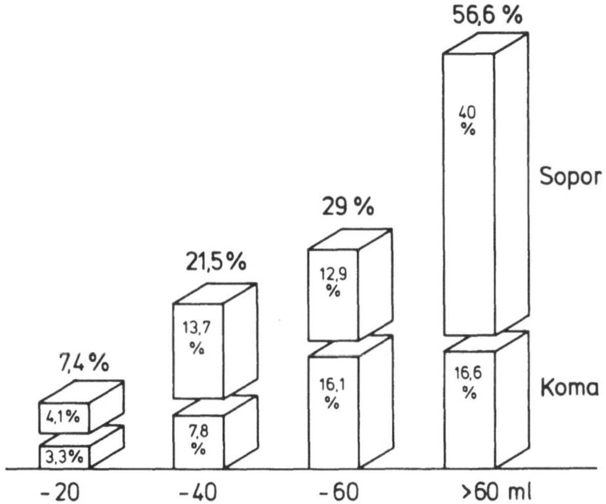

Abb. 70. Beziehung zwischen *Bewußtsein* und intrazerebralem *Hämatomvolumen*. Patienten (n = 233) mit größeren Hämatomen sind öfters soporös oder komatös (p < 0,001)

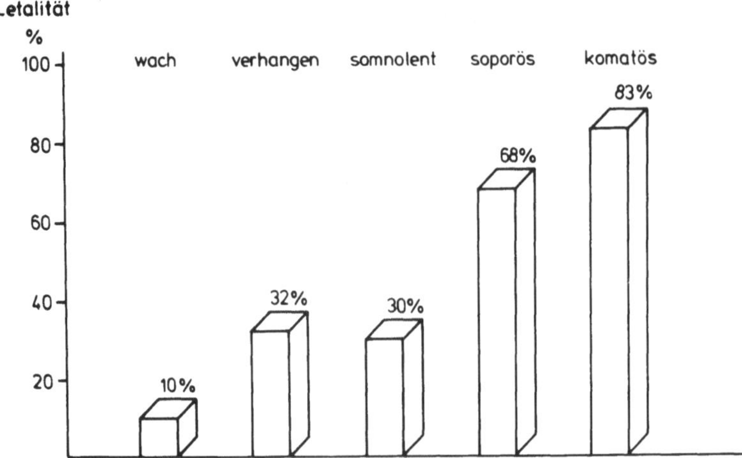

Abb. 71. Beziehung zwischen *Letalität* und initialer *Bewußtseinslage*. Patienten mit supratentoriellen Hämatomen (n = 233), die initial eine Bewußtseinsstörung haben, sterben öfters (p < 0,01)

15.2 Die Schwere der neurologischen Ausfälle insgesamt

Die Schwere der neurologischen Ausfälle wurde anhand eines Punktesystems bemessen, das im Gegensatz zur Glasgow-Coma-Scale (Jennett u. Teasdale 1976, 1977) sowohl die Schwere der Bewußtseinsstörung und den Orientierungsgrad als auch die Schwere der Paresen, der Sensibilitätsstörungen, die Schwere der Aphasie und des Gesichtsfeldausfalls berücksichtigt (s. Kap. 6). Dadurch ergibt sich die

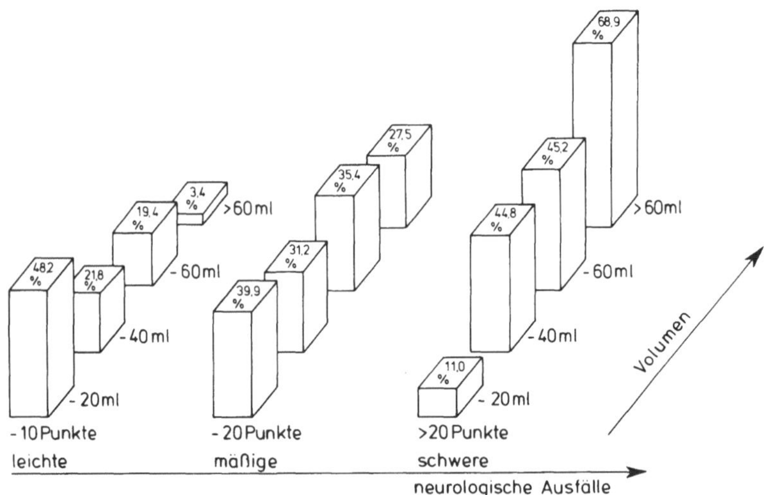

Abb. 72. Beziehung zwischen *Hämatomvolumen* und Schwere der *neurologischen Ausfälle* unter den eigenen Patienten (n = 251). Patienten mit großen Hämatomen hatten häufiger schwere neurologische Ausfälle (p < 0,001). Die neurologischen Ausfälle wurden nach dem *"rating system"* (s. S. 47) quantitativ erfaßt

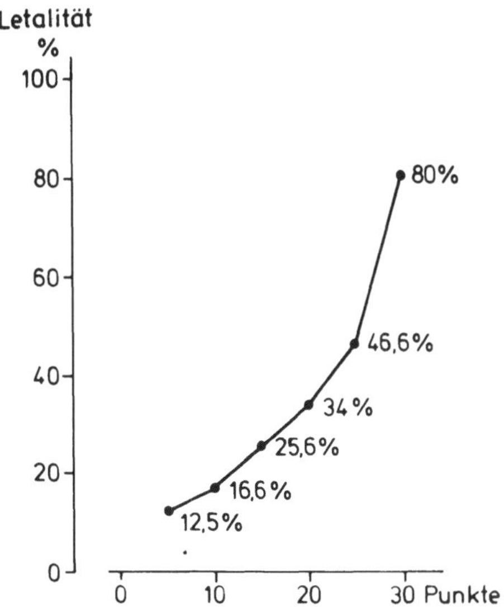

Abb. 73. Beziehung zwischen Schwere der *neurologischen Ausfälle* (initialem Score) und *Letalität*. Kranke mit schweren neurologischen Ausfällen und hohem Score sterben öfters (n = 251, p < 0,01)

Möglichkeit, sowohl die prognostische Bedeutung einzelner Symptome, als auch die Schwere der Ausfälle insgesamt zu erfassen.

Die in diesem System erreichte Punktezahl ("score") korreliert eng mit der Größe des intrazerebralen Hämatoms (Abb. 72). Patienten mit geringerer Punktezahl haben häufiger kleine Hämatome. Kranke mit mittelschweren Ausfällen und einer mittleren Punktezahl haben häufiger mittelgroße Hämatome. Patienten mit schweren neurologischen Ausfällen und einer entsprechenden Punktezahl haben öfters große Hämatome. In einem weiteren Schritt läßt sich nachweisen, daß auch die Schwere der neurologischen Ausfälle mit der Sterberate korreliert. Je schwerer die neurologischen Ausfälle sind und je höher die entsprechende Punktezahl ist, desto größer wird die Letalität. Patienten mit schweren neurologischen Ausfällen sterben häufiger als Kranke mit leichten neurologischen Ausfällen (Abb. 73).

15.3 Die Mittellinienverlagerung

Ein weiterer, einfach zu bestimmender prognostischer Parameter ist die Verlagerung der Mittellinie bzw. des III. Ventrikels im CT. Sie nimmt ebenfalls mit dem Hämatomvolumen zu und ist auch von der Lokalisation der Blutung abhängig.

Eine Verlagerung von weniger als 1 cm hat keinen Einfluß auf die Prognose. Wenn die Mittellinie um ca. 1 cm zur Gegenseite verschoben ist, muß mit einer überdurchschnittlichen Letalität gerechnet werden. Bei einer Verlagerung von mehr als 1 cm zur gesunden Seite ist in 75% der Fälle mit einem tödlichen Ausgang der Hirnblutung zu rechnen (Abb. 74).

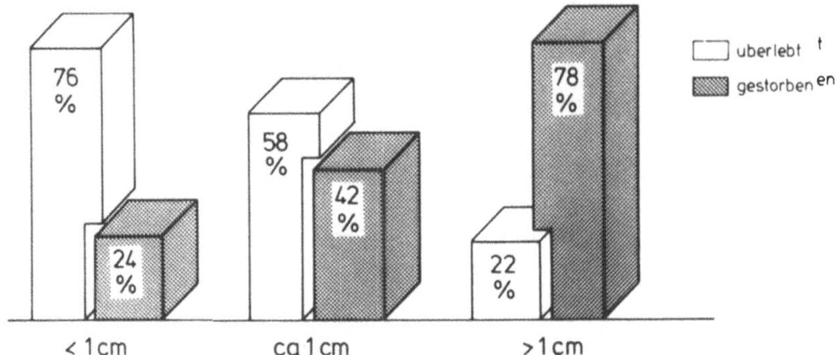

Abb. 74. Beziehung zwischen dem Ausmaß der *Mittellinienverlagerung* im Computertomogramm und der *Letalität*. Unter den eigenen Patienten (n = 233) starben diejenigen öfters, die eine Mittellinienverlagerung von 1 cm und mehr hatten (p < 0,01)

15.4 Die Kompression der perimesenzephalen Zisternen

Die Weite der perimesenzephalen Zisternen nimmt in dem Maße ab, in dem das Mittelhirn in den Tentoriumschlitz gepreßt wird. Sie ist daher ein wichtiger Hinweis auf eine drohende Hirnstammeinklemmung (Agnoli et al. 1980; Mayer et al. 1979). Das Ausmaß einer drohenden bzw. eingetretenen Hirnstammkompression durch Verlagerung mediobasaler Anteile in den Tentoriumschlitz wurde anhand der Weite der ringförmig um den Hirnstamm liegenden Cisterna pontis, Cisterna laminae quadrigeminae und Cisterna ambiens bestimmt.

Eine geringe z. B. einseitige Kompression (Grad I) hat keinen Einfluß auf die Letalität. Eine komplette ein- oder doppelseitige Kompression der basalen Zisternen (Grad II) ist prognostisch sehr ungünstig und wurde nur von einem Drittel der eigenen Kranken überlebt (Abb. 75).

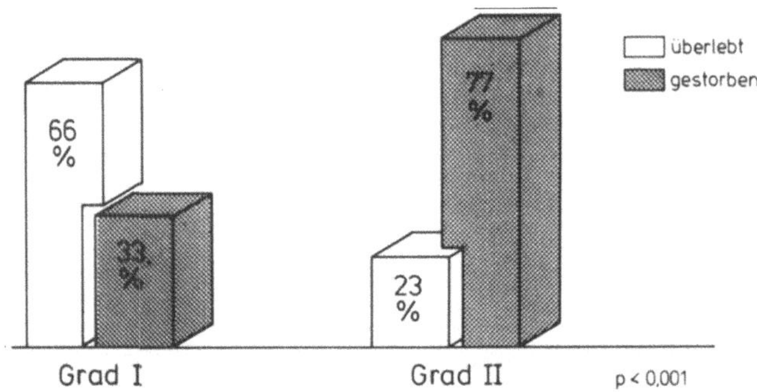

Abb. 75. Die Weite der *perimesenzephalen Zisternen* ist ebenfalls ein guter prognostischer Parameter. Kranke mit geringer Kompression der perimesenzephalen Zisternen (Grad I) sterben seltener als Kranke mit ausgeprägter Kompression (Grad II)

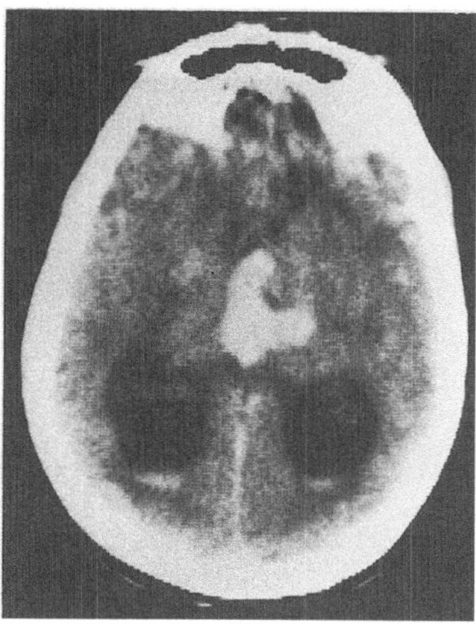

Abb. 76. Rechtsseitiges Thalamushämatom mit Tamponade des III. Ventrikels und *Stauungshydrozephalus* infolge Blockade des Foramen Monroi

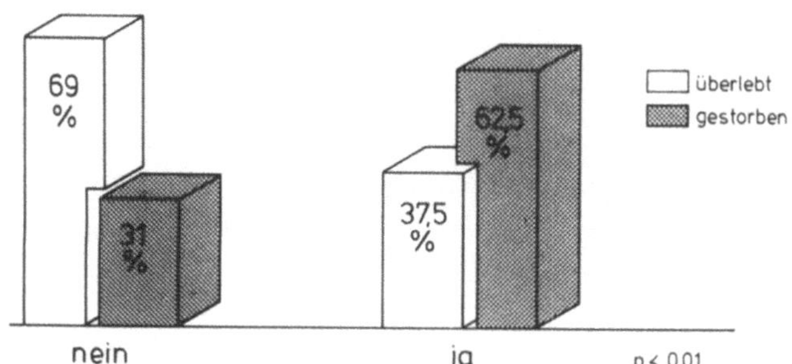

Abb. 77. Die Erweiterung einer oder mehrerer supratentorieller Ventrikel durch Behinderung des Liquorabflusses ist prognostisch ungünstig. Unter 233 eigenen Kranken mit supratentoriellen Hämatomen starben Patienten mit *Hydrozephalus* doppelt so häufig

15.5 Der Stauungshydrozephalus

Stauungshydrozephalus ist eine gefährliche und prognostisch ungünstige Komplikation infratentorieller Hämatome (s. Abb. 51 sowie Kap. 8). Auch supratentorielle Hämatome können zu einer Blockade des Foramen Monroi (Abb. 76), zu einem Aquäduktverschluß oder durch Kompression zur Abflußbehinderung aus einem der Seitenventrikel führen. Wenn unter den eigenen Patienten mit supratentoriellen Hämatomen ein oder mehrere Ventrikel gestaut waren, verdoppelte sich die Letalität (Abb. 77).

16 Die Langzeitprognose

Auch bei der Untersuchung der Langzeitprognose besteht die Schwierigkeit, daß in älteren Studien nur klinische Diagnosen möglich waren. Es ist daher anzunehmen, daß vor allem schwerere Hirnblutungen mit Einbruch in das Ventrikelsystem bzw. in den Subarachnoidalraum berücksichtigt wurden. Leichtere Fälle wurden möglicherweise oft in der Kategorie Hirninfarkte bzw. Hirnembolien mitgezählt. Daraus resultiert wahrscheinlich die katastrophale Sterberate von ca. 80% der Mayo-Klinik aus den Jahren 1945–1976 (Furlan et al. 1979; Matsumoto et al. 1973). Eine weitere Konsequenz bestand darin, daß die wenigen Überlebenden dieser schweren Hirnblutungen sicherlich auch zum Zeitpunkt der Entlassung noch so schwer betroffen waren, daß ein Teil von ihnen innerhalb der folgenden Monate starb. Die Anzahl der Überlebenden war schließlich so klein, daß sie statistisch nicht mehr ins Gewicht fiel und z. B. in dem 1982 veröffentlichten Zwischenergebnis der Framingham-Studie über die Langzeitprognose von Schlaganfallpatienten nicht mehr berücksichtigt wurde (Sacco et al. 1982).

Die wenigen Verlaufsstudien über Hämatompatienten aus der Zeit vor Einführung der kranialen Computertomographie zeigten jedoch schon damals, daß vom Zeitpunkt der Entlassung bis zum Ende des ersten Jahres nach der Hirnblutung nur etwa weitere 10% der ursprünglich Erkrankten starben. So sank z. B. die Überlebensrate der 218 in der Oxford-Studie von 1971 zusammengefaßten Hämatompatienten von 34% am Ende des 1. Monats auf 23% am Ende des 1. Jahres (Acheson u. Fairbairn 1971). Auch die Daten der Mayo-Klinik ergaben trotz der hohen Sterberate während der Initialphase, daß nach der Entlassung nur noch wenige Patienten starben. So stieg die kumulative Sterberate der allerdings nur 53 Fälle umfassenden Patientengruppe zwischen 1945 und 1954 vom Ende des 1. Krankheitsmonats bis zum Ende des 5. Jahres nach Krankheitsbeginn von 86 auf 94% (Whisnant et al. 1971). Auch die Erweiterung der Daten bis Ende der 60er Jahre ergab, daß sich die kumulative Mortalität nach überstandener Akutphase nicht mehr wesentlich von der Mortalität der Durchschnittsbevölkerung unterschied (Matzumoto et al. 1973).

16.1 Derzeitiger Stand

Drei Untersuchungen der letzten Jahre berücksichtigten die Langzeitprognose der Patienten mit spontanen intrazerebralen Hämatomen (Douglas u. Haerer 1982; Helweg-Larsen et al. 1984; Hungerbühler et al. 1983). Im Hinblick auf die Letalität während der ersten 1–2 Jahre ergeben sich für die Todesursachen und für den Grad der verbliebenen Behinderung nach Abschluß der Rehabilitationsphase in allen drei Studien relativ einheitliche Daten, welche durch die Befunde der

Tabelle 33. Prognose spontaner Hirnblutungen

	Douglas et al. (1982) (n = 70)	Hunger-bühler et al. (1983) (n = 107)	Helweg-Larsen et al. (1984) (n = 53)	Eigene Patienten (1985) (n = 251)	Gesamtzahl (n = 481)
Letalität (stationär)	28 (40%)	39 (36%)	14 (27%)	89 (35,5%)	170 (35,3%)
Letalität innerhalb von 1–2 Jahren	7 (10%)	13 (12%)	7 (13%)	32 (13%)	59 (12,2%)
Behinderungsgrad					
ADL Grad I + II	19 (27%)	36 (34%)	16 (30%)	76 (30%)	147 (30,5%)
ADL Grad III	13 (18,5%)	11 (10%)	7 (13%)	27 (10,5%)	58 (12%)
ADL Grad IV + V	3 (4,3%)	8 (7,5%)	6 (11%)	18 (11%)	45 (9,3%)

eigenen Patienten gut ergänzt werden (Tabelle 33) (Schütz 1985a). Die prognostischen Daten aller vier Untersuchungen stützen sich auf insgesamt 481 Patienten. Während der Akutphase starben 27–40%. 10–13% überlebten die nächsten 1–2 Jahre nicht, so daß die kumulative Sterberate auf knapp 50% stieg. Etwa 30% der Kranken konnten nach Abschluß der Rehabilitation ohne bzw. mit geringfügiger Beeinträchtigung wieder am täglichen Leben teilnehmen (ADL Grad I u. II, s. S. 48). Ca. 12% der Patienten blieben nach Abschluß der Rehabilitationsphase mehr oder weniger schwer behindert, konnten sich jedoch in ihrem persönlichen Bereich wieder selbst versorgen (ADL Grad III). Nur ca. 9% der Kranken blieben schwerbehindert oder ständig bettlägerig (ADL Grad IV u. V).

Nach der Entlassung ließen sich die genauen Todesursachen nur in den seltensten Fällen feststellen. Erneute Hirnblutungen kamen als Todesursache nur bei einem der eigenen Kranken vor. Unter den von Douglas und Haerer (1982) untersuchten Kranken war in keinem einzigen Fall ein erneuter zerebrovaskulärer Insult die Todesursache. Es ist anzunehmen, daß zumindest bei den Kranken mit der ursprünglichen Diagnose hypertonische Massenblutungen die *kardiovaskulären Todesursachen* an erster Stelle stehen. Kranke der eigenen Untersuchung, welche während der Verlaufsbeobachtung starben, waren außerdem im Durchschnitt älter und schwerer behindert als die Überlebenden. Das ursprüngliche Hämatomvolumen und die Lokalisation der Blutung hatten keinen Einfluß mehr darauf, ob ein Kranker nach der Entlassung starb.

Während der bis zu 6jährigen Verlaufsuntersuchung der eigenen Patienten ereigneten sich in 5 von 251 Fällen Rezidivblutungen. Ein Kranker hatte eine zerebrale Amyloidangiopathie. In 4 Fällen handelte es sich um hypertoniebedingte Hämatome. Bei einem Patienten kam es im Abstand von 3 Jahren zweimal zu rezidivierenden Kleinhirnblutungen, wobei angiographisch eine Gefäßmißbildung ausgeschlossen wurde. Zwei weitere Patientinnen hatten ebenfalls im Abstand von 2 bzw. 4 Jahren jeweils eine Stammganglienblutung auf der Gegenseite des ursprünglichen Hämatoms (Abb. 78). Ein Kranker erlitt im Abstand von 6 Jahren zweimal eine Lobärblutung an der gleichen Stelle, wobei eine Gefäßmißbildung ebenfalls ausgeschlossen wurde.

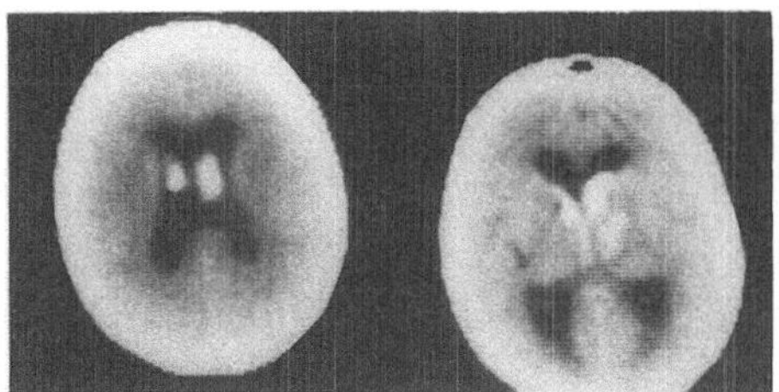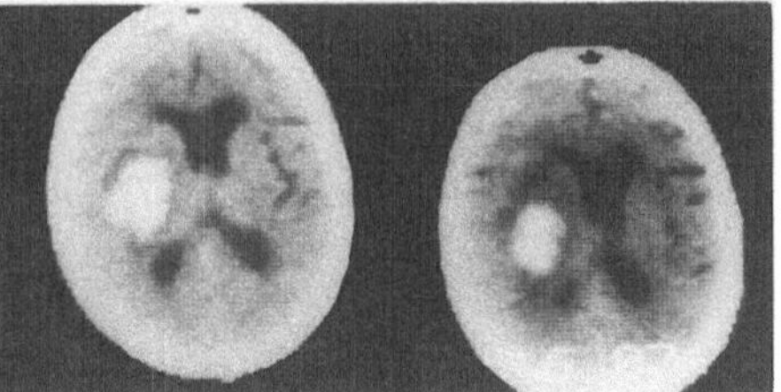

Abb. 78. Computertomogramm einer Patientin mit schwerer Hypertonie, die im Abstand von 3 ½ Jahren zweimal eine spontane intrazerebrale Blutung erlitt. *Links:* Thalamushämatom rechts mit Ventrikeleinbruch. *Rechts:* Putamenhämatom

Von den eigenen Kranken hatten die wenigen Überlebenden der totalen Stammganglienblutungen am häufigsten eine *schwere Behinderung*. Unter den Putamenhämatomen waren etwa gleich viele Schwerbehinderte und Kranke ohne oder nur mit geringer Beeinträchtigung. Etwas günstiger war das Verhältnis unter den frontalen Hämatomen. Hier überwogen die weniger oder gar nicht beeinträchtigten leicht. In der Gruppe der ehemaligen Thalamushämatome war die Mehrzahl der Überlebenden weitgehend oder vollständig rehabilitiert. In der Reihenfolge der übrigen Rehabilitationsergebnisse kamen anschließend Kranke mit früheren Kleinhirnblutungen, temporalen und parietalen Hämatomen sowie Okzipitallappenblutungen. Durchschnittlich am besten erholten sich die wenigen Kranken mit kleinen pontinen Blutungen und Patienten mit Hämatomen des Caput nuclei caudati (Tabelle 34).

Ein Vergleich der Patienten mit einheitlichen Krankheitsmerkmalen ergab, daß der Behinderungsgrad nach Abschluß der Rehabilitationsphase lediglich noch vom ursprünglichen Hämatomvolumen abhängt. Patienten mit Hämatomen über 30 ml waren auch zum Zeitpunkt der Nachuntersuchung noch schwer behindert. Zwischen Stammganglienblutungen und Lobärhämatomen war kein Unterschied mehr. Es spielte auch keine Rolle, ob ein Patient anfangs eine Ven-

Tabelle 34. Behinderungsgrad der Überlebenden nach Abschluß der Rehabilitationsphase (n = 126)

Lokalisation	Grad	ADL					Durch-schnitts-wert
	I	II	III	IV	V		
Total. Stammgl.			1 (25%)	1 (25%)	2 (50%)		4,25
Putamen	11 (36%)	1 (3%)	8 (26%)	10 (33%)			2,56
Thalamus	10 (31%)	10 (31%)	6 (19%)	5 (16%)	1 (3%)		2,28
Cap. N. caud.	4 (50%)	1 (25%)	1 (25%)				1,5
Frontal.	5 (42%)	2 (17%)	1 (8%)	2 (17%)	2 (17%)		2,5
Temporal	11 (55%)	3 (15%)	3 (15%)	3 (15%)			1,9
Parietal	3 (42%)	2 (28%)	2 (28%)				1,85
Okzipital	3 (60%)	1 (20%)	1 (20%)				1,6
Kleinhirn	4 (57%)	1 (14%)	1 (14%)		1 (14%)		2,0
Pons	2 (66%)		1 (33%)				1,6

trikeleinbruchsblutung hatte oder nicht. Auch das Erkrankungsalter hatte keinen Einfluß auf den Behinderungsgrad.

Im Gegensatz dazu ergab die Untersuchung von Helwege-Larsen et al. (1984), daß der Behinderungsgrad bei ursprünglichen Stammganglienhämatomen insgesamt am schwersten war, gleichgültig ob es sich um Putamenhämatome, Thalamushämatome oder Hämatome des Caput nuclei caudati handelte. Eine Korrelation zwischen dem neurologischen Defekt und der ursprünglichen Hämatomgröße konnten diese Autoren nicht nachweisen.

16.2 Häufigkeit und Ausmaß der erworbenen Hirnleistungsstörung

Bei der Beurteilung der Behinderung nach Schlaganfällen wurde der Einfluß der *erworbenen Hirnleistungsstörung* und der *hirnorganischen Wesensänderung* bisher nur global berücksichtigt (Adams u. Hurwitz 1963; Ostermann et al. 1985). Dies gilt besonders für spontane intrazerebrale Hämatome. Die Framingham-Studie zeigt, daß mehr als ein Drittel der Überlebenden nach einem Schlaganfall in ihrer beruflichen Tätigkeit, ihrem sozialen Verhalten und in ihrer Persönlichkeitsentfaltung beeinträchtigt bleiben, obwohl nur 9% schwerwiegende neurologische Ausfälle zurückbehalten (Gresham et al. 1979). Es ist anzunehmen, daß zumindest bei einem Teil dieser Patienten eine hirnorganische Leistungsschwäche und/oder eine hirnorganische Wesensänderung vorliegt, welche sie veranlaßt,

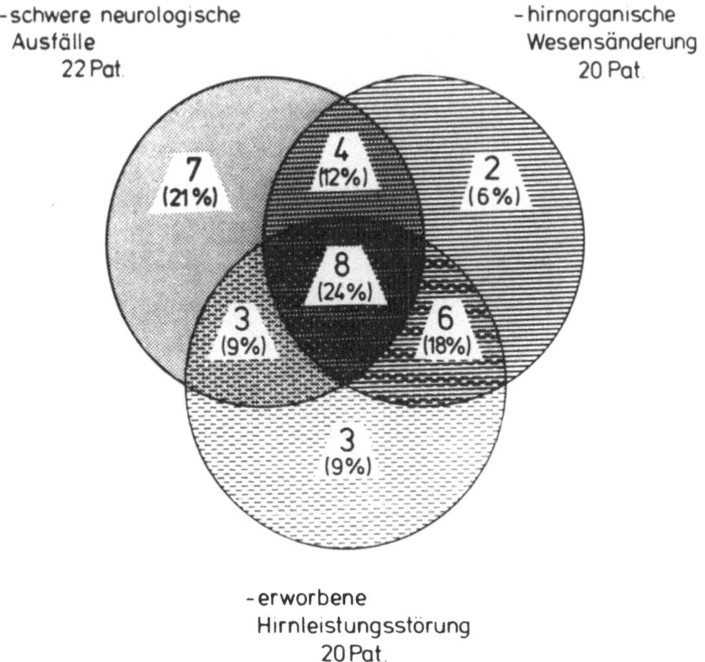

Abb. 79. Zusammensetzung des *Behinderungsgrads* bei 33 repräsentativen Kranken mit spontanen intrazerebralen Hämatomen nach Abschluß der Rehabilitationsphase (s. Text)

trotz guter Rückbildung der neurologischen Herdsymptome z. B. den Beruf aufzugeben und sich in den häuslichen Bereich zurückzuziehen.

Um das Ausmaß und die Häufigkeit der erworbenen Hirnleistungsstörung zu erfassen, wurden 69 repräsentative Kranke nach Abschluß der Rehabilitationsphase anhand einer Reihe standardisierter psychometrischer Testverfahren untersucht (Benton-Test, d_2-Test). Außerdem wurde das Vorhandensein einer ausgeprägten hirnorganischen Wesensänderung berücksichtigt. Von diesen 69 Kranken waren noch 33 behindert. Davon waren 10 (30%) ganz überwiegend auf Grund einer schweren hirnorganischen Wesensänderung und/oder wegen einer erworbenen Hirnleistungsschwäche beeinträchtigt. Lediglich 7 Kranke (21%) waren nur durch schwere neurologische Ausfälle behindert. 15 Patienten (45%) hatten sowohl schwere neurologische Ausfälle, als auch schwere hirnorganische Störungen (Abb. 79).

17 Die konservative Therapie der spontanen intrazerebralen Hämatome

Kranke mit intrazerebralen Hämatomen müssen, abgesehen von ganz kleinen Blutungen und prognostisch ungünstigen Hämatomen bei alten Menschen, auf einer neurologischen Intensivstation behandelt werden. Die Therapie muß vier hauptsächliche Gefahrenmomente berücksichtigen: den Anstieg des intrakraniellen Drucks durch Hirnödem und Liquorstau, die Störung der regionalen Hirndurchblutung und die Depression des Hirnstoffwechsels sowie sekundäre Krankheitskomplikationen. Dazu kommt ggf. die Beseitigung bzw. Behandlung einer medikamentös induzierten, erworbenen oder hereditären Blutgerinnungsstörung.

17.1 Behandlung des erhöhten Hirndrucks

Das austretende Blut und das daraus entstehende Blutkoagel üben einen mechanischen Druck auf das umliegende Hirnparenchym aus. Dadurch kommt es zu einer Störung der Blut-Liquor-Schranke. Die engen Zwischenräume der Gefäßendothelien („tight junctions") erweitern sich, so daß Flüssigkeit in den interstitiellen Raum austritt. Primär entsteht dadurch ein *vasogenes Hirnödem,* ähnlich wie bei Hirntumoren. Da durch den erhöhten Gewebsdruck, möglicherweise jedoch auch durch den Austritt vasoaktiver Substanzen aus dem Blutkoagel in weiten Bezirken eine Einschränkung der regionalen Hirndurchblutung eintritt, ist nicht auszuschließen, daß nach einiger Zeit im umliegenden Hirngewebe neben reversiblen auch irreversible ischämische Zellschäden eintreten (s. Kap. 14.1). Daher ist zumindest stellenweise zusätzlich ein *zytotoxisches Hirnödem* anzunehmen.

Das Hirnödem kann lokal begrenzt sein oder sich weiter ausdehnen. Große Hämatome und/oder ein ausgedehntes Hirnödem führen zu einer Dekompensation der Druck-Volumen-Relation im intrakraniellen Raum und zu einem allmählichen Anstieg des Hirndrucks. Epidurale Druckmessungen ergaben, daß der intrakranielle Druck zwischen dem 4. und 14. Tag erhöht sein kann (Haaß et al 1987). Wenngleich Janny et al (1978, 1982) sowie Papo et al. (1979) nach umfangreichen Messungen des intrakraniellen Drucks bei Hämatompatienten zu dem Schluß kamen, daß weder alle komatösen Patienten einen erhöhten intrakraniellen Druck haben, noch alle zentralen Todesfälle auf den erhöhten Hirndruck zurückzuführen sind (s. Kap. 14.1), stimmen die meisten Autoren heute darin überein, daß ein erhöhter intrakranieller Druck eine sehr ernste Komplikation ist. 7 von 10 komatösen Kranken, die von Ropper u. King (1984) untersucht wurden, hatten einen zum Teil stark erhöhten Hirndruck und starben, wenn das Blutkoagel nicht ausgeräumt wurde. Bei den 3 Kranken, die operiert wurden, sank der Hirndruck postoperativ.

Obwohl die kontinuierliche, z. B. epidurale Liquordruckmessung bisher nicht zur Standardüberwachung von Patienten mit raumfordernden intrazerebralen Hämatomen gehört, wird sich dies möglicherweise in Zukunft mehr und mehr einbürgern. Da die Höhe des intrakraniellen Drucks nicht immer mit der Tiefe der Bewußtseinsstörung korreliert, so daß z. B. Patienten mit Druckwerten von über 40 mm Hg durchaus noch wach sein können (Haaß et al. 1987), erlaubt die kontinuierliche Druckkontrolle einen gezielteren Einsatz antiödematöser Substanzen und erleichtert die Entscheidung, wann und bei welchen Kranken eine Ausräumung des Hämatoms erfolgversprechend ist (s. Kap. 17.5).

Steroide

Dexamethason, dem wegen seiner geringen mineralokortikoiden Wirkung und guten Liquorgängigkeit (Berndt u. Fuhrmeister 1973) der Vorzug gegenüber Hydrokortison gegeben wird, wirkt vor allem auf das vasogene Hirnödem. Das zytotoxische Hirnödem bleibt dagegen nach heutigem Wissensstand unbeeinflußt. Der pathophysiologische Wirkmechanismus der Steroide ist bisher nicht völlig aufgeklärt. Wahrscheinlich nimmt die Liquorproduktionsrate ab, so daß der Abfluß von Ödemflüssigkeit über das Ventrikelsystem zunimmt ("bulk flow") (Reulen et al. 1976). Weiterhin wird die erhöhte Gefäßpermeabilität verringert und damit der Austritt von Ödemflüssigkeit aus den Kapillaren eingeschränkt (Kullberg 1972). Bei Hirntumoren setzt die Wirkung innerhalb von 24 h ein. Extreme Liquordruckschwankungen und Plateauwellen werden seltener, der Basisdruck sinkt innerhalb von 2–3 Tagen (Alberti et al. 1978; Brock et al. 1976; Kullberg 1972; Miller u. Leech 1975). Die regionale Hirndurchblutung, die vor allem bei geschädigter Autoregulation schon während geringer Liquordruckschwankungen abnimmt, steigt erst an, wenn der intrakranielle Basisdruck sinkt (Hartmann 1983). Steroide können gut mit osmotisch wirksamen Substanzen und mit Diuretika kombiniert werden, da die Abdichtung der Blut-Hirn-Schranke den Rückstrom von Ödemflüssigkeit aus den Kapillaren in das Interstitium ("rebound-effect") einschränkt (Schütz et al. 1982).

Die Wirkung von Dexamethason auf den erhöhten intrakraniellen Druck infolge eines spontanen intrazerebralen Hämatoms wurde zwar bisher in Einzelbeobachtungen und kleinen Untersuchungsgruppen bestätigt (Schürmann u. Meinig 1979; Theodore et al. 1979). Eine kontrollierte Studie liegt bisher leider jedoch noch nicht vor. Die Behandlung von Patienten mit schweren Schädel-Hirn-Traumen brachte in der für Hirntumoren üblichen Steroiddosis nicht den gewünschten Erfolg. Erst unter hoher Dosierung registrierten Faupel et al. (1980) eine deutliche Besserung der Bewußtseinslage. In klinischer Hinsicht ist die Wirkung der Steroide bei Patienten mit malignen Hirngeschwülsten auffallender, als bei Kranken mit spontanen intrazerebralen Hämatomen. Tumorpatienten sind häufig schon nach 24–48 h wach und ansprechbar, während unter Hämatomkranken der Therapieeffekt schwerer beurteilbar ist.

Unter dem Aspekt, daß spontane Hirnblutungen in erster Linie ein vasogenes Hirnödem verursachen, ausgelöst durch den mechanischen Druck des Blutkoagels, ist die Behandlung mit Dexamethason gerechtfertigt. Neben Kranken mit Bewußtseinsstörung sollte Dexamethason auch bei wacheren Patienten angewendet werden, deren Hämatom raumfordernden Charakter hat. Nach hoher Anfangsdosis (40–100 mg Fortecortin i. v.) sollten 4–5 Tage lang 24 mg Dexamethason (3 × 8 mg Fortecortin i. v.) verabreicht werden. Danach kann die Dosis schrittweise reduziert werden. Solange keine Therapiekontrolle durch intrakranielle Druckmessung möglich ist, richtet sich die Dosierung nach dem Grad der Bewußtseinsstörung und der Raumforderung im Computertomogramm (Tabelle 35).

Osmotherapie

Die Gabe niedermolekularer, im Vergleich zum Plasma hypertoner Substanzen entzieht dem Hirngewebe bei intakter Blut-Hirn-Schranke Flüssigkeit. Solange ein osmotischer Druckgradient zwischen dem intravaskulären Raum und dem Hirnparenchym besteht, strömt Flüssigkeit in das Kapillarbett. Im Laufe von Stunden wird das hyperosmolare Plasma verdünnt. Schließlich kehrt sich der osmotische Druckgradient um, und die Ödemflüssigkeit fließt in das Interstitium zurück ("rebound-effect"). Die Infusion niedermolekularer, hypertoner Lösungen wie *Sorbit* 40%ig, *Mannit* 20%ig oder *Glyzerin* 10%ig senken beim vasogenen Hirnödem den erhöhten Hirndruck innerhalb von Minuten dramatisch. Danach folgt ein langsamer Wiederanstieg über 1–2 h. Epidurale Druckmessungen von Haaß et al. (1987) konnten dies auch bei Patienten mit intrazerebralen Hämatomen nachweisen.

Wir dosieren hyperosmoläre Lösungen in folgender Form: 3 × 100 ml Sorbitlösung 40%ig pro Tag, bzw. 3 × 100 ml Mannit 20%ig pro Tag als Kurzinfusion von ca. 20 min Dauer. Alternativ dazu können 500 ml 10%ige Glyzerinlösung über 24 h infundiert werden. 40%ige Sorbit- bzw. 20%ige Mannitlösungen können bei Patienten mit Herzinsuffizienz zum Lungenödem führen. Diese Kranken sollten entweder mit 6 × 50 ml Sorbit- 40%ig bzw. Mannitlösung 20%ig pro Tag oder besser mit Glyzerinlösung (500 ml Glycerosteril 10%ig) über 24 h behandelt werden. Wegen der erheblichen Dehydrierung sind zur Therapiekontrolle Flüssigkeitsbilanz, Kontrolle der Serumosmolalität und die Kontrolle des zentralen Venendrucks notwendig. Bei Sorbit bzw. Mannit beträgt die Höchstdosis 4 ml pro kg/Tag. Für Glyzerinlösungen beträgt die Maximaldosis 500 ml pro Tag (Tabelle 35).[1]

Die gleichzeitige Behandlung von Dexamethason und einer osmotisch wirksamen Lösung hat den Vorteil, daß sich beide Behandlungsprinzipien ergänzen: einerseits ist eine schnelle, drastische Senkung des Liquordrucks möglich, andererseits werden auf Dauer der Basisdruck geringer und extreme Druckschwankungen seltener.

Diuretika

Ob Diuretika selbst in sehr hoher Dosierung allein überhaupt eine Abnahme des intrakraniellen Drucks bewirken können, ist fraglich. Sie sollten daher nur in Kombination mit Dexamethason verabreicht werden. Das Wirkungsprinzip besteht darin, daß durch Hemmung der renalen Rückresorption von Flüssigkeit der osmotische Druck im intravaskulären Raum steigt, zu dessen Ausgleich wieder-

---

[1] Die Gegenanzeige zur Behandlung von Hirnblutungen mit Glyzerinlösung wurde in der Zwischenzeit vom Hersteller zurückgezogen.

um dem Hirngewebe Flüssigkeit entzogen wird. Dabei besteht jedoch die Gefahr, daß das Blut vorübergehend stark eindickt und die Hirndurchblutung leidet. Ein Vorteil des am meisten verwendeten Diuretikums Furosemid (Lasix) besteht darin, daß es die Liquorproduktion einschränkt und dadurch, wie Dexamethason, den Abfluß von Ödemflüssigkeit in Richtung Ventrikelsystem ("bulk flow") begünstigt. Die Kombination mit Dexamethason könnte daher die erwünschte Wirkung von Furosemid verstärken. Die übliche Dosis ist 3–4 × 10 mg Lasix und 3 × 8 mg Fortecortin pro Tag während der ersten 3–4 Krankheitstage (Tabelle 35). Die Gefahr ist jedoch auch hier die Dehydratation (s. o.).

Hyperventilation

Das Prinzip der kontrollierten Hyperventilation besteht darin, daß die Verengung der Hirnarterien und Arteriolen bei niedrigem CO_2-Partialdruck ausgenützt wird. Durch leichte, maschinell gesteuerte Hyperventilation kann über eine Vasokonstriktion eine Abnahme der intrakraniellen Blutmenge und damit eine leichte Drucksenkung erreicht werden. Durch maschinelle Kontrolle der Beatmung sollte eine leichte Hypokapnie von 30–35 mm $paCO_2$ angestrebt werden. Die Atemfrequenz sollte dabei bei 20 Zügen pro Minute liegen. Voraussetzung für den Erfolg der kontrollierten Hyperventilation ist die Ansprechbarkeit der Hirnarterien auf Änderungen des CO_2-Partialdrucks (Tabelle 35).

Lagerung

Der venöse Abflußwiderstand aus dem Schädelinnenraum ist von großer Bedeutung für den intrakraniellen Druck. Nicht nur intrakranielle Abflußhindernisse wie z. B. Sinusthrombosen können zu einer Zunahme des Hirndrucks führen, auch der venöse Rückstau vor dem rechten Vorhof bzw. in der Jugularvene kann den Abfluß des Blutes aus dem Schädel erschweren und dadurch zu einem Druckanstieg führen. Patienten mit intrazerebralen Hämatomen, bei denen auf Grund des CTs oder einer gestörten Bewußtseinslage ein erhöhter Hirndruck vermutet werden muß, sollten daher besonders gelagert werden. Am günstigsten ist es, wenn der Oberkörper um 30–35 Grad angehoben wird (Hulme u. Cooper 1976). Die Gefahr eines venösen Rückstaus besteht ebenfalls bei positiv-endexspiratorischer Überdruckbeatmung (PEEP).

17.2 Behandlung der regionalen Hirndurchblutungsstörung

Messungen der regionalen Hirndruckblutung bei Hämatomkranken und bei Versuchstieren mit experimentellen Hirnblutungen zeigten in weiten perifokalen Bezirken eine anhaltende Störung der Hirndurchblutung auf Werte um 20 ml pro 100 g pro Minute. Hirndurchblutungsstörungen dieser Größenordnung werden normalerweise nur kurze Zeit ohne irreversible ischämische Zellschäden überstanden (Mendelow et al. 1984; Overgaard 1980) (s. Kap. 14.1). Eine weitere therapeutische Aufgabe ist es daher, die gestörte Mikrozirkulation und damit die Sauerstoffversorgung der minderperfundierten perifokalen Bezirke zu verbessern.

Die Hirndurchblutung kann durch eine Reihe von Maßnahmen verbessert werden (Tabelle 36). In erster Linie muß die Herztätigkeit auf ein Optimum gesteigert bzw. ökonomisiert werden. Bradykarde oder tachykarde Herzrhythmusstörungen müssen behandelt werden, sofern sie das Herz-Minuten-Volumen beeinträchtigen. An zweiter Stelle steht die Stabilisierung des Blutdrucks. Da im perifokalen Bereich des Hämatoms, insbesondere aber in seinem Ödembezirk die Autoregulation der Hirnarterien gegenüber Blutdruckschwankungen aufgehoben ist, folgt hier die Hirndurchblutung dem jeweiligen Blutdruck passiv. Ein stark erhöhter Blutdruck führt daher zu einem starken Filtrationsdruck und zu einer Zunahme des Hirnödems. Ein zu niedriger Blutdruck kann nicht durch eine Vasokonstriktion beantwortet werden, sondern verursacht schnell ischämische Schäden. Da Patienten mit spontanen intrazerebralen Hämatomen häufig initial einen sehr hohen Blutdruck haben, empfiehlt sich, insbesondere bei bekannter Hypertonie, nur eine schrittweise Senkung auf systolische Werte zwischen 180 und 150 mm Hg. Da eine abrupte Blutdrucksenkung vermieden werden muß, empfiehlt sich folgender Stufenplan (Buchner u. Ferbert 1986):

1) Der erste Schritt ist die Gabe von 10 mg Nifedipin (*Adalat*) als Sublingualkapsel. Falls nach spätestens 5 min keine Blutdrucksenkung eintritt, können erneut 10 mg Nifedipin verabreicht werden. Alternativ: $1-2 \times 6$ mg Bisoprololfumarat (Concor).

2) Der zweite Schritt besteht in der faktionierten Gabe von Clonidin (*Catapresan*). Eine Ampulle Clonidin à 150 mg sollte dabei mit NaCl 0,9% auf 10 ml verdünnt werden. Die verdünnte Lösung wird langsam i. v. gespritzt. Auch die fraktionierte Gabe von Clonidin kann bei Ausbleiben der Wirkung nach 15 min wiederholt werden.

3) Der dritte Schritt ist die Gabe von Natriumnitroprussid (*Nipruss*). Die Wirkung dieser Substanz tritt sofort ein und ist dosisabhängig. Der Blutdruck läßt sich anhand der Infusionsgeschwindigkeit nahezu problemlos kontrollieren. Die Wirkung läßt sofort nach, sobald die Infusion unterbrochen wird. Die Maximaldosis beträgt 0,9 mg/min. Bei einer Gesamtdosis von 1000 mg oder nach mehrtägiger Infusion von mehr als 100 mg pro Tag muß die Serumkonzentration von Thiocyanat kontrolliert werden. Alternativ: Glycerolnitratlösung (2–8 mg/h Aquo-Trinitrosan).

4) Sobald der Blutdruck stabilisiert ist, muß mit einer oralen Hochdruckbehandlung begonnen werden. Eine völlige Normalisierung des Blutdrucks ist jedoch erst nach Abklingen der Akutphase, d. h. ab der 3. Krankheitswoche anzustreben.

Der dritte therapeutische Grundsatz ist die *Normalisierung* der *Atmung* und der *Atemgase*. Wegen des ungünstigen Einflusses der Hyperkapnie auf den intrakraniellen Druck soll bei Kranken mit Hirnödem ein arterieller CO_2-Partialdruck von über 45 mm Hg vermieden werden. Außerdem sollte der arterielle Sauerstoffpartialdruck nicht unter 80 mm Hg fallen, da sonst zusätzliche ischämische Gewebsschäden drohen. Das Freihalten der Atemwege und eine frühzeitige Intubation ist daher oft unumgänglich, insbesondere weil durch eine kontrollierte Hyperventilation eine Senkung des erhöhten Hirndrucks erreicht werden kann (s. o.).

An vierter Stelle steht die Frage der Verbesserung der regionalen Hirndurchblutung durch Hämodilution. Bisher ist es nicht üblich, Patienten mit spontanen intrazerebralen Hämatomen mit niedermolekularen Dextranlösungen oder mit Hydroxyäthylstärke zu behandeln, obwohl dies möglicherweise die Mikrozirkulation im perifokalen Bereich verbessern würde. In Anbetracht der reduzierten Hirndurchblutung ist eine Behandlung mit Plasmaexpander grundsätzlich zu bejahen und in Zukunft auch vorstellbar. Etwaige Nebenwirkungen, wie ein leichter Anstieg des intrakraniellen Drucks, sollten jedoch beachtet werden. Da sich das Hämatom spätestens innerhalb von 24 h verfestigt und nach diesem Zeitpunkt keine Nachblutung zu erwarten ist, kann die Hemmung der Vorphase der Gerinnung durch niedermolekulare Hydroxaethylstärke vernachlässigt werden. Allerdings müßten bei dieser hypervolämischen Hämodilution gelegentlich eine Herzinsuffizienz bzw. die Gefahr eines Lungenödems berücksichtigt werden.

Die isovolämische Hämodilution sollte dagegen heute schon bei entsprechender Indikation vorgenommen werden. Bei einem Hämatokritwert über 45% bei Männern und über 40% bei Frauen sollten 250–500 ml Blut abgelassen werden. Gleichzeitig wird über einen zweiten venösen Zugang die entsprechende Menge Hydroxyäthylstärkelösung (HAES-steril 10%ig) oder die gleiche Menge isotonischer Kochsalzlösung infundiert werden (Tabelle 36).

17.3 Vorbeugung und Behandlung sekundärer Krankheitskomplikationen

Insbesondere während der 2. Krankheitswoche steigt die Rate der sekundären Krankheitskomplikationen. Bei schwer kranken, bewußtseinsgestörten Patienten mit Hämatomen sind dies vor allem die *Pneumonie* und die tiefen *Bein-* bzw. *Beckenvenenthrombosen*. Zur Pneumonieprophylaxe dienen regelmäßiges Abklatschen sowie Atemübungen und Thoraxvibrationen. Daneben müssen regelmäßig Sekretolytika per os oder parenteral verabreicht werden. Außerdem sollten regelmäßig Ultraschallvernebler mit Kochsalzlösung bzw. Sekretolytika eingesetzt werden. Zur Thromboseprophylaxe muß heute neben Gummistrümpfen auch bei Patienten mit spontanen intrazerebralen Hämatomen so bald als möglich Heparin eingesetzt werden. Unsere Patienten erhalten ab dem 3. Krankheitstag, falls keine Gerinnungsstörung oder eine Aneurysmablutung vorliegt, 2 × 7500 IE Heparin subkutan.

17.4 Behandlung medikamentös induzierter, erworbener oder hereditärer Störungen der Blutgerinnung

Am häufigsten sind Marcumarblutungen. Hirnblutungen unter Heparinbehandlung sind relativ selten, ebenso intrazerebrale Hämatome unter lokaler Fibrinolyse. Patienten mit Hirnblutungen unter Marcumar werden mit PPSB-Konzentrat (Gerinnungsfaktor II, VII, IX und X) behandelt. Außerdem erhalten sie Vitamin K (Konakion). Hirnblutungen während der Heparinisierung müssen mit Protaminsulfat therapiert werden.

Hirnblutungen bei Hämophiliekranken, bei Hemmkörperhämophilie oder bei anderen erworbenen Gerinnungsfaktormangelzuständen können ebenfalls durch die Gabe von PPSB (Hämophilie B) oder durch die Substitution des entsprechenden Faktors bzw. durch die Gabe von Frischplasma behandelt werden. Ist die Hirnblutung auf einen Thrombozytenmangel zurückzuführen, wird dieser durch die Gabe von Thrombozytenkonzentraten substituiert.

17.5 Entscheidung zur Operation

1961 wiesen McKissock et al. in einer kontrollierten Studie unter 180 Patienten nach, daß die bis dahin übliche, sofortige Ausräumung eines spontanen intrazerebralen Hämatoms die hohe Letalität dieser Kranken nicht eindeutig senken kann und daher der konservativen Therapie nicht überlegen ist. Die daraufhin von McKissock und später von Richardson vorgeschlagene Operation zwischen dem 10. und 14. Krankheitstag ("delayed operation"), wenn sich die neurologischen Ausfälle unter einer konservativen Behandlung nicht bessern (McKissock et al. 1961; Richardson 1983), hat sich ebenfalls nicht durchgesetzt. Unter den später operierten Kranken waren weder die Letalität noch das Ausmaß der neurologischen Ausfälle geringer als unter Patienten, die sofort operiert wurden (Paillas u. Alliez 1973).

Seit dieser Zeit ist der Wert der Operation spontaner intrazerebraler Hämatome in vielen Punkten umstritten. Es liegen zwar viele Vergleichsuntersuchungen zwischen operativ und konservativ behandelten Hämatompatienten vor. Bisher herrscht jedoch lediglich ein weitgehender Konsens bei der Behandlung von Kleinhirnhämatomen (s. Kap. 8). In Untersuchungsreihen von Kranken mit supratentoriellen Blutungen lag die Letalität der operativ behandelten Kranken teilweise niedriger (Nath et al. 1983), teilweise jedoch auch höher als die der konservativ therapierten (Zuccarello et al. 1983). In vielen Fällen erklärt sich die Diskrepanz der Untersuchungsergebnisse aus der unterschiedlichen Patientenauswahl. Teilweise wurden Patienten in kritischem Zustand operiert, deren Prognose schon von vornherein ungünstig war, z. T. wurden aber auch in der konservativen Behandlungsgruppe tiefliegende, einer Operation nicht zugängliche, prognostisch ebenfalls ungünstige Hämatome einbezogen. In anderen Studien, wie z. B. der 5000 Fälle umfassenden japanischen Untersuchung von Kanaya et al. (1983) sind die Operationsergebnisse zwar gut, jedoch fehlt eine entsprechende Kontrollgruppe von konservativ behandelten Patienten.

Insgesamt wurde seit McKissock et al. (1961) keine kontrollierte Studie über den Wert und die Indikation zur operativen Behandlung von Hämatomen mehr unternommen. Eine der Gründe ist offenbar, daß die Operationsindikation sowohl unter Neurologen, als auch unter Neurochirurgen sehr unterschiedlich beurteilt wird. Ein Beispiel hierfür ist die Untersuchung von Masdeu u. Rubino (1983), die 88 Neurologen und 114 Neurochirurgen entscheiden ließen, ob 2 Patienten mit lokal begrenzten links temporal bzw. links parietal gelegenen Hämatomen operativ oder konservativ behandelt werden sollten. Das Ergebnis war, daß sich 52% der Neurologen für eine konservative und 48% für eine operative Behandlung entschieden. Unter den Neurochirurgen waren nur 28% für eine konservative Behandlung, 72% für das Ausräumen der Blutung. Sowohl unter Neurochirurgen, als auch unter Neurologen bestanden zusätzlich erhebliche Meinungsverschiedenheiten darüber, ob beide Patienten operiert werden sollten oder jeweils nur einer.

Skeptiker wie Drake u. Vinters (1985) sind daher der Meinung, daß die Operation eines intrazerebralen Hämatoms nur dann gerechtfertigt ist, wenn dadurch eine *akute Lebensgefahr* beseitigt werden kann. Das Ausräumen der Blutung verbessere weder den neurologischen Befund, noch beschleunige es die Heilung. Sie weisen darauf hin, daß Hämatome mehr Hirngewebe verdrängen als zerstören und daß der nekrotische Bezirk, der ein Hämatom umgibt, nur sehr klein sei, so daß die Resorption der geeignetste Weg der Heilung sei. Weiterhin geben sie zu bedenken, daß das operative Vorgehen selbst oft ein schweres Hirnödem hervorrufe und weisen auf Liquordruckmessungen von Janny et al. (1978) hin, die feststellten, daß der intrakranielle Druck postoperativ nur wenige Stunden sank und anschließend wieder für Tage auf das präoperative Niveau zurückkehrte.

Aus neurochirurgischer Sicht räumen Ojemann u. Heros (1983) ein, daß bisher nicht für alle Patienten einheitliche Richtlinien existieren, wann operiert und wann konservativ behandelt werden soll. Sie sind ebenfalls der Meinung, daß weder die sofortige noch die spätere Ausräumung eines Hämatoms bei klinisch stabilen Patienten, von Einzelfällen abgesehen, dazu beiträgt, die neurologischen Symptome zu verbessern, noch den zu erwartenden Defekt abzumildern. Sie vertreten jedoch die Auffassung, daß operiert werden muß, wenn der intrakranielle Druck stark erhöht ist und wenn eine Kompression des Hirnstamms vorliegt. Die Operation müsse jedoch ebenfalls vom CT-Befund, vom Allgemeinbefinden und von der Therapieantwort auf konservative Maßnahmen abhängig gemacht werden. Außerdem soll kein Eingriff mehr vorgenommen werden, wenn die Pupillenreaktion erloschen ist und die Hirnstammreflexe ausgefallen sind.

Unter Abwägung der verschiedenen Gesichtspunkte ergibt sich aus neurologischer Sicht heute folgende Empfehlung:

1) Es besteht keine Operationsindikation bei komatösen Patienten sowie bei Kranken mit *Thalamushämatomen* und *Brückenblutungen*.
2) Eine Operationsindikation ist gegeben, wenn bei bis dahin klinisch stabilen Patienten plötzlich eine zunehmende Bewußtseinsstörung, nach Luessenhop et al. (1967) der Übergang von Somnolenz zu Sopor, eintritt. Weiterhin muß eine Operation erwogen werden, wenn bei großen Hämatomen bilaterale Pyramidenbahnzeichen, Okulomotorius- oder Abduzensparesen bzw. eine Störung der Hirnstammreflexe eintritt. CT-Kriterien sind eine zunehmende Massenverlagerung, die ein- oder doppelseitige Verlegung der perimesenzephalen Zisternen und der Stauungshydrozephalus (s. Kap. 15.3–15.5). Eine weitere Operationsindikation ist ein unkontrollierbarer Anstieg des intrakraniellen Drucks bei wachen oder somnolenten Patienten.
3) Die operative Ausschaltung eines *Lobärhämatoms* ist indiziert, wenn es sich um eine große, raumfordernde Blutung handelt, die zu einer zunehmenden Bewußtseinsstörung führt.
4) Die generelle Ausräumung von *Putamenhämatomen* senkt weder deren Letalität noch verbessert sie den zu erwartenden neurologischen Defekt (Waga u.

Yamamoto 1983). Große Putamenhämatome sollten daher nur ausgeräumt werden, wenn sich das Bewußtsein verschlechtert und/oder bilaterale Pyramidenbahnzeichen und Augenmuskelstörungen auftreten und im CT eine ein- oder doppelseitige Verlegung der perimesenzephalen Zisternen besteht.

5) Die Indikation zur operativen Beseitigung einer *Kleinhirnblutung* besteht, wenn sich der Kranke klinisch im sog. „Intermediärstadium", d. h. im Stadium der beginnenden Hirnstammeinklemmung befindet (s. Kap. 8.3). Das Intermediärstadium ist gekennzeichnet durch Verwirrtheit, Agitiertheit oder Somnolenz, periphere Fazialisparese, Blickparese, bilateralen Babinski-Reflex, Horner-Syndrom oder bilaterale Miosis und eine zunehmende Hemiparese (Heros 1982) (Tabelle 26). Außerdem besteht eine Operationsindikation bei Verlagerung des IV. Ventrikels und besonders bei Stauungshydrozephalus.

6) Die ausgeprägte Erweiterung eines oder mehrerer *Ventrikel,* z. B. infolge Blockade des Foramen Monroi, ist eine Indikation für eine Ventrikeldrainage (Crowell u. Ojemann 1986). Voraussetzung ist natürlich, daß der Kranke nicht

Tabelle 35. Behandlung des Hirnödems

Dexamethason:	Initial 40–100 mg Fortecortin i.v., danach 3×8 mg/Tag Fortecortin i.v.
Sorbit 40%:	3×100 ml/Tag in 20 min i.v.
oder	6×50 ml/Tag in 20 min i.v.
Mannit 20%:	3×100 ml/Tag in 20 min i.v.
oder	6×50 ml/Tag in 20 min i.v.
Glycerinlösung 10%: (Glycerosteril 10%)	500 ml/24 h als Bypass
Diuretika: (Lasix 10 mg)	3×10 mg/Tag in Kombination mit Dexamethason 40–100 mg
Kontrollierte Hyperventilation:	p_aCO_2: 30–35 mm Hg
Hochlagern des Oberkörpers	
Gegebenenfalls Senkung eines erhöhten ZVD	

Tabelle 36. Verbesserung der regionalen Hirndurchblutung

Ökonomisierung der Herztätigkeit (Digitalis)
Beseitigung bradykarder oder tachykarder Herzrhythmusstörungen
Vermeidung extremer Blutdruckschwankungen
Hypertoniebehandlung und Stabilisierung des Blutdrucks bei systolischen Werten zwischen 180 und 150 mm Hg
   → 1) 1–2 Kapseln Adalat sublingual
   → 2) Catapresan $1–2 \times 150$ mg/10 ml isotonische Kochsalzlösung langsam i. v.
   → 3) Nipruss-Infusion 0,02–0,9 mg/min bis zu 1000 mg Gesamtdosis
Ausreichende Sauerstoffsättigung (p_aO_2 >80 mm Hg)
Therapie der Hyperkapnie (p_aCO_2 >45 mm Hg)
   → frühzeitige Intubation
   → kontrollierte Beatmung
Isovolämische Hämodilution wenn KH >45% bei Männern, HK >40% bei Frauen
   → Aderlaß 300–500 ml
   → gleichzeitige Infusion der gleichen Menge isotonischer Kochsalzlösung oder HAES-steril

schon bewußtlos ist. Der Erfolg einer Ventrikeldrainage bei ausgedehnter Ventrikeleinbruchsblutung ist zweifelhaft (Little et al. 1977). Dennoch kann eine Ventrikulotomie bei frischer, schwerer Ventrikelblutung ein lebensrettender Eingriff sein, wenn sie rechtzeitig ausgeführt wird.

18 Die operative Behandlung intrazerebraler Hämatome

R. Schönmayr

Ziele einer operativen Behandlung intrazerebraler Hämatome sind:

1) die Beseitigung des örtlich oder allgemein gesteigerten intrakraniellen Druckes durch den raumfordernden Effekt des Hämatoms,
2) nach Möglichkeit die Ausschaltung der Blutungsquelle, sofern eine solche erkennbar ist,
3) die Entfernung intrazerebral, intraventrikulär oder im Subarachnoidalraum gelegener Blutmassen in der Absicht, nachteilige Folgen für das Hirnparenchym oder das Hirngefäßsystem durch Blutabbauprodukte abzuwenden,
4) die Sicherung der Liquorzirkulation im Fall einer Behinderung entweder durch Ventrikeltamponade bei Einbruch der Blutung in das Ventrikelsystem, durch Kompression der Liquorwege oder durch Resorptionsstörungen bei Blutungen in den Subarachnoidalraum.

Ad 1 Welche Rolle die Erhöhung des intrakraniellen Druckes bei intrazerebralen Hämatomen spielt, ist trotz vielfältiger Untersuchungen nur teilweise klar. Aus Verlaufsmessungen des intrakraniellen Druckes und aus tierexperimentellen Untersuchungen ist zu folgern, daß zumindest in der unmittelbar an die Blutung anschließenden Phase die intrakranielle Drucksteigerung dazu beiträgt, die Blutung zum Stillstand zu bringen. Das kann u. U. bedeuten, daß die sofortige Senkung des erhöhten intrakraniellen Druckes das Wiedereinsetzen der Blutung auslöst. Dies gilt insbesondere bei Blutungen aus Gefäßmißbildungen, bei denen das spontane Sistieren häufig auf der mechanischen Kompression der Rupturstelle zu beruhen scheint.

Zusammenhänge der intrakraniellen Drucksteigerung mit der Größe eines Hämatoms liegen auf der Hand. Seit langem sind bei großen intrakraniellen Hämatomen die Folgen intrakranieller Massenverlagerungen mit Kompression des Hirnstammes und dort auftretenden sekundären Blutungen bekannt (Pia 1959). Umstritten ist dagegen die Bedeutung lokaler Druckentfaltung bei kleinen Hämatomen.

Seit der Einführung der Computertomographie werden viel häufiger kleine intrazerebrale Hämatome diagnostiziert, die vielfach nur mit geringfügigen Symptomen einhergehen und einen sehr günstigen Spontanverlauf haben. In derartigen Fällen wird es schwer, Indikationen für operative Maßnahmen zu sehen. Der Nachweis, daß die Entfernung auch kleiner Hämatome wo nicht zu einem besseren Endergebnis, so doch zu einer schnelleren Erholung von den Blutungsfolgen beiträgt, ist bislang nicht geführt worden. (McKissock et al. 1959; Paillas u. Alliez 1983).

Hinzu kommen operativ-technische Gesichtspunkte wie die manchmal schwierige Lokalisation kleiner Hämatome und die häufig größere Strecke, die zum Erreichen des Hämatoms durch gesundes Hirngewebe zurückgelegt werden muß.

Ad 2 Grundsätzlich ist die Ausschaltung der Blutungsquelle immer anzustreben, sofern diese entweder im Rahmen der Diagnostik oder intraoperativ zu identifizieren ist. Bei Gefäßmißbildungen ist dies die entscheidende Behandlungsmaßnahme. Um dies mit größtmöglicher Sicherheit tun zu können, ist die präoperative radiologische Diagnostik unverzichtbar. Bei Aneurysmen etwa kommt es ganz wesentlich darauf an, Ansatz, Projektionsrichtung und Gefäßbeziehungen vor einem Eingriff zu kennen, da davon die operative „Taktik" bestimmt wird. Ähnlich verhält es sich bei arteriovenösen Mißbildungen, bei denen die zuführenden und abführenden Gefäße aufgesucht und versorgt werden müssen, soll eine vollständige und sichere Entfernung erfolgen (Pia et al. 1980).

Jeder Neurochirurg kennt die schwierige Situation, wenn er etwa im Rahmen einer notfallmäßigen Entlastung eines großen akuten Hämatoms auf eine Gefäßmißbildung trifft, deren Versorgung ihn dann wegen der unbekannten und intraoperativ häufig ungenügend überschaubaren topographischen Verhältnisse vor beträchtliche Probleme stellen kann.

Hier kommt es also wesentlich auf eine Planung der Operation an, wobei die Wahl des besten Zeitpunktes für einen Eingriff eine entscheidende Rolle spielt, sofern die Entwicklung der klinischen Symptomatik diesen Entscheidungsspielraum gestattet.

Ad 3 Welch verhängnisvolle Folgen eine Blutung auf die Hirngefäße haben kann, zeigt das Auftreten von Spasmen beispielsweise nach Subarachnoidalblutungen. Neuere Untersuchungen (Sano 1986) schuldigen hierfür die Freisetzung freier Radikale beim Abbau des Hämatoms an.

Wesentlichen Anteil soll dabei die Peroxidation von Lipiden durch die freien Radikale haben. Diese peroxidierten Lipide stören die Synthese von Prostazyklin (PGI_2), das seinerseits nun die vermehrte Bildung von Thromboxan A_2 und anderer vasokonstriktiver Substanzen in den lädierten Gefäßen nicht mehr ausreichend zu hemmen vermag.

Inwieweit vergleichbare Vorgänge bei intrazerebralen Blutungen von Bedeutung sind, ist bis heute unklar. Morphologische Hinweise auf Schädigungen, die beim Blutabbau freigesetzte Substanzen sekundär am Hirnparenchym verursachen können, liegen vor. Die mögliche klinische Bedeutung ist bisher nicht ausreichend belegt.

Klinisch relevant werden diese Betrachtungen allerdings, sobald eine intrazerebrale Blutung in die Liquorräume übertritt und damit zusätzlich die Problematik einer Ventrikelblutung oder einer Subarachnoidalblutung erscheint.

Ad 4 Wenn im Einzelfall der Einbruch einer Blutung in das Ventrikelsystem eine Entlastung bedeuten mag, so sind die damit verbundenen Gefahren doch erheblich. Einmal durch die oft schwerwiegenden klinischen Symptome, die ventrikuläre Blutbeimengungen durch Einwirkung auf ventrikelnah gelegene vitale Zentren hervorrufen, zum anderen durch die Behinderung der Liquorzirkulation in Form der sog. Ventrikeltamponade.

Während die Indikation zur entlastenden Ventrikeldrainage bei zunehmender Ventrikelweite nach intraventrikulären Blutungen unumstritten ist, gehen die Meinungen hinsichtlich einer Drainage zum Ausspülen intraventrikulären Blutes auseinander, wenn kein Hydrozephalus vorliegt. Streitpunkt ist weniger die Notwendigkeit, Blut aus dem Ventrikelsystem zu entfernen, als die Frage, ab welchem Ausmaß und zu welchem Zeitpunkt. Nach unserer Meinung ist neben dem computertomographischen Befund vor allem das klinische Bild ausschlaggebend für den Entschluß zur Ventrikelspülung.

Diskutiert wird auch die Wirksamkeit der bisher geübten Verfahren. Eine einfache Ventrikeldrainage läuft rasch Gefahr zu verstopfen, so daß aufwendigere bilaterale Drainagen mit kontinuierlicher Spülvorrichtung vorzuziehen sind. Freilich engt die größere Invasivität dieser Maßnahmen die Indikation wieder ein.

18.1 Operative Technik

Die Prinzipien des operativen Vorgehens sind klar: größtmögliche Schonung des das Hämatom umgebenden Gewebes bei möglichst vollständiger Entfernung des Hämatoms, Ausschaltung der Blutungsquelle (Scott 1960; Krayenbühl u. Siegfried 1964; Mitsuno et al. 1966; Luessenhop et al. 1967; Feindel 1979; Crowell u. Ojemann 1983; Ojemann u. Heros 1983).

Der Standardeingriff besteht in einer kleinen, meist osteoklastischen Trepanation, die in der Regel dort angelegt wird, wo das Hämatom die Hirnoberfläche erreicht oder ihr am nächsten kommt. Dies gilt häufig auch für sog. funktionell wichtige Rindengebiete, vor allem dann, wenn die Blutung die zugehörigen subkortikalen Strukturen zerstört und damit diese Gebiete ihrer afferenten und efferenten Bahnen beraubt hat. So etwa ist bei Inselblutungen der Zugang durch die Sylvische-Fissur (Suzuki 1980) und durch den insulären Kortex durchaus ohne zusätzliche Schädigung möglich.

Bei tiefliegenden Hämatomen kann ein Abweichen von dem kürzesten Weg zur Hirnoberfläche erforderlich werden. Hier gelten dann die Regeln der anatomisch vorgegebenen Zugangswege entlang präformierter Räume oder durch in ihrer Funktion ersetzbare Areale, wie sie in ähnlicher Weise bei Tumoren Anwendung finden.

Die Trepanation wird üblicherweise eher klein gehalten. Vor allem bei Operationen in der Akutphase sollte entsprechend die Dura mater zunächst nicht sehr weit eröffnet werden. Das unter erhöhtem Druck stehende Hirn drängt sonst vor, es kommt zum Hirnprolaps mit Schädigung des Kortex oder über die Kompression kortikaler Venen zur hämorrhagischen Infarzierung auch entfernt liegender Areale.

Nach Koagulation der weichen Häute erfolgt zunächst die Punktion der Blutungshöhle mit der stumpfen Cushing-Kanüle. Dies dient der Sicherung der präoperativ gestellten Diagnose und erlaubt meist, den flüssigen Anteil des Hämatoms abzulassen bzw. durch vorsichtige Aspiration zu entfernen. Schon der Austritt weniger Milliliter führt zu einer meßbaren und sichtbaren Reduktion des intrakraniellen Druckes, kenntlich an den verstärkt einsetzenden Pulsationen des Gehirns. Nicht selten sinkt zugleich der systemische arterielle Druck ab.

Da häufig nur ein kleiner Teil des Hämatoms in flüssiger Form vorliegt, reicht die einfache Punktion meist für eine genügende Entlastung nicht aus. Daher wird nun über eine kortikale Inzision entlang des Punktionskanales mit einem sehr schmalen Spatel bis zum Hämatom eingegangen. Dieser Weg gestaltet sich sehr einfach, wenn das Hämatom ohnehin die Hirnoberfläche erreicht oder ihr so nahe kommt, daß eine stark aufgetriebene Hirnwindung an der Lage der Blutung keinen Zweifel läßt. Liegt die Blutungshöhle jedoch tiefer, kann es notwendig werden, die Arachnoidea über einem Windungstal zu eröffnen und zwischen zwei Windungen einzugehen. Wichtig ist dabei, die in der Tiefe das Windungstales verlaufenden Gefäße zu schonen.

Ist die Blutungshöhle erreicht, werden die koagulierten Teile des Hämatoms entweder ausgespült oder mit einem kleinen Sauger – am besten mit reduziertem Sog – unter Sicht entfernt. In vielen Fällen lohnt sich hier der Einsatz des Operationsmikroskopes, vor allem wegen der besseren Ausleuchtung des Operationsgebietes.

Derbere Koagel, wie sie bei älteren Hämatomen zu finden sind, müssen mitunter mit einer Faßzange oder einer Pinzette extrahiert werden, da sie dem Sauger widerstehen. Hier ist größte Vorsicht geboten, da solche Koagel manchmal der Höhlenwand oder Gefäßen anhaften, und bei forcierter Entfernung neue Blutungen ausgelöst werden können.

Überhaupt erweist sich die Wand der Blutungshöhle als äußerst verletzlich, besteht sie doch in der Akutphase aus ödematös aufgelockertem und weichem Hirngewebe. Erst nach einigen Tagen führt die beginnende Abräumreaktion und Demarkierung wieder zu einer höheren Stabilität der Grenzzone. Dies ist ein wichtiger Grund, mit der operativen Entleerung eines intrazerebralen Hämatoms einige Tage abzuwarten, sofern dies der klinische Verlauf gestattet.

Reste des Hämatoms, die sich nicht mit sanfter Gewalt entfernen lassen, müssen häufig zurückbleiben. Für die angestrebte Entlastung des erhöhten intrakraniellen Druckes bleibt dies meist ohne Bedeutung, da der Raumgewinn durch die Entleerung des größeren Teils der Hämatomhöhle üblicherweise ausreicht. Sollte die Entlastung freilich unzureichend sein, kann in solchen Fällen mit gutem Erfolg der Ultraschallsauger zur Entfernung fester anhaftender Koagel eingesetzt werden.

Ist das Vorliegen einer Gefäßmißbildung zu vermuten oder durch die radiologischen Befunde bereits gesichert, bedarf es äußerster Behutsamkeit bei Annäherung an die Stelle, an der die Blutungsquelle zu erwarten ist. Bevor sich die Präparation dieser kritischen Stelle nähert, ist zu versuchen, zuführende und abführende Gefäße zu identifizieren und freizulegen. Im Fall des Wiedereinsetzens der Blutung kann dann in diesen entweder temporär bis zur Versorgung der Rupturstelle oder nötigenfalls definitiv die Blutzufuhr mittels Clip unterbrochen werden.

Wird durch vorzeitige oder ungewollte Manipulation an der Rupturstelle eine erneute Blutung ausgelöst, kann diese bei noch unübersichtlichen topographischen Verhältnissen höchst schwierig zu beherrschen sein und manchmal nur unter Verschluß funktionell wichtiger Gefäße zum Stehen gebracht werden.

Findet sich keine Blutungsquelle, wie dies etwa bei den hypertonen Massenblutungen oder bei Koagulopathien der Fall ist, muß dennoch eine genaue Inspektion der Hämatomhöhle vorgenommen werden, um eine minutiöse Blutstillung auch an kleinsten Gefäßen zu gewährleisten. Dies ist häufig zeitraubend und stellt bisweilen die Geduld des Operateurs auf eine harte Probe.

Schließlich wird die Höhle mit körperwarmer isotoner Kochsalzlösung aufgefüllt, die harte Hirnhaut und die Skalpwunde verschlossen. Bei der Wunddrainage gibt es unterschiedliche Methoden: eine weiche Silikondrainage in der Blutungshöhle selbst ist möglich, wird von einigen jedoch wegen der Verletzungsgefahr der empfindlichen Höhlenwandung abgelehnt. Statt dessen findet häufig eine Drainage mit etwas stärkerem Sog im Epiduralraum Anwendung, wobei vielfach bewußt die harte Hirnhaut nur adaptiert und nicht wasserdicht verschlossen wird. Damit kann Blut, falls sich nachträglich noch welches in der Hämatomhöhle sammeln sollte, durch diese Drainage abgesaugt werden.

Zu dieser in ihren Grundzügen weitverbreiteten Methode gibt es zahlreiche Varianten, je nach Fertigkeit und Erfahrung des jeweiligen Operateurs. Wesentlich weichen davon zwei neuere Methoden ab, die hier in Kürze angesprochen werden sollen.

Die in besonderer Weise von Auer (1985) propagierte Methode der endoskopischen Entfernung intrazerebraler Hämatome bedarf der präzisen intraoperativen Lokalisation der Blutungshöhle. Dazu wird intraoperativ eine Ultraschallsonde zur Ortung des Hämatoms am Trepanationsbohrloch angebracht. Ist die Lokalisation gesichert, wird das Endoskop eingeführt, das eine Kaltlichtquelle, eine Spül- und Absaugvorrichtung, einen Instrumentenschacht, eine Fiberoptik zur Beobachtung und Videodokumentation und ggf. zur Lasereinstrahlung besitzt. Unter ständiger Beobachtung kann nun das Hämatom ausgespült und eine Blutungsquelle nötigenfalls mit dem Laser koaguliert werden.

Eine vielleicht noch schonendere Methode wurde von Suzuki et al. (1986) entwickelt. Hierbei wird anhand der Computertomographie das Hämatom stereotaktisch punktiert und eine dünne weiche Drainage in die Hämatomhöhle eingeführt. Nach Instillation fibrinolytischer Substanzen und unter Spülung wird über mehrere Tage hinweg drainiert, bis sich computertomographisch die Auflösung des Hämatoms darstellen läßt. Diese Methode findet naturgemäß keine Anwendung bei Gefäßmißbildungen.

18.2 Indikationen

So klar die technischen Prinzipien des operativen Vorgehens sind: Entfernung des Hämatoms unter größtmöglicher Schonung des umgebenden Gewebes, so kontrovers wird bis heute die Indikationsstelle diskutiert.

Über einige Indikationen zur Operation herrscht weitgehend Einigkeit. So z. B. bei großen lobären Blutungen, die ohne Zerstörung vitaler Zentren sekundär durch ihre raumfordernde Wirkung das Leben des Patienten gefährden. Oder bei Gefäßmißbildungen, die zur Bannung der Gefahr einer Nachblutung ausgeschaltet werden müssen.

Die Meinungen gehen jedoch schon hinsichtlich des besten Zeitpunktes auseinander, zu dem der Eingriff stattfinden sollte. Läßt man hinsichtlich der Zeitplanung die sehr komplexen Fragestellungen der Gefäßmißbildungen außer acht, bleibt noch genug Diskussionsstoff für die intrazerebralen Hämatome anderer Genese (Kaneko et al. 1977). Ein Teil der Neurochirurgen plädiert für die sofortige Entleerung eines Hämatoms, weitgehend unabhängig vom klinischen Verlauf. Dem liegt die Vorstellung zugrunde, daß sich in jedem Fall das ins Parenchym übergetretene Blut nachteilig auswirkt, und von daher seine Entfernung so schnell als möglich erfolgen sollte.

Andere Autoren, vorwiegend aus dem japanischen Schrifttum, fordern die Beobachtung des klinischen Verlaufes, raten zur Operation in der Phase der klinischen Besserung der Patienten und lehnen einen Eingriff im Zusammenhang mit einer Verschlechterung der Symptomatik ab. Dahinter steht das Argument, daß eine Operation bei Patienten, die sich nach der Akutphase stabilisiert haben, geringere Risiken birgt und zudem größere Erfolgsaussichten bietet. Patienten mit klinischer Verschlechterung tolerieren nach ihrer Auffassung einen Eingriff schlechter und lassen auch primär schwerere Schädigungen und damit nur geringe Erfolgsaussichten bei einer Operation erwarten.

Nach unserer Auffassung muß in jedem einzelnen Fall neu abgewogen und entschieden werden. Besteht die Möglichkeit zu einer geplanten Operation, so ziehen wir den um einige Tage verzögerten Eingriff vor. Entscheidende Vorteile bietet dabei die in den ersten Tagen erfolgte Stabilisierung der Patienten, das Abklingen der akuten Schwellung, Hyperämie und vermehrten Verletzlichkeit des Gehirns ("The red angry brain" des anglo-amerikanischen Schrifttums). Das Hämatom zeigt beginnende Demarkierung, die Wände der Blutungshöhle sind nicht mehr so leicht verletzlich wie in den ersten Tagen nach der Blutung.

Andererseits gibt es genügend Situationen, die rasches operatives Eingreifen erfordern. Die akut raumfordernde Blutung etwa, die den primär nicht massiv geschädigten Patienten durch Massenverschiebung und sekundäre Kompression des Hirnstammes bedroht. Dies gilt in ganz besonderer Weise für Kleinhirnblutungen (Abb. 80) (Fisher et al. 1965; Heros 1982). Aber auch Patienten mit Gefäßmißbildungen, die sich in klinisch gutem Zustand befinden und bei weiterem Abwarten von einer Nachblutung bedroht sind, sollten so rasch als möglich einer Operation zugeführt werden.

Andere Patienten wiederum sollten nach unserer Meinung nicht sofort operiert werden. Z. B. solche, die sich nach einer Blutung aus einer Gefäßmißbildung in schlechtem klinischen Zustand befinden, also beispielsweise komatös sind oder

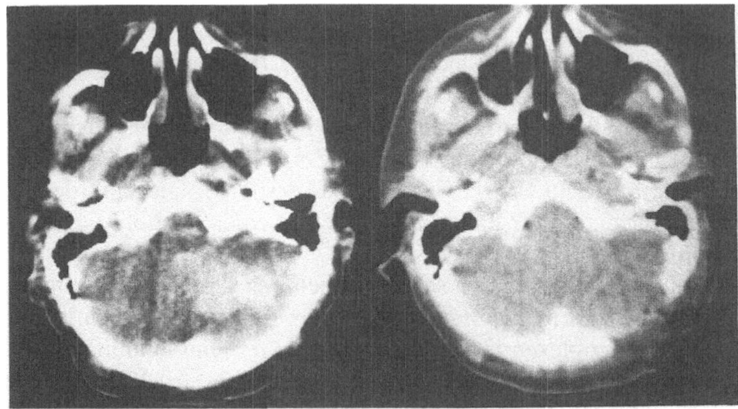

Abb. 80. CT vor und nach Operation einer *Kleinhirnblutung*

schwerwiegende neurologische Ausfälle aufweisen. Patienten, deren Prognose aufgrund der Ausdehnung oder der Lokalisation des Hämatoms (Stammganglien, Hirnstamm, Balken, bilaterale Blutungen) als infaust anzusehen ist, oder bei denen ein Überleben nur mit schwersten Ausfällen zu erwarten ist (apallisches Syndrom, Tetraplegie, "Locked-in"-Syndrom etc.), sollten besser nicht operiert werden.

Berücksichtigt man all diese Einschränkungen, sind wir wieder bei unserer eingangs erhobenen Forderung: jeder einzelne Patient muß individuell betrachtet werden, in jedem einzelnen Fall sollte nur nach Abwägung aller Gesichtspunkte eine Entscheidung für oder gegen eine Operation oder für einen bestimmten Operationszeitpunkt fallen.

Literatur

Abbie AA (1933) The clinical significance of the anterior choroidal artery. Brain 56:233–246

Abercrombi J (1828) Pathological and practical researches on diseases of the brain and spinal cord. Waugh & Innes, Edinburgh

Achenbach W (1972) Klinik der hämorrhagischen Diathesen bei Leukosen. In: Achenbach W (Hrsg) Leukämie. Springer, Berlin Heidelberg New York

Acheson RM, Fairbairn AS (1971) Record linkage in studies of cerebrovascular disease in Oxford, England, Stroke 2:48–57

Ackermann RH, Kelley RF, Davis SM, Taveras JM, Alpert NM, Correia JA, Brownell GL (1983) Positron imaging of CBF and metabolism in nontraumatic intracerebral hemorrhage. In: Mizukami M, Kanaya H, Kogure K, Yamoni Y (eds) Hypertensive intracerebral hemorrhage. Raven Press, New York

Adams AE (1974) Thalamische Funktion und Syndrome. Dtsch Med Wochenschr 99:2117–2121

Adams GF, Hurwitz LJ (1963) Mental barriers to recovery from strokes. Lancet II:533–537

Adams RD, Sidman RL (1968) Introduction to neuropathology. McGraw-Hill, New York

Adeloye A, Osuntoku BO, Hendrickse JP (1972) The neurology of metastatic chorion carcinoma of the uterus. J Neurol Sci 16:315–329

Aderounmu AF (1981) The relative importance of genetic and environmental factors in black subject. Clin Exp Hypertens 3:597–621

Aegina P von (1844) The seven books of Paulus Aegineta. Adams F (ed). Sydenham Society, London

Agnoli AL, Hildebrandt G (1985) Cerebral venous angiomas. Acta Neurochir 78:4–12

Agnoli AL, Cristanie L, Busse O, Feistner H (1980) Brain herniation by cranial computer tomography: Clinical radiological correlations. In: Wackenheim A, du Boulay GH (eds) Choices and characteristics in computerized tomography. Kugler, Amsterdam

Albert FK (1986) Tumorblutungen bei intrakraniellen Geschwülsten. Neurochirurgia (Stuttg) 29:67–74

Alberti E, Hartmann A, Schütz HJ, Schreckenberger F (1978) The effect of large doses of dexamethasone on the cerebrospinal fluid pressure in Patients with supratentorial tumors. J Neurol 217:173–181

Alexander MP, LoVerme SR (1980) Aphasia after left hemispheric intracerebral hemorrhage. Neurology 30:1193–1202

Alles J, Doppl U, Schütz HJ, Stambolis CHR (1985) Das Maffucci-Syndrom. Med Welt 36:858–862

Alroms JF, Yessayan L, Shillito J (1971) Spontaneous intracerebral hemorrhage in patients suspected of multiple sclerosis. J Neurol Neurosurg Psychiatry 34:157–162

Ammirati M, Tomita T (1982) Spontaneous cerebellar hematoma in children: Report of two cases and a review of the literature. Neurosurgery 11:426–429

Anders HE, Eicke WJ (1939) Über die Veränderungen an Hirngefäßen bei Hypertonie. Neurol Psychiatr 167:562–577

Anderson JM, Jamieson DA, Jefferson JM (1975) Nonhealing granuloma on the nervous system. Q J Med 174:309–325

Arana-Inigez R, Wilson E, Bastarrica E, Medici M (1976) Cerebral haematomas. Surg Neurol 6:45–52

Aring CD (1964) Differentialdiagnosis of cerebrovascular stroke. Arch Intern Med 113:195–199

Aring CD, Meritt HH (1935) Differentialdiagnosis between cerebral hemorrhage and cerebral thrombosis. Arch Intern Med 56:435–456

Ark GD van der, Kahn EA (1968) Spontaneous intracerebral haematoma. J Neurosurg 28:252–256

Arseni C, Gontea A (1980) Primary brain stem haematoma. In: Pia HW, Langmaid C, Zierski J (eds) Spontaneous intracerebral haematomas. Springer, Berlin Heidelberg New York, pp 160–164

Asai T (1977) The effect of the intraventricular blood component on both the production and absorption rate of the cerebrospinal fluid in dog. Neurol Med Chir 17:487–492

Auer LM (1986) Persönliche Mitteilung

Baker HL, Houser OW (1976) Computed tomography in the diagnosis of posterior fossa lesions. Radiol Clin North Am 14:129–146

Baker RN, Broward JA, Fang HC (1962) Anticoagulant therapy in cerebral infarction: Report on cooperative study. Neurology 12:823–835

Baron JC, D'Antona R, Pantano P, Serdaru M, Samson Y, Bousser MG (1986) Effects of thalamic stroke on energy metabolism of the cerebral cortex. A. positron tomography study in man. Brain 109:1243–1259

Barraquer-Bordas L, Illa I, Excartini A, Ruscalleda J, Marti-Vilalta JL (1981) Thalamic hemorrhage: A study of 23 patients with diagnosis by computed tomography. Stroke 12:524–527

Barron KH, Fergusson G (1959) Intracranial hemorrhage as a complication of anticoagulant therapy. Neurology 9:447–455

Bass E (1983) Anticoagulation in cerebral embolism Canadian. J Neurol Sci 10:32–36

Beal MF, Wechsler LR, Davis KR (1982) Cerebral vein thrombosis and multiple intracranial hemorrhages by computer tomography. Arch Neurol 39:437–438

Beck DW, Menezes AH (1981) Intracerebral hemorrhage in a patient with eclampsia. JAMA 246:1442–1443

Beck R, Stammler A (1983) Spontane und traumatische intrakranielle Blutungen unter Antikoagulanzientherapie (Marcumar). In: Seitz D, Vogel P (Hrsg) Verhandlungen der Deutschen Gesellschaft für Neurologie (56. Tagung), Bd 2. Springer, Berlin Heidelberg New York Tokyo

Becker DH, Silverberg GD (1978) Successful evacuation of an acute pontine hematoma. Surg Neurol 10:263–265

Becker DH, Townsend JJ, Kramer RA, Newton TH (1979) Occult cerebrovascular malformations. Brain 102:249–287

Beks JW (1980) Intracranial pressure in ICH. In: Pia HW, Langmaid C, Zierski J (eds) Spontaneous intracerebral haematomas. Springer, Berlin Heidelberg New York

Bell BA, Kendall BE, Symon L (1978) Angiographically occult arteriovenous malformations of the brain. Neurol Neurosurg Psychiatry 41:1057–1064

Bell DS (1968) Speech functions of the thalamus inferred from the effects of thalamotomy. Brain 91:619–638

Bender MB (1980) Brain control of conjugate horizontal and vertical eye movements. A survey of the structural and functional correlates. Brain 103:23–69

Bendheim PE, Berg BO (1981) Ataxic hemiparesis from a midline mass. Ann Neurol 9:405–407

Beneš V, Konkolik F, Obrovska D (1972) Two types of spontaneous intracerebral hemorrhage due to hypertension. J Neurosurg 37:509–513

Bennett M, Sills J (1978) Cerebral haemorrhage in haemophilia. Postgrad Med J 54:115–118

Benson DF (1979) Aphasia, alexia, agraphia. Churchill Livingston, Edinburgh

Benson DF, Marsden CD, Meadows JC (1974) The amnesic syndrome of posterior cerebral artery occlusion. Acta Neurol Scand 50:133–145

Bergström K, Lodin H (1967) An angiographic observation of intracerebral haematoma. Br J Radiol 40:228–229

Berndt SF, Fuhrmeister U (1973) Cerebrospinal fluid levels of cortisol, prednisolone and dexamethasone following intravenous and intrathecal injection in man. Arch Pharmacol 279 [Suppl R]:51

Bernsmeier A (1953) Gesamtkreislauf und Hirndurchblutung bei intrakraniellen Angiomen und Aneurysmen. Dtsch Z Nervenheilkd 169:421

Bessen HA (1982) Intracranial hemorrhage associated with phencycline abuse. JAMA 248:585–586

Bewermeyer H, Neveling M, Ebhardt G, Heiss WD (1984) Spontane Ponsblutungen. Fortschr Neurol Psychiat 8:259–292

Bewermeyer H, Schumacher A, Neveling M, Heiss WD (1984) Hämorrhagische neurologische Komplikationen bei Therapie mit Antikoagulanzien und Fibrinolytika. Dtsch Med Wochenschr 109:1653–1659

Bicknell JM, Carlow TJ, Kornfeld M, Stouring J, Turner P (1978) Familiar cavernous angiomas. Arch Neurol 35:746–749

Biller J, Hayes AC, Littooy FN, Baker WH (1984) Intracerebral hemorrhage after carotid endarterectomy. Henry Ford Hosp Med J 32:197–203

Bitoh S, Hasegawa H, Fujiwara M (1982) Angiographically occult vascular malformations causing intracranial hemorrhage. Surg Neurol 17:35–42

Blackwood W (1963) The central nervous system hypertensive vascular disease. In: Blackwood W et al. (eds) Greenfield's neuropathology. Arnold, London

Bode W (1877) Die Hämorrhagien der Varolsbrücke. Bonitas-Bauer, Würzburg

Böhme C (1927) Beiträge zum Problem der apoplektischen Hirnblutung. Beitr Path Anat (Jena) 78:260–282

Bogousslavsky J (1985) Anticoagulation and bleeding into embolic infarcts. Arch Neurol 42:1033–1034

Bogousslavsky J, Regli F, Jeanrenaud H (1984) Benign outcome in unoperated large cerebellar haemorrhage. Acta Neurochir (Wien) 73:59–65

Bogousslavsky J, Miklossy J, Deruaz JP, Regli F, Assal G (1986) Unilateral left paramedian infarction of thalamus and midbrain: A clinico-pathological study. J Neurol Neurosurg Psychiatry 49:686–694

Bosch K, Janssen W (1962) Plötzlicher Tod durch intramedulläres Hämangiom. Dtsch Z Gerichtl Med 52:571–577

Bottinelli MP, Maslenikov V, Medoc J, Purriel JA (1966) Hemorrhagia cerebral profunda. Sus formas y evolucion. Acta Neurol Latinoamer 12:178–197

Boudouresques G, Hauw JJ, Meininger V et al. (1979) Etude neuropathologique des hemorrhagies intracraniennes de l'adulte. Rev Neurol (Paris) 135:197–210

Bowe EL, Fry WJ, Gross WS, Stanley JC (1975) Hypotension and hypertension as consequences of baroreceptor dysfunction following carotid endarterectomy. Surgery 85:633

Bradley GW jr, Schmidt PG (1985) Effect of methemoglobin formation on the MR appearance of subarachnoid hemorrhage. Radiology 156:99–103

Brawanzki A, Gaab MR, Fuhrmeister U, Haubitz J (1983) Spontaneous intracranial hemorrhage. A. clinical follow-up study. In: Jensen HP, Brock M, Klinger M (eds) Acute non-traumatic intracranial bleedings. Posterior fossa tumors in infancy. Springer, Berlin Heidelberg New York Tokyo

Brismar J, Hindfeld B, Nilsson O (1979) Benign brainstem hematoma. Acta Neurol Scand 60:178–182

Britt RH, Connor WS, Enzmann DR (1981) Occult arteriovenous malformation of the brainstem simulating multiple sclerosis. Neurology 31:901–903

Brock M, Zillig C, Wiegand H, Zywietz C, Mock P (1976) The effects of dexamethasone on ICP in cases of posterior fossa tumors. In: Beks JWF, Bosch DA, Brock M (eds) Intracranial pressure, vol III. Springer, Berlin Heidelberg New York

Brott T, Thalinger K, Herzberg V (1986) Hypertension as a risk factor for spontaneous intracerebral hemorrhage. Stroke 6:1078–1083

Bryan R, Weisberg L (1982) Prolonged survival with good functional recovery in 3 patients with computed tomographic evidence of brainstem hemorrhage. Comput Radiol 6:43–48

Buchner H, Ferbert A (1986) Konservative Hirndrucktherapie. In: Hacke W (Hrsg) Neurologische Intensivmedizin. Perimed, Erlangen

Budny JL, Glasauer FE, Sil R (1978) Rapid recurrence of meningioma causing intracerebral hemorrhage. Surg Neurol 8:323–325

Büttner-Ennever JA, Büttner U, Cohen N, Baumgartner G (1982) Vertical gaze paralysis and the rostral interstitial nucleus of the medial longitudinal fasciculus. Brain 105:125–149

Bugiani O, Conforto C, Sacco G (1969) Aphasia in thalamic hemorrhage. Lancet I:1052

Buren JM van, Borke RC (1979) Alternations in speech and the pulvinar. Brain 92:255–284

Busse O (1980a) ICH in sinus and cerebral vein thrombosis. In: Pia HW, Langmaid C, Zierski J (eds) Spontaneous intracerebral haematomas. Springer, Berlin Heidelberg New York

Busse O (1980 b) Die Bedeutung der Liquorlaktatkonzentration und des Befundes im Computer-tomogramm für die Prognose des ischämischen Hirninfarkts. Habilitationsschrift für den Fachbereich Humanmedizin der Justus-Liebig-Universität Gießen

Butler AB, Partian RA, Netsky MG (1972) Primary intraventricular hemorrhage: A mild and remediable form. Neurol Minneap 22:675–687

Butzer JF, Cancilla PA, Cornell SH (1976) Computerized axial tomography of intracerebral hae-matoma. Arch Neurol 33:206–214

Calandre L, Arenal C, Fernandez Ortega J, Bermejo F, Felgeroso B, Del Ser T, Vallejo A (1986) Risk factors for spontaneous cerebral hematomas. Case-control study. Stroke 6:1126–1128

Cambier J, Elghozi D, Strube E (1979) Hémorrhagie de la tête du noyau caudé gauche. Rev Neu-rol (Paris) 135:763–744

Caplan LR (1979) Intracerebral hemorrhage: New clues to an old entity. Med Times 106:55–61

Caplan LR, Goodwin JA (1982) Lateral tegmental brainstem hemorrhage. Neurology 32:252–260

Caplan LR, Mohr JP (1978) Intracerebral hemorrhage: An update. Geriatrics 33:42–45, 48–52

Caplan LR, Skillman J, Ojemann R, Fields WS (1978) Intracerebral hemorrhage following caro-tid endarterectomy: A hypertensive complication? Stroke 9:457–460

Caplan LR, Hier D, Banks G (1982) Stroke and drug abuse. Stroke 13:869–872

Caplan LR, Neely S, Gorelick P (1984) Coldrelated intracerebral hemorrhage. Arch Neurol 41:227

Cappa SF, Vignolo LA (1979) "Transcortical" features of aphasia following left thalamic hem-orrhage. Cortex 15:121–130

Cappa SF, Cavallotti G, Guidotti M, Papagno C, Vignolo LA (1983) Subcortical aphasias: Two clinical-CT scan correlation studies. Cortex 19:227–241

Carion F (1875) Contribution á l'étude symptomatique et diagnostique de l'hémorrhagie cérébel-leuse. Adrien Delhaye, Paris

Carmel PW (1968) Sympathetic deficits following thalamotomy. Arch Neurol 18:178–187

Carpenter MB, Noback CR, Moss ML (1954) The anterior choroidal artery: Its origins, course, distribution and variations. Arch Neurol 71:714–722

Carton CA, Hickey WC (1955) Arterious malformation of the head of the caudate: Report of a case of total removal. J Neurosurg 12:414–418

Castaigne P, Lhermitte F, Buge A, Escourolle R, Hauw JJ, Lyon-Caen O (1981) Paramedian tha-lamic and midbrain infarcts. Clinical and pathological study. Ann Neurol 10:127–148

Cerebral Embolism Study Group (1984) Immediate anticoagulation of embolic stroke: Brain hemorrhage and management options. Stroke 15:779–789

Cerebral Embolism Study Group (1986) Proceedings of the Third International Brain-Heart Conference (Cardioembolic Stroke Workshop) (Trier Sept. 1985). Ninjhoff, Amsterdam

Charcot JM, Bouchard C (1868) Nouvelles recherches sur la pathogénie de l'hémorrhagie cérébrale. Arch Physiol (Paris) 1:110–127, 643–675, 725–734

Cheyne J (1812) Cases of apoplexy and lethargy: With observation upon the comatose diseases. Underwood, London

Childs T (1858) A case of apoplexy of the cerebellum. Am Med Month (NY) 9:1

Choi D, Sudarsky L, Schachter S, Biber M, Burke P (1983) Medial thalamic hemorrhage with amnesia. Arch Neurol 40:611–613

Christiaens JL (1980) Hémorrhagie intracraniennes et intrarachidiennes chez des malades sous traitement anticoagulant. Lille Méd 25:178–182

Chuang AH, Waterman MR, Yamaoka K, Cottam GL (1975) Effect of pH, carbamylation and other hemoglobins on deoxyhemoglobin S aggregation inside intact erythrocytes as detected by proton relaxation rate measurements. Arch Biochem Biophys 167:145–150

Ciemins VA (1970) Localized thalamic hemorrhage. A cause of aphasia. Neurology 20:776–782

Citron BP, Halpern M, McCarron M (1970) Necrotizing angiitis associated with drug abuse. N Engl J Med 283:1003–1011

Cohen HCM, Tucker WS, Humphreys RP (1982) Angiographically cryptic histologically veri-fied cerebrovascular malformations. Neurosurgery 10:704–714

Cohen JA, Gelfer CE, Sweet RD (1980) Thalamic infarction producing aphasia. Mt Sinai J Med (NY) 47:398–404

Cole FM, Yates PO (1967a) The occurence and significance of intracerebral microaneurysms. J Pathol Bacteriol 93:393

Cole FM, Yates PO (1967b) Intracerebral microaneurysms and small cerebrovascular lesions. Brain 90:759–768

Cole FM, Yates PO (1967c) Pseudoaneurysms in relationship to massive cerebral hemorrhage. J Neurol Neurosurg Psychiatry 30:61–66

Conard J, Samama M, Milochevitch B, Horellou MH, Chabrun B, Presta J (1979) Complications hémorrhagiques au cours de 98 traitements par la streptokinase. Nouv Presse Med 8:1319

Cone JD, Maravilla KR, Cooper PR (1979) Computed tomography findings in ruptured arteriovenous malformations of the corpus callosum. J Comput Assist Tomogr 3:478–482

Coon WW, Willis PW (1974) Hemorrhagic complications of anticoagulant therapy. Arch Intern Med 133:386

Craig W, Adson AW (1928) Spontaneous intracerebral hemorrhage, etiology and surgical treatment with a report of nine cases. Arch Neurol Psychiatry 35:701–714

Cramon D von, Kühnlein J, Wolfram A (1970) Die thalamische Demenz. Fortschr Neurol Psychiatr 49:129–155

Crawford JV, Russell DS (1956) Cryptic arteriovenous hamartomas of the brain. Neurol Neurosurg Psychiatry 19:1–11

Creutz W (1966) Die Neurologen des 1.–7. Jahrhunderts. Bonnet, Amsterdam

Critchley M (1966) The parietal lobes. Hofner, New York

Crowell RM, Ojemann RG (1983) Spontaneous brain hemorrhage: Surgical considerations. Stroke pathophysiology diagnosis and management, vol 58. Churchill Livingstone, Edinburgh, pp 1191–1206

Crowell RM, Ojemann RG (1986) Spontaneous brain hemorrhage: Surgical considerations. In: Barnett HJM, Stein BM, Mohr JP, Yatsu FM (eds) Stroke B II. Churchill Livingstone, Edinburgh

Cushing H (1902) Some experimental and clinical observations concerning states of increased intracranial tension. Am J Med Sci 124:375–400

Dalsgaard-Nielsen T (1956) Some clinical experience in the treatment of cerebral apoplexy (1000 cases). Acta Psychiatr Scand 108:101–119

Damasio AR, Damasio H, Rizzo M, Varney N, Gersh F (1982) Aphasia with nonhemorrhagic lesions in the basal ganglia and internal capsule. Arch Neurol 39:15–20

Dana CL (1903) Acute bulbar paralysis due to hemorrhage and softening of the pons. Med J Rec 64:361–374

Dandy W (1959) The brain. In: Lewis D, Hagerstown M, Prior WF (eds) Practice of surgery.

Davidson N, Gold R (1957) The nuclear magnetic relaxation time of water protons in ferrihemoglobin solutions. Biochim Biophys Acta 26:370–373

Déjérine J, Roussy G (1906) Le syndrome thalamique. Rev Neurol 14:521

Delaney P, Estes M (1981) Intracranial hemorrhage associated with amphetamine use. Neurology 31:922

DeLaPaz RL, New PFJ, Buonanno FS (1984) NMR imaging of intracranial hemorrhage. J Comput Assist Technol 8:599–607

Denny-Brown D, Fisher EC (1976) Physiological aspects of visual perception II. The subcortical visual direction of behavior. Arch Neurol 33:228

Denny-Brown D, Yanagisawa N (1976) The role of the basal ganglia in the initiation of movement. In: Yahr D (ed) The basal ganglia. Raven Press, New York

Dhopesh VP, Greenberg JO, Cohen MM (1980) Computed tomography in brainstem hemorrhage. Comput Assist Tomogr 4:603–607

Di Chiro G, Brooks RA, Girton ME, Caporale T, Wright DC, Dwyer AJ, Horne MCDK (1986) Sequential MR studies of intracerebral hematomas in monkeys. AJNR 7:193–199

Dinsdale HB (1964) Spontaneous hemorrhage in the posterior fossa: A study of primary cerebellar and pontine hemorrhage with observations on the pathogenesis. Arch Neurol 10:200–217

Divry P (1941/42) De l'amyloidose vasculaire cérébral et méningée (méningopathie amyloide) dans la démence sénile. J Belge Neurol Psychiatry 41/42:141–158

Doel EM van den, Merrienboer FJ van, Tulleken CA (1985) Cerebral hemorrhage from unsuspected choriocarcinoma. Clin Neurol Neurosurg 87:287–290

Dolinskas CA, Bilaniuk LT, Zimmerman RA, Kuhl DE (1977) Computertomography of intracerebral hematomas. Am J Roentgenol 129:681–692

Dorndorf W (1983) Schlaganfälle, Klinik und Therapie, 2. Aufl. Thieme, Stuttgart

Dorndorf W, Gänshirt H (1972) Klinik der arteriellen Gefäßverschlüsse. In: Gänshirt H (Hrsg) Der Hirnkreislauf. Thieme, Stuttgart

Douglas MA, Haerer AR (1982) Long-term prognosis of hypertensive intracerebral hemorrhage. Stroke 13:488–491

Dow RS, Moruzzi G (1958) The physiology and pathology of the cerebellum. University of Minnesota Press, Minneapolis

Drachmann DA (1963) Neurologic complications of Wegener's granulomatosis. Arch Neurol 8:513–525

Drake CG, Vinters HV (1985) Intracerebral hemorrhage. In: Plumm F, Pulsinelli W (eds) Cerebrovascular diseases. Raven Press, New York

Drury J, Whisnant JP, Garraway WM (1984) Primary intracerebral hemorrhage: Impact of CT on incidence. Neurology 34:653–657

Duckert F, Marbert GA (1983) Therapeutische Fibrinolyse (Thrombolyse). In: Koller F, Dukkert F (Hrsg) Thrombose und Embolie. Schattauer, Stuttgart

Duff TA, Ayeni S, Levin A, Javid M (1981) Non-surgical management of spontaneous intracerebral hemorrhage. Neurosurgery 9:380–393

Durward QJ, Barnett HJM, Barr HWK (1982) Presentation and management of mesencephalic hematoma. J Neurosurg 56:123

Duus P (1980) Neurologisch-topische Diagnostik. Thieme, Stuttgart

Dyken ML (1970) Precipitating factors, prognosis and demography of cerebrovascular disease in an Indian community: A review of all patients hospitalized from 1963 to 1965 with neurological examination of survivors. Stroke 1:261–269

Edelmann RR, Johnson K, Buxton R, Shoukimas G, Rosen BR, Davis KR, Brady TJ (1986) MR of hemorrhage: A new approach. AJNR 7:751–756

Elghozi D, Strube E, Signoret JL, Cambier J, Lhermitte F (1978) Quasi-aphasie lors de lésions du thalamus. Relation du trouble du langage et de l'activation élective de l'hémisphère gauche dans 4 observations de lésions thalamiques gauche et droites. Rev Neurol (Paris) 134:557–574

Ellis AG (1909) The pathogenesis of spontaneous cerebral hemorrhage. Proc Pathol Soc 12:197

Epstein AN (1951) Primary massive pontine hemorrhage. Clinico-pathological study. J Neuropath Exp Neurol 10:426–448

Fabry TL, Reich HA (1966) The role of water in deoxygenated hemoglobin solutions. Biochem Biophys Res Commun 22:700–703

Fahr T (1937) Apoplexie und Erweichung. Vergleichende statistische Untersuchungen. Zentralbl Allg Pathol 66:84–93

Fallis RJ, Fisher M (1985) Cerebral vasculitis and hemorrhage association with phenylpropanolamine. Neurology 35:405–407

Faupel G, Reulen HJ, Müller D, Schürmann K (1980) Erfahrungen und Vorschläge zur Frühprognose gedeckter Schädel-Hirn-Verletzungen, insbesondere traumatischer intrakranieller Hämatome. Nervenarzt 51:91–95

Fazio C (1983) Clinical pathology of hypertensive intracerebral hemorrhage: Historical aspects. In: Mizukami M, Kanaya H, Kogure K, Yamori A (eds) Hypertensive intracerebral hemorrhage. Raven Press, New York

Fazio C, Sacco G, Bugiani O (1973) The thalamic hemorrhage. An anatomo-clinical study. Eur Neurol 9:30–43

Feindel W (1979) Management of intracerebral hemorrhage. Adv Neurol 25:293–300

Fierstien SB, Pribaram HW, Hieshima G (1979) Angiography and computed tomography in the evaluation of cerebral venous malformations. Neuroradiology 16:137–148

Filloux FM, Townsend JJ (1985) Congophilic angiopathy with intracerebral hemorrhage (clinical conference). West J Med 143:498–502

Finelli PF, Kessimian N, Bernstein PW (1984) Cerebral amyloid angiopathy manifesting as recurrent intracerebral hemorrhage. Arch Neurol 41:300–333

Fisher CM (1959) the pathologic and clinical aspects of thalamic hemorrhage. Trans Am Neurol Assoc 84:56–59

Fisher CM (1961 a) Clinical syndromes in cerebral hemorrhage. In: Fields WS (eds) Pathogenesis and treatment of cerebrovascular disease. Thomas, Springfield/Ill.

Fisher CM (1961 b) The pathology and pathogenesis of intracerebral hemorrhage. In: Fields WS (eds) Pathogenesis and treatment of cerebrovascular disease. Thomas, Springfield/Ill.

Fisher CM (1964) Ocular bobbing. Arch Neurol 11:543–545

Fisher CM (1965) Pure sensory stroke involving face, arm and leg. Neurology (Minneap) 15:76–80

Fisher CM (1967) Some neuro-ophthalmological observations. J Neurol Neurosurg Psychiatry 30:383–392

Fisher CM (1969) The arterial lesions underlying lacunes. Acta Neuropathol (Berl) 12:1–15

Fisher CM (1971) Pathological observations in hypertensive cerebral hemorrhage. J Neuropathol Exp Neurol 30:536

Fisher CM (1978) Ataxic hemiparesis: A pathologic study. Arch Neurol 35:126–128

Fisher CM (1979) Capsular infarcts. Arch Neurol 36:65

Fisher CM (1981) Pathological observations in hypertensive cerebral hemorrhage. J Neuropathol Exp Neurol 30:536–550

Fisher CM, Adams RD (1951) Observation on brain embolism with special reference to mechanism of hemorrhagic infarction. J Neuropathol Exp Neurol 10:92–94

Fisher CM, Cole M (1965) Homolateral ataxic and crural paresis: A vascular syndrome. J Neurol Neurosurg Psychiatry 28:48–55

Fisher CM, Picard EH, Polak A (1965) Acute hypertensive cerebellar hemorrhage: Diagnosis and surgical treatment. J Nerv Ment Dis 140:38–57

Fisher CM, Mohr JP, Adams RJ (1974) Cerebrovascular disease. In: Wintrobe MM, Thorn GW, Adams RD (eds) Harrison's principles of internal medicine, 7th edn. McGraw-Hill, New York

Fisher M, Zito JL, Silva A, Degirolami U (1984) Hemorrhagic infarction: A clinical and CT study. Stroke 15:192

Flügel KA, Fuchs HH, Huk W (1982) Spontane intrazerebrale Hämatome: Okzipitallappen-Blutungen. Fortschr Med 25:1201–1209

Foix C, Hillemand P (1925) Les artères de l'axe encéphaliques jusqu'au diencéphale inclusivement. Rev Neurol (Paris) 2:705

Freemann RE, Onofrio BM, Okazaki H, Dinapoli RP (1973) Spontaneous intracerebellar hemorrhage. Diagnosis and surgical treatment. Neurology 23:84–90

Freemann W, Ammerman H, Stanley M (1943) Syndrome of the pontine tegmentum, Foville's syndrome: Report of three cases. Arch Neurol Psychiatry 50:462–471

Freytag E (1968) Fatal hypertensive intracerebral haematomas: A survey of the pathological anatomy of 393 cases. J Neurol Neurosurg Psychiatry 31:616–620

Fukamachi A, Koizumi H, Nuhui H (1985) Postoperative intracerebral hemorrhages: A survey of computed tomographic findings after 1074 intracranial operations. Surg Neurol 23:575–580

Furlan AJ, Whisnant JP, Elveback LR (1979) The decreasing incidence of primary intracerebral hemorrhage: A population study. Ann Neurol 5:367–373

Gänshirt H (1983) Zerebrale Zirkulationsstörungen. In: Hopf HCH, Poeck K, Schliack H (Hrsg) Neurologie in Praxis und Klinik, Bd I. Thieme, Stuttgart

Gänshirt H, Haack G (1983) Nebenwirkungen der Antikoagulation am Nervensystem. In: Seitz D, Vogel P (Hrsg) Verhandlungen der Deutschen Gesellschaft für Neurologie, Bd II. Springer, Berlin Heidelberg New York Tokyo

Gänshirt H, Wolfram H, Haack G (1979) Die sogenannten spontanen intrazerebralen Hämatome. Nervenarzt 50:411–414

Galen C (1824) De tremor, palpipatione, convulsione et rigore. In: Kühn CG (Hrsg) Claudii Galeni opera omnia VII. Olms Verlagsbuchhandlung, Hildesheim, S 584–642 (1965). (Nachdruck der Originalausgabe, Leipzig 1824)

Garcin R, Kipfer M (1939) Syndrome de Claude Bernhard-Horner et troubles oculosympathétiques dans les lésions du thalamus optique. Etude experimentale et clinique: Contribution a l'étude des voies et des centres diencephaliques au sympathique oculaire et des inégalités pupillaires d'origine du systéme nerveu central. Rev Neurol (Paris) 71:121–156

Gargand M (1971) Spontane intrazerebrale Hämatome. Schweiz Arch Neurol 80:353–357

Gaudel C, Fouchard J (1979) Complications du traitment anticoagulant. Sem Hôp Paris 55:1340–1345

Gerlach J, Jensen HP (1961) Die intracerebralen Hamartome bei Mikroangiomen. Acta Neurochir [Suppl] 7:367–373

Geschwind N (1965) Disconnection syndromes in animal and man. Brain 88:237–294, 585–644

Gilbert JJ, Vinters HV (1983) Cerebral amyloid angiopathy: Incidence and complications in the aging brain I. Cerebral hemorrhage. Stroke 6:915–923

Gildersleve N, Koo AH, McDonald CJ (1977) Metastatic tumor presenting as intracerebral hemorrhage. Radiology 124:109–112

Gilles C, Brucker JM, Khoubesserian P, Haeghen JJ van der (1984) Cerebral amyloid angiopathy as a cause of multiple intracerebral hemorrhages. Neurology 34:730–735

Gilner LI, Avin B (1977) A reversible ocular manifestation of the thalamic hemorrhage. A case report. Arch Neurol 34:715

Gobernado JM, Molina F de, Gimeno A (1980) Pure motor hemiplegia due to hemorrhage in the lower pons. Arch Neurol 37:393

Golden JB, Kramer RA (1978) The angiographically occult cerebrovascular malformation: Report of three cases. Neurosurgery 48:292–296

Goldenberg G, Wimmer A, Maly J (1983) Amnesic syndrome with a unilateral thalamic lesion: A case report. J Neurol 229:79–86

Goldman LG, Caldera DL, Nussbaum SR et al. (1977) Multifactorial index of cardiac risk in noncardial surgical procedures. N Engl J Med 297:845–850

Goldstein RJ, Caplan LR, Bleich HL (1973) Computer assisted stroke diagnosis. Clin Res 20:537

Gomori JM, Grossmann RI, Goldberg HI, Zimmerman RA, Bilaniuk LT (1985) Intracranial hematomas: Imaging by high-field MR. Radiology 157:87–93

Goodman SJ, Becker DP (1970) Intracranial hemorrhage associated with amphetamine abuse. JAMA 212:480

Gordon A (1916) Ventricular hemorrhage: A symptom group. Arch Intern Med 17:343–353

Gorelick PB (1987) Alcohol and stroke. Stroke 1:268–271

Goto N, Kaneko M, Hosako Y (1980) Primary pontine hemorrhage: Clinicopathological correlations. Stroke 11:84–90

Goto N, Kaneko M, Muraki M, Iwamoto K, Yamamoto T (1982) Thalamic hemorrhage: A clinicoanatomical study. Neurol Med Chir (Tokyo) 22:24–36

Gowers WR (1904) Lectures on diseases of the nervous system. Churchill, London

Graeb DA, Robertson WD, Lapointe JS, Nugent RA, Harrison PB (1982) Computed tomographic diagnosis of intraventricular hemorrhage. Radiology 143:91–96

Graham DD (1984) Leptospirosis complicated by fatal intracerebral haemorrhage. Br Med J 289:1583

Green FHK (1930) Miliary aneurysms in the brain. J Path Bact 33:71–77

Grendahl AV (1958) Spontane cerebellumblodninger og embollisjoner. Nord Med 60:1784–1787

Gresham GE, Phillips TF, Wolf PA (1979) Epidemiologic profile of long-term stroke disability: The Framingham study. Arch Phys Med Rehabil 60:487–491

Groothuis DR, Duncan GW, Fisher CM (1977) The human thalamocortical sensory path in the internal capsule: Evidence from a small capsular hemorrhage causing a pure sensory stroke. Neurology 2:328–331

Gross CR, Kase CS, Mohr JP (1984) Stroke in South Alabama: Incidence and diagnostic features – A population based study. Stroke 15:249–255

Growes WR (1893) A manual of diseases of the nervous system, vol II. Churchill, London

Grumme T, Lanksch W, Wende S (1976) Diagnosis of spontaneous intracerebral hemorrhage by computerized tomography. In: Lanksch W, Katzner E (eds) Cranial computerized tomography. Springer, Berlin Heidelberg New York

Grumme T, Lanksch W, Wende S (1979) Intrakranielle Blutungen im Computertomogramm. Dtsch Ärztebl 24:1627–1634

Grünthal E (1942) Über thalamische Demenz. Monatsschr Psychiatr Neurol 106:114–128

Gudmundson G, Hallgrimsson J, Jonasson T, Bjannon OV (1972) Hereditary cerebral hemorrhage with amyloidosis. Brain 95:387–404

Guillain G, Alajouanine T, Marquezy R (1923) Hémorrhagie cérébelleuse avec spasms toniques attitude de rigidité des membres inférieures. Bull Mem Soc Med Hop Paris 47:1120

Haaß A, Kloß R, Brenner M, Haman G, Harms M, Schimrigk K (1987) ICP-gesteuerte Hirnödembehandlung mit Glyzerin und Sorbit bei intrazerebralen Blutungen. Nervenarzt 58:22–29

Habermann S, Capildeo R, Rose F (1981) The seasonal variation in mortality from cerebrovascular disease. J Neurol Sci 52:25–36

Harrington H, Heller HA, Dawson D (1983) Intracerebral hemorrhage and oral amphetamine. Arch Neurol 40:503–507

Hart RG, Easton D (1986) Hemorrhagic infarcts. Stroke 4:586–589

Hartmann A (1983) Die medikamentöse Behandlung des Hirnödems. Nervenarzt 54:277–293

Hassler R (1964) Zur funktionellen Anatomie des limbischen Systems. Nervenarzt 35:386–396

Hassler R (1966) Thalamic regulation of muscle tone and the speech movement. In: Purpura P, Yahr MD (eds) Thalamus. Columbia University Press, New York

Hatje W, Sturm W (1982) Amnesie. In: Poeck K (Hrsg) Klinische Neuropsychologie. Thieme, Stuttgart

Hawthorne CO (1922) Cerebral and cerebellar hemorrhages in appearently healthy adolescents and children. Practitioner 109:425–435

Hayman LA, Fox AJ, Evans RA (1981) Effectiveness of contrast regimes in CT detection of vascular malformations of the brain. Am J Neuroradiol 2:421–425

Hearne CB, Zawada ET (1982) Survival after intracerebral hemorrhage in Wegener's granulomatosis. West J Med 137:431–434

Hecht-Leavitt C, Gomori JM, Grossman RI, Goldberg HI, Hackney DB, Zimmerman RA, Bilaniuk LT (1986) High-field MRI of hemorrhagic cortical infarction. AJNR 7:581–585

Heiman TD, Satya-Murti S (1978) Benign cerebellar hemorrhage. Ann Neurol 3:366–368

Helweg-Larsen S, Sommer W, Strang P, Lester J, Boysen G (1984) Prognosis for patients treated conservatively for spontaneous intracerebral hematomas. Stroke 15:1045–1048

Henderson VW, Alexander MP, Naeser MA (1982) Right thalamic injury impaired visospatial perception, and alexia. Neurology 32:235–240

Henderson WR, Gomez R de RL (1967) Natural history of cerebral angiomas. Br Med J II:571–574

Herbstein DJ, Schaumburg HH (1974) Hypertension intracerebral hematoma. An investigation of the initial hemorrhage and rebleeding using chromium Cr 51-labeled erythrocytes. Arch Neurol 30:412

Herman B, Schulte BPM, Luijk JH van (1980) Epidemiology of stroke in Tilburg. The Netherlands. The population-based stroke incidence register. Stroke 11:162

Herold S, Kummer von R, Jaeger CH (1982) Follow-up of spontaneous intracerebral hemorrhage by computed tomography. J Neurol 228:267–276

Heros RC (1982) Current concepts of cerebrovascular disease: Cerebellar hemorrhage and infarction. Stroke 13:106–109

Heyne K, Noetzel H (1956) Über verschiedene Formen der Rupturblutungen intrakranieller Aneurysmen. Beitr Pathol 116:61–70

Hickay W, King RB, Wang AM, Samuels MA (1983) Multiple simultaneous intracerebral haematoms. Arch Neurol 40:519–522

Hier DB, Davis KR, Richardson EP, Mohr JP (1977) Hypertensive putaminal hemorrhage. Ann Neurol 1:152–159

Horenstein S, Chung H, Brenner S (1978) Aphasia in two verified cases of left thalamic hemorrhage. Trans Am Neurol Assoc 103:193–198

Hornig CR, Dorndorf W, Agnoli AL (1986) Hemorrhagic cerebral infarction – A prospective study. Stroke 2:179–184

Houndsfield GN (1973) Computerized transverse axial scanning (tomography): Part 1. Description of system. Br J Radiol 46:1016–1022

Housepian EM, Pool JL (1958) A systematic analysis of intracranial aneurysms from the autopsy file of the Preslyterian Hospital 1914–1956. J Neuropathol 17:409–423

Houser OW, Baker HL, Svien HJ, Okazaki H (1973) Arteriovenous malformations of the parenchyma of the brain: Angiographic aspects. Radiology 109:83–90

Huang YP, Robbins A, Patel C, Chaudray M (1984) Cerebral venous malformations and a new classification of cerebral vascular malformations. In: Kapp JK, Schmidek (eds) The cerebral venous system and its disorders. Grune & Stratton, Orlando, pp 373–474

Huckman MS, Ramsey RS (1978) Computed tomography in diagnosing intracranial hemorrhage. Comp Ther 4:51–59

Hulme A, Cooper R (1976) The effects of head position and jugular vein compression (JVC) on intracranial pressure (ICP). A clinical study. In: Beks JWF, Bosch DA, Brock M (eds) Intracranial pressure, vol III. Springer, Berlin Heidelberg New York

Humphreys RP (1978) Computerized tomographic definition of a mesencephalic haematoma with evaculation through pedunculotomy. J Neurosurg 49:749–752

Hungerbühler JP, Regli F, van Melee DG, Bogousslavsky J (1983) Spontaneous intracerebral hemorrhages (SICH's) clinical and CT features; immediate evaluation of prognosis. Arch Neurol Neurochir Psychiatry 132:13–27

Hungerbühler JP, Assal G, Regli F (1984) Thalamic hematomas: Neuropsychological aspects. Arch Suis Neurol Neurochir Psychiatr 135:199–215

Hunt WE, Hess RM (1968) Surgical risk as related to time of intervention in the repair of intracranial aneurysms. J Neurosurg 28:14–19

Hwak R, Kadoya S, Suzuki T (1983) Factors affecting the prognosis in thalamic hemorrhage. Stroke 14:493–500

Hyland HH (1961) Nonaneurysmal intracranial hemorrhage. Neurology 11:165–168

Ishii N, Nishihara Y, Horie A (1984) Amyloid angiopathy and lobar cerebral haemorrhage. J Neurol Neurosurg Psychiatry 47:1203–1210

Jaffe ME, McHenry LC, Goldberg HJ (1970) Regional cerebral blood flow measurement with small probes. Neurology 20:223–237

Janny P, Colnett G, Georges A, Chazal S (1978) Intracranial pressure with intracerebral hemorrhage. Surg Neurol 10:371–375

Janny P, Papo J, Chazal J, Colnett G, Baretto LC (1982) Intracranial hypertension and prognosis in spontaneous intracerebral haematomas. A correlative study of 60 patients. Acta Neurochir 61:180–186

Jellinger K (1977a) Cerebrovascular amyloidosis with cerebral hemorrhage. Z Neurol 214:195–206

Jellinger K (1977b) Pathology of intracerebral hemorrhage. Zentralbl Neurochir 38:29–42

Jellinger K (1980) Pathology and etiology of ICH. In: Pia HW, Langmaid C, Zierski J (eds) Spontaneous intracerebral haematoms. Springer, Berlin Heidelberg New York

Jellinger K (1986) Vascular malformations of the central nervous system: A morphological overview. Neurosurg Rev 9:177–216

Jennett B, Teasdale G (1976) Predicting outcome in individual patients after severe head injury. Lancet I:1031–1034

Jennett B, Teasdale G (1977) Aspects of coma after severe head injury. Lancet I:878–892

Jensen HP (1980) Microaneurysmas and ICH: In: Pia HW, Langmaid C, Zierski J (eds) Spontaneous intracerebral haematomas. Springer, Berlin Heidelberg New York

Johanson SH (1961) Hypertensive and normotensive intracerebral hemorrhage. Acta Psychiatry 36:90–94

Johanson SH, Melin HS (1960) Spontaneous cerebral hemorrhage and encephalomalacia; a clinico-pathological study of 263 cases with special reference to cardiovascular disease and cerebral arteriosclerosis. Acta Psychiatr Neurol 35:457–479

Kagan A, Popper JS, Rhoads GG (1980) Factors related to stroke incidence in Hawaii Japanese men: The Honolulu Heart Study. Stroke 11:14–21

Kagan A, Yano K, Rhoads GG, McGee D (1981) Alcohol and cardiovascular disease: The Hawaiian experience. Circulation 64 [Suppl]:II-27 – III-31

Kagawa M (1983) Thalamic hemorrhage. In: Mizukami M, Kogure K, Kanaya H, Yamori Y (eds) Hypertensive intracerebral hemorrhage. Raven Press, New York

Kagawa M, Kanno T, Sano H (1977) Thalamic hemorrhage: Clinical classification based on the CT findings and its surgical treatments. Neurol Med Chir (Tokyo) 17:243–251

Kalyan-Raman UP, Kalyan-Raman K (1984) Cerebral amyloid angiopathy intracranial hemorrhage. Ann Neurol 16:321–329

Kanaya H, Saiki J, Ohuchi T et al. (1983) Hypertensive intracerebral hemorrhage in Japan: Update on surgical treatment. In: Mizukami M, Kanaya K, Kogure K, Yamori Y (eds) Hypertensive intracerebral hemorrhage. Raven Press, New York

Kaneko M, Koba T, Yokoyama T (1977) Early surgical treatment for hypertensive intracerebral hemorrhage. J Neurosurg 46:579–583

Kanno T, Katada K, Shah M, Fujimoto K, Tada T (1977) Thalamic bleeding. No Shinkei Geka 5:541–548

Kaplan A (1961) Clinical syndromes in cerebral hemorrhage. In: Fields WS (ed) Pathogenesis and treatment of cerebrovascular disease. Thomas, Springfield/Ill.

Kaps M, Schütz HJ (1983) Spontane intrazerebrale Hämatome unter Antikoagulanzien. In: Seitz D, Vogel P (Hrsg) Verhandlungen der Deutschen Gesellschaft für Neurologie, Bd II. Springer, Berlin Heidelberg New York Tokyo

Kasdon DL, Scott RM, Adelman LS, Wolpert SM (1977) Cerebellar hemorrhage with decreased resorption values on computed tomography: A case report. Neuroradiology 13:265

Kase CS (1986) Intracerebral hemorrhage: Non-hypertensive causes. Stroke 17:590–595

Kase CS, Caplan LR (1986) Hemorrhage affecting the brainstem and cerebellum. In: Barnett HJM, Stein BM, Mohr JR, Yatsu FM (eds) Stroke pathophysiology, diagnosis and management. Churchill Livingstone, Edinburgh

Kase CS, Mohr JP (1986a) General features of intracerebral hemorrhage. In: Barnett HJM, Stein BM, Mohr JR, Yatsu FM (eds) Stroke pathophysiology, diagnosis and management. Churchill Livingstone, Edinburgh

Kase CS, Mohr JP (1986b) Supratentorial intracerebral hemorrhage. In: Barnett HJM, Stein BM, Mohr JP, Yatsu FM (eds) Stroke pathophysiology, diagnosis and management. Churchill Livingstone, Edinburgh

Kase CS, Maulsby G, Mohr J (1981) Partial pontine haematomas. Neurology 30:652–655

Kase CS, Williams JP, Wyatt DA, Mohr JP (1982) Lobar intracerebral haematomas: Clinical and CT analysis of 22 cases. Neurology 32:1146–1150

Kase CS, Robinson RK, Stein RW (1985) Anticoagulant-related intracerebral hemorrhage. Neurology 35:943

Kawahara N, Sato K, Muraki M, Tanaka K, Kaneko M, Uemura K (1986) CT classification of small thalamic hemorrhages and their clinical implications. Neurology 36:165–172

Kawakami H, Kutsuzawa T, Uemura K, Sakurai Y, Nahamura T (1974) Regional cerebral blood flow in patients with hypertensive intracerebral hemorrhage. Stroke 5:207–212

Keane JR (1975) Contralateral gaze deviation with supratentorial hemorrhage. Three pathological verified cases. Arch Neurol 32:119

Keane JR (1980) Transient opsoclonus with thalamic hemorrhage. Arch Neurol 37:423

Kelley E, Berger JR, Scheinberg P, Stokes N (1982) Active bleeding in hypertensive intracerebral hemorrhage: Computed tomography. Neurology 32:852–856

Kelly JK, Lazo A, Metes J, Wilner HJ, Watts FB (1985) Intracerebral hemorrhagic dissemination of acute myelolytic leukemia. AJNR 6:113–114

Kelly JP (1985) Anatomical basis of sensory perception and motor coordination. In: Kandel ER, Schwartz JH (eds) Principles of neural science. Elsevier, Amsterdam, pp 222–243

Kempe LG (1964) Surgical removal of an intramedullary haematoma simulatin Wallenberg's syndrome. J Neurol Neurosurg Psychiatry 27:78–80

Kendall BE, Claveria LE (1976) The use of computed axial tomography (CAT) for the diagnosis and management of intracranial angiomas. Neuroradiology 12:141–160

Kendall BE, Radue EW (1978) Computed tomography in spontaneous intracerebral hematomas. Br J Radiol 51:563–573

Kinkel WR (1985) Impact of computerized tomography in neurology. In: Poeck K, Freund HJ, Gänshirt H (eds) Neurology, Proceeding of the XIIIth World Congress of Neurology. Hamburg, Sept 1–6 1985. Springer, Berlin Heidelberg New York Tokyo

Kinkel WR, Jacobs L (1976) Computerized axial transverse tomography in cerebrovascular disease. Neurology 26:924–930

Kirshner HS, Kistler KH (1982) Aphasia after right thalamic hemorrhage. Arch Neurol 39:667–669

Klatsky AL, Friedman GD, Siegelaub AB, Gerard MJ (1977) Alcohol consumption and blood pressure. Kaiser-Permanente multiphasic health examination data. N Engl J Med 296:1194–1200

Klinler M (1966) Intrakranielle Blutungen bei Antikoagulanzientherapie. Schweiz Arch Neurol Neurochir Psychiatr 98:20

Kömpf D, Oppermann J, König F, Talmon-Gros S, Babaian J (1984) Vertikale Blickparese und thalamische Demenz. Nervenarzt 12:625–636

Környey S (1939) Rapid fatal massive pontine hemorrhage. Neurol Psychiat (Chic) 41:793–799

Kohli CM, Crouch RL (1984) Meningioma with intracerebral hematoma. Neurosurgery 15:237–240

Koos WT, Sunder-Plassmann M, Salah S (1969) Successful removal of a large intrapontine haematoma. Case report. J Neurosurg 31:690–694

Kramer RA, Wing SD (1977) Computed tomography of angiographically occult cerebral vascular malformations. Radiology 123:649–652

Krayenbühl H, Siebermann R (1965) Small vascular malformations as a cause of primary intracerebral hemorrhage. J Neurosurg 22:7–120

Krayenbühl H, Siegfried J (1964) Der neurochirurgische Beitrag zur Behandlung der intrazerebralen Blutung. Wien, Klin Wochenschr 76:401–404

Krayenbühl H, Yasargil MG (1957) Die vaskulären Erkrankungen im Gebiet der Arteria vertebralis und Arteria basilaris. Thieme, Stuttgart

Krönig B (1976) Blutdruckvariabilität bei Hochdruckkranken: Ergebnisse telemetrischer Langzeitmessung. Hüthig, Heidelberg

Krücke W (1971) Pathologie der cerebralen Venen- und Sinusthrombosen. Radiologie 11:370–377

Kucharczyk W, Lemme-Phlegos L, Uske A, Brant-Zawadski M, Dooms G, Norman D (1985) Intracranial vascular malformations: Mr and CT imaging. Radiology 156:383–389

Kullberg G (1972) Clinical studies on the effect of corticosteroids on the ventricular fluid pressure. In: Reulen HJ, Schürmann K (eds) Steroids and brain edema. Springer, Berlin Heidelberg New York

Kurtzke JF (1986) Epidemiology. In: Barnett HJM, Stein BM, Mohr JR, Yatsu FM (eds) Stroke pathophysiology, diagnosis and management. Churchill Livingstone, Edinburgh

Kushner MJ, Bressman SB (1985) The clinical manifestation of pontine hemorrhage. Neurology 35:637–643

Landi G, Giusti MC, Guidotti M (1982) Transient global amnesia due to left temporal haemorrhage. J Neurol Neurosurg Psychiatry 45:1062–1063

Lange-Cosack H (1986) Klinik der intrakraniellen Angiome. In: Hopf HCH, Poeck K, Schliack H (Hrsg) Neurologie in Praxis und Klinik, Bd II. Thieme, Stuttgart

Langfitt TW, Weinstein JD, Kassell NF (1964) Transmission of increased intracranial pressure within the supratentorial space. J Neurosurg 21:998–1005

Laplane D, Escourolle R, Degos JD, Sauron B, Massiou H (1982) La négligence motrice d'origine thalamique. A propos de deux cas. Rev Neurol (Paris) 138:201–211

Lasch HG, Schöndorf T (1980) Diagnosis and control of bleeding disorders. In: Pia HW, Langmaid C, Zierski J (eds) Spontaneous intracerebral haematomas. Springer, Berlin Heidelberg New York

Laster DW, Moody DM, Ball MR (1978) Resolving intracerebral hematoma: Alteration of the "ring sign" with steroid. Am J Roentgenol 130:935–939

Lattore E, Delitala A, Sorano V (1978) Hematoma of the quadrigeminal plate. J Neurosurg 49:610

Lavi E, Rothman S, Reches A (1981) Primary pontine hemorrhage with complete recovery. Arch Neurol 38:320

Lazaro RP, Messer HD, Brinker RA (1981) Intracranial hemorrhage associated with meningioma. Neurosurgery 8:96–101

Lazorthes G (1956) L'hémorrhagie cérébrale vue par le neurochirurgien. Raport présenté á la réunion de la Societé de Neuro-Chirurgien de Langue Francaise. Masson, Paris

Lazorthes G (1961) Vascularisation et circulation cérébrale. Masson, Paris

Leblanc R, Ethier R (1981) The computerized tomographic appearance of angiographically occult arteriovenous malformations of the brain. Can J Neurol Sci 8:7–13

Leblanc R, Ethier R, Little JR (1979) Computerized tomography findings in arteriovenous malformations of the brain. J Neurosurg 51:765–776

Lee SS, Stemmermann GN (1978) Congophilic angiopathy and cerebral hemorrhage. Arch Pathol Lab Med 102:317–321

Lehv MS, Salzman EW, Silen W (1970) Hypertension complicating carotid endarterectomy. Stroke 1:307

Lennington BR, Laster DW, Moody DM, Ball MR (1979) Pre-enhancement ring density in resolving intracerebral hematomas. Comp Tomogr 3:105–109

Lepore FE, Gulli V, Miller DC (1985) Neuroophthalmological findings with neuropathological correlation in bilateral thalamic-mesencephalic infarction. J Clin Neuroophthalmol 5:224–228

Levine M, Hirsh J (1986) Hemorrhagic complications of long-term anticoagulant therapy for ischemic cerebral vascular disease. Stroke 17:111–116

Lhermitte J (1936) Symptomatologie de l'hémorrhagie du thalamus. Rev Neurol (Paris) 65:89–94

Lidell JA (1873) Treatise on apoplexy. Wiliam Wood, New York

Liebermann A, Hass WK, Pinto R, Isom WO, Kupfersmith M, Bear G, Chase R (1978) Intracranial hemorrhage and infarctions in anticoagulated patients with prosthetic valves. Stroke 9: 18–24

Liechty EA, Myerberg DZ, Mullett MD, Jenkins JJ (1986) Fatal intracranial hemorrhage secondary to isoimmune thrombocytopenia. W Va Med J 82:125–127

Little JR, Blomquist GA, Ethier R (1977) Intraventricular hemorrhage in adults. Surg Neurol 8:143–149

Little JR, Tubman DE, Ethier R (1978) Cerebellar hemorrhage in adults: Diagnosis by computerized tomography. J Neurosurg 48:575–579

Little JR, Dial B, Belanges G, Carpenter S (1979) Brain hemorrhage from intracranial tumor. Stroke 10:283–288

Lodder J (1984) CT-detected hemorrhagic infarction; relation with the size of the infact, and the presence of midline shift. Acta Neurol Scand 70:329–335

Lodder J, Krigne-Kubat B, Broekman B (1986) Cerebral hemorrhagic infarction at autopsy: Cardial embolus cause and the relationship to the cause of death. Stroke 4:626–629

Loeliger EA (1980) Drugs affecting blood clotting and fibrinolysis. In: Dukes MN (eds) Side effects of drugs. Excerpta Medica, Amsterdam

Löhr E, Grote W, Weichert HC, Fiebach O, Brock M (1977) Die Computertomographie bei intrakraniellen Blutungen. Radiologie 17:177

Lu SM, Hsi MS, Ryu SJ, Chee CY (1982) Primary pontine hemorrhage: A correlation between CT and clinical findings. J Formosan Med Assoc 81:731–737

Luce H (1899) Zum Kapitel der Pons-Haemorrhagien. Dtsch Z Nervenheilkd 15:327–363

Luessenhop AJ, Shevlin WA, Ferrero AA, McCulough DC, Barone BM (1967) Surgical management of primary intracerebral hemorrhage. J Neurosurg 27:419, 427

Luria AR (1977) On quasi-aphasic speech disturbances in lesions of the deep structures of the brain. Brain Lang 4:432–459

Macaulay VM, Crawford PJ, McKeran RO (1985) Atrial myxoma presenting with cerebral haemorrhage. Postgrad Med J 61:331–332

Magoun HW, Ranson SW, Hetherington A (1938) Descending connections from the hypothalamus. Arch Neurol Psychiat (Chic) 39:1127–1149

Maiuri F, D'Andrea F, Gallicchio B, Carandente M (1985) Intracranial hemorrhages in metastatic brain tumors. J Neurosurg Sci 29:37–41

Mandybur TI (1975) The incidence of cerebral amyloid angiopathy in Alzheimer's disease. Neurology 25:120–126

Mandybur TI (1977) Intracranial hemorrhage caused by metastatic tumors. Neurology 27:650–655

Mandybur TI, Bates SRD (1978) Fatal massive intracerebral hemorrhage complicating cerebral amyloid angiopathy. Arch Neurol 35:246–248

Mann H, Kozic Z, Boulos M (1983) CT of lightning injury. AJNR 4:976–977

Margolis G, Odom GL, Woodhall B, Bloor BM (1951) The role of small angiomatous malformations in the production of intracerebral haematomas. J Neurosurg 8:564–575

Markel A, Nagler A, Yoffe G, Aboud L, Brook GJ (1986) Acute myelofibrosis with associated intracerebral haemorrhage. Acta Haematol (Basel) 75:38–39

Masdeu JC, Rubino FA (1984) Management of lobar intracerebral hemorrhage, medical or surgical. Neurology 34:381

Masiyama S, Nitzuma H, Suzuki J (1985) Pontine haemorrhage: a clinical analysis of 26 cases. J Neurology Neurosurg Psychiatr 48:658–662

Mastaglia FL, Edis B, Kakulas BA (1969) Medullary hemorrhage: A report of two cases. J Neurol Neurosurg Psychiatr 32:221–225

Matsuhado Y, Sakurama N (1980) Putaminal ICH with regard to its size in CT scanning. In: Pia HW, Langmaid C, Zierski J (eds) Springer, Berlin Heidelberg New York

Matsumoto N, Whisnant JP, Kurland LT, Okazaki H (1973) Natural history of stroke in Rochester, Minnesota, 1955 through 1969: An extension of a previous study, 1945. Stroke 4:20–29

Mayer K, Aichner F, Bauer G, Fischer J, Pallna A (1979) Neurologie and Computertomographie bei nichttraumatischen intracerebralen Hämatomen (Bericht über 100 Fälle). In: Rugner H, Schnaberth G (Hrsg) Fortschritte der technischen Medizin in der neurologischen Diagnostik und Therapie. Gemeinsame Arbeitstagung der Deutschen Gesellschaft für Neurologie und der Gesellschaft Österreichischer Nervenärzte und Psychiater

McCallum JE, Ladolce D, Boehnke M (1978) CT-scan in intraventricular hemorrhage: Correlation of clinical findings with computerized tomographic scans of the brain. Neurosurgery 3:22–25

McConnell TH, Leonard JS (1967) Microangiomatous malformations with intraventricular hemorrhage. Neurology (Minneap) 17:618–620

McCormick WF, Nofzinger JD (1966) "Cryptic" vascular malformations of the central nervous system. J Neurosurg 24:865–875

McCormick WF, Rosenfield DB (1973) Massive brain hemorrhage: A review of 144 cases and an examination of their causes. Stroke 4:946–954

McCormick WF, Hardman JM, Boulter TR (1968) Vascular malformations ("angiomas") of the brain, with special reference to those occuring in the posterior fossa. J Neurosurg 28:241–251

McFarling D, Roth LJ, Heilman KM (1982) Transcortical aphasia in ischaemic infarcts of the thalamus: A report of two cases. J Neurol Neurosurg Psychiatry 45:107–112

McHenry LC (1969) Garrison's history of neurology. Thomas, Springfield/Ill.

McKissock W, Richardson A, Taylor J (1959) Primary intracerebral hemorrhage, results of surgical treatment in 244 consecutive cases. Lancet II:683–686

McKissock W, Richardson A, Walsh LS (1960) Spontaneous cerebellar hemorrhage: A study of 34 consecutive cases treated surgically. Brain 83:1–9

McKissock W, Richardson A, Taylor J (1961) Primary intracerebral hemorrhage: A controlled trial of surgical and conservative treatment in 180 unselected cases. Lancet II:221–226

Medelow AD, Bullock R, Teasdale GM, Graham DJ, McCulloch J (1984) Intracranial haemorrhage induced at arterial pressure in the rat. Part 2: Short term changes in local cerebral blood flow measured by autoradiography. Neurol Res 6:189–193

Melamed E, Korn-Lubetzki J, Reches A, Siew F (1978) Hemiballismus: Detection of focal hemorrhage in subthalamic nucleus by CT scan. Ann Neurol 4:582

Melamed N, Satya-Murti S (1984) Cerebellar hemorrhage. A review and reappraisal of benign cases. Arch Neurol 41:425–428

Messina AV (1976) Computed tomography: Contrast enhancement in resolving intracerebral hemorrhage. Ann J Roentgenol 127:1050–1052

Metter JE, Riege WH, Hanson WR, Camras LR, Phelps ME, Kuhl DE (1984) Correlations of glucose metabolism and structural damage to language function in Aphasia. Brain Lang 21:187–207

Michael JC (1932) Cerebellar apoplexy. Ann J Med Sci 183:687

Miller JD, Leech P (1975) Effect of mannitol and steroid therapy on intracranial volume-pressure relationships in patients. J Neurosurg 42:274–281

Miller-Fisher M (s. unter Fisher CM)

Millikan CH (1975) A classification and outline of cerebrovascular disease II. Stroke 6:565–616

Mitsuno T, Kanaya H, Shirakata S, Ohsawa T, Ishikawa Y (1966) Surgical treatment of hypertensive intracerebral hemorrhage. J Neurosurg 24:70–76

Miyagami M, Murakami T, Wahamatsu K, Hondo T, Tahendie T, Tsuvohawa T, Moriyasu N (1983) Experimental and clinical study on prognosis deteriorating factors in the acute state of intraventricular hemorrhage. Neurol Med Chir 21:75–83

Mizukami M, Tazawa T (1983) Theoretical background for surgical treatment in hypertensive intracerebral haemorrhage. In: Mizukami M, Kamaya H, Kogure KV, Yamor Y (eds) Hypertensive intracerebral haemorrhage. Raven Press, New York

Mizukami M, Niskigima M, Kin H (1981) Computed tomoraphic findings of good prognosis for hemiplegia in hypertensive putaminal hemorrhage. Stroke 12:648–652

Mohr JR, Sidman M (1975) Aphasia: Behavioral aspects. In: Reiser MF (eds) American handbook of psychiatry. Basic Books, New York

Mohr JP, Wattens WC, Duncan GW (1975) Thalamic hemorrhage and aphasia. Brain Lang 2:3–17

Mohr JP, Caplan LR, Melski JW et al. (1978) The harvard cooperative stroke registry: A prospective registry. Neurology 28:754

Mohr JP, Kase CS, Adamas RD (1983) Cerebrovascular disorders. In: Petersdorf RS (eds) Harrison's principles of internal medicine, 10th edn. McGraw-Hill, New York

Mohr JP, Kistler JP, Zabramski JM, Spetzler RF, Barnett HJM (1986) Intracranial aneurysms. In: Barnett HJM, Mohr JP, Stein BM, Yatsu FM (eds) Stroke pathophysiology diagnosis and management, Vol 2. Churchill Livingstone, Edinburgh

Mollien P, Schmitt HP (1980) Zur Häufigkeit und Pathogenese der Massenblutungen bei kongophiler Angiopathie in einem unausgewählten Obduktionsgut von über 16000 Fällen (1960–1974) In: Aktuelle Probleme der Neuropathologie, Bd IV. Facultas Wien

Morel-Maroger A, Metzger J, Bories J (1982) Les hématomes bénins du tronc cérébral chez les hypertendus artériels. Rev Neurol (Paris) 138:437

Morgagni GB (1961) De sedibus et causis morborum per anatomen indagatis libri quinque. Extyrographica Remondiana, Wien

Morie E, Yamadori A, Kudo Y, Tabuchi M (1984) Ataxic hemiparesis from small capsular hemorrhage. Arch Neurol 41:1050–1053

Müller HR, Wiggli U (1977) Cerebral, cerebellar and pontine hemorrhages. In: Du Boulay GH, Mosley JF (eds) Computed axial tomography in clinical practice. Springer, Berlin Heidelberg New York.

Müller RH, Wüthrich R, Wiggli U, Hünig R (1975) The contribution of computerized axial tomography to the diagnosis of cerebellar and pontine haematomas. Stroke 6:467–475

Murphy MS (1972) Successful evacuation of an acute pontine hematoma. J Neurosurg 37:224–251

Mutlu N, Berry RG, Alpers BJ (1963) Massive cerebral hemorrhage and pathological correlations. Arch Neurol 8:644–661

Naeser MA, Alexander MP, Helm-Estabrooks N (1982) Aphasia with predominatly subcortical lesion sites. Arch Neurol 39:2–14

Nasher HC, Nau HE, Reinhard V, Löhr E (1980) Computertomographische Befunde und Verlaufskontrolle bei konservativ behandelten intracerebralen Blutungen nicht traumatischer Genese. Radiologe 20:122–129

Nakajima K (1983) Clinicopathological study of pontine hemorrhage. Stroke 14:485–493

Nath FP, Nicholls D, Fraser RJA (1983) Prognosis in intracerebral hemorrhage. Acta Neurochir 67:29–35

Neumann MA (1960) Combined amyloid vascular changes and argyrophilic plaques in the central nervous system. J Neuropathol Exp Neurol 19:370–382

Neumann NU, Albert HH (1983) Das akute nicht traumatische intracerebrale Hämatom. Ergebnisse neurologischer Intensivbehandlung. Fortschr Med 101:1177–1182

Neumann PE, Mehler MF, Horoupian DS (1985) Primary medullary hypertensive hemorrhage. Neurology 35:925–928

New PFJ (1977) Computed tomography in the diagnosis of hemorrhagic stroke. In: Thompson RA, Green JR (eds) Advances in neurology. Raven Press, New York

New PFJ, Aronow S (1976) Attenuation measurements of whole blood and blood fractions in computed tomography. Radiology 121:635–640

New PFJ, Ojemann RG, Davis KR et al. (1986) MR and CT of occult vascular malformation of the brain. AJNR 7:771–779

Newland AC, Walter PH, Wylie JG, Colvin BT (1979) The diagnosis of intracranial hemorrhage in haemophilia by computerized axial tomography. Clin Lab Haematol 1:139, 145

Nilson B, Norrvin B, Chronquist S, Müller R (1978) Diagnosis and prognosis of small intracerebral haematomas. In: Meyer JS, Lechner H, Reivich M (eds) Cerebral vascular disease. Excerpta Medica, Amsterdam

Noetzel H, Jerusalem F (1965) Die Hirnnerven- und Sinusthrombose. Springer, Berlin Heidelberg New York

Norris JM, Eisen AA, Branch CL (1969) Problems in cerebellar hemorrhage and infraction. Neurology 19:1043

Ojemann RG, Heros RC (1983) Progress in cerebrovascular disease: Spontaneous brain hemorrhage. Stroke 14:468–475

Ojemann RG, Mohr JP (1976) Hypertensive brain hemorrhage. Clin Neurosurg 23:220–244

Ojemann RG, Hoyengak K, Ward A (1971) Prediction of short-term verbal memory disturbance after ventrolateral thalamotomy. J Neurosurg 35:203–210

Ojemann RG, Fedio P, van Buren JM (1968) Anomia from pulvinar and subcortical parietal stimulation. Brain 91:99–116

Oka K, Yamashita M, Sadoshima S, Tanaka K (1981) Cerebral haemorrhage in Moyamoya disease at autopsy. Virchows Arch [A] 392:247–261

Okazaki H, Reagang TJ, Campbell RH (1979) Clinicopathologic study of primary cerebral amyloid angiopathy. Mayo Clin Proc 54:22–31

Olivecrona H (1927) Die chirurgische Behandlung der Gehirntumoren. Eine klinische Studie. Springer, Berlin

Oppenheim H (1900) Disease of the nervous system. Lippincott, Philadelphia

Ostermann K, Radebold H, Illinger H (1985) Ältere Schlaganfallpatienten – Psychopathologische Befunde und Behandlungskonsequenzen. MMW 127:316–318

Ott BR, Zamani A, Kleefield J, Funkenstein HH (1986) The clinical spectrum of hemorrhagic infarction. Stroke 4:630–638

Ott KH, Kase CS, Ojemann RG (1974) Cerebellar hemorrhage: Diagnosis and treatment. A review of 56 cases. Arch Neurol 31:160–167

Overgaard J (1980) Cerebral blood flow in ICH. In: Pia HW, Langmaid C, Zierski J (eds) Spontaneous intracerebral haematomas. Springer, Berlin Heidelberg New York

Padt JP, DeReuck J, van der Eecken H (1973) Intracerebral hemorrhage as initial symptom of brain tumor. Acta Neurol Belg 73:241–251

Paillas JE, Alliez B (1973) Surgical treatment of spontaneous intracerebral hemorrhage immediate and long-term results in 250 cases. J Neurosurg 39:145–151

Papo I, Pasquini U, Salvolini U (1976) Subependymal brain stem haematomas: a report of two cases. Neuroradiology 11:279–282

Papo I, Janny P, Caruselli G, Colneti, Luongo A (1979) Intracranial pressure time course in primary intracerebral hemorrhage. Neurosurgery 4:504–511

Parkinson D, Bachers G (1980) Arteriovenous malformations: Summary of 100 consecutive supratentorial cases. J Neurosurg 53:285–299

Pasik P, Pasik T, Bender M (1969) The pretectal syndrome in monkeys. Disturbances of gaze and body posture. Brain 92:521–524

Patel DV, Shields MC (1980) Intraventricular hemorrhage in pituitary apoplexy. J Comput Assist Tomogr 3:829–831

Patel DV, Hier DB, Thomas CM, Hemmati M (1984) Intracerebral hemorrhage secundary to cerebral amyloid angiopathie. Radiology 151:397

Patten BM, Mendell J, Brunn B, Curtin W, Carter S (1972) Double blind study of the effects of dexamethasone on acute stroke. Neurology 22:377–383

Pauling L, Coryell C (1936) The magnetic properties and structure of hemoglobin, oxyhemoglobin and carboxyhemoglobin. Proc Mat Acad Sci 22:210–216

Paulson OB (1971) Cerebral apoplexy (stroke). Pathogenesis, pathophysiology and therapy as illustrated by regional blood flow measurement in the brain. Stroke 2:327–360

Pawlik G, Herholz K, Beil C, Wagner R, Wienhard K, Heiss WD (1985) Remote effects of focal lesions on cerebral flow and metabolism. In: Heiss WD (ed) Functional mapping of the brain in vascular disorders. Springer, Berlin Heidelberg New York Tokyo

Paxton R, Ambose G (1974) The EMI-sanner. A brief review of the first 650 patients. Br J Radiol 47:530–535

Payne HA, Maravilla KR, Livingstone A (1979) Recovery from primary pontine hemorrhage. Ann Neurol 4:557–558

Pedal J, Oehmichen M (1982) Trauma und intrazerebrale Blutung bei Leukosen. Med Welt 32:1017–1920

Percheron G (1976) Les artères du thalamus humain. Artères thalamiques paramédianes de l'artères basilaires communicantes. Rev Neurol (Paris) 132:309–324

Perret G, Nishioka H (1966) Report on the cooperative study of intracranial aneurysms and subarachnoid hemorrhage. Section VI: Arteriovenous malformation. J Neurosurg 25:467–490

Petrov B, Bonnel J (1975) Complications neurologiques des anticoagulants. Acta Neurol Belg 75:205–218

Pia HW (1959) Diagnose und Behandlung der spontanen intrazerebralen Massenblutung. Acta Neurochir 7:425, 439

Pia HW (1966) Diagnose und Therapie intraventrikulärer Blutungen. In: Klinische Erfahrungen bei Hirnstammprozessen. Acta 25, Conventus Neuropsych et EEG Hungarici, Budapest

Pia HW (1968) The diagnosis and treatment of intraventricular hemorrhages. In: Luyendijk W (ed) Progress in brain research. Cerebral circulation, Vol 30. Elsevier, Amsterdam

Pia HW (1972) The surgical treatment of intracerebral and intraventricular haematomas. Acta Neurochir 27:149–164

Pia HW (1975) The acute treatment of cerebral arteriovenous angiomas associated with haematomas. In: Pia HW, Gleave JRW, Grote E, Zierski J (eds) Cerebral angiomas – Advances in diagnosis and therapy. Springer, Berlin Heidelberg New York

Pia HW (1979) Die operative Behandlung der spontanen intrazerebralen Blutungen. Neurol Psychiatr 5:356–364

Pia HW (1980) Cerebral aneurysms. In: Pia HW, Langmaid C, Zierski J (eds) Spontaneous intracerebral haematomas. Springer, Berlin Heidelberg New York

Pia HW, Langmaid C, Zierski J (1980) Spontaneous intracerebral haematomas. Advances in diagnosis and therapy. Springer, Berlin Heidelberg New York

Pick L (1910) Über die sogenannten miliären Aneurysmen der Hirngefäße. Berl Wiss Wschr 47:325–329, 382–386

Piek J, Lumenia CH (1983) Value of CT scan in the prognosis of spontaneous intracerebral hemorrhage into the venticular system. In: Jensen HP, Brock M, Klinger M (eds) Acute nontraumatic intracranial bleeding. Posterior fossa tumors in infancy. Springer, Berlin Heidelberg New York Tokyo

Piepgras U, Rieger P (1981) Thalamic bleeding. Neuroradiology 22:85–91

Pineda A (1977) Computed tomography in intracerebral hemorrhage. Surg Neurol 8:55–58

Piscol K (1986) Kraniales Aneurysmaleiden. In: Hopf HCH, Poeck K, Schliack H (Hrsg) Neurologie in Praxis und Klinik, Bd III. Thieme, Thieme, Stuttgart

Poeck (1983) Anosognosie und halbseitige Vernachlässigung. In: Hopf HCH, Poeck K, Schliack H (Hrsg) Neurologie in Praxis und Klinik, Bd I. Thieme, Stuttgart

Pozzati E, Grossi C, Padovani R (1982) Benign traumatic intracerebellar hematoma. J Neurosurg 56:691–694

Pressman BD, Kirkwood JR, Davis DO (1975) Posterior fossa hemorrhage localization by computed tomography. JAMA 232:932–933

Rad M von, Piscol K (1971) Parinaud'sches Syndrom und internukleäre Ophthalmoplegie bei raumforderndem Basilarisaneurymsa. Z Neurol 199:319

Ramirez-Lassepas M, Haus E, Lakurua DJ, Sackett L, Swoya J (1980) Seasonal (circuannual) periodicity of spontaneous intracerebral hemorrhage in Minnesota. Ann Neurol 8:539, 541

Ransohoff J, Derby B, Kricheff J (1971) Spontaneous intracerebral hemorrhage. Clin Neurosurg 18:247–265

Regli F, Jeamonod D (1979) Ursachen, Spontanverlauf und Prognose der Hirnblutungen. Aktuel Neurol 6:155–170

Regli F, von Sattel JP, Perentes E, Assal G (1981) Cerebral amyloid angiopathy: A clinicopathological study. Rev Neurol (Paris) 137:181–194

Reinhardt H, Huber E (1982) Intracranial hemorrhage under anticoagulant therapy. Acta Neurochir 62:124–128

Reulen HJ, Graham R, Fenske A, Tsuyumu M, Klatzo J (1976) The role of tissue pressure and bulk flow in the formation and resolution of cold-induced edema. In: Papius HM, Feindel W (eds) Dynamics of brain edema. Springer, Berlin Heidelberg New York

Rey-Bellet J (1960) Cerebellar hemorrhage: A neuropathologic study. Neurology 10:217–222

Reynolds AF, Harris AB, Ojemann GA, Turner PT (1978) Aphasia and left thalamus hemorrhage. J Neurosurg 48:570

Rhoton AL, Fujii K, Frada B (1979) Microsurgical anatomy of the anterior choroidal artery. Surg Neurol 12:171–187

Richardson A (1983) Spontaneous intracerebral hemorrhage. In: Ross Russell RW (ed) Vascular disease of the central nervous system. Churchill Livingstone, Edinburgh

Richardson A (1972) Spontaneous cerebellar haemorrhage. In: Vinken PJ, Bruyn GW (eds) Handbook of clinical neurology. Elsevier, New York

Roberson GH, Kase CS, Wolpow ER (1974) Teleangiectases and cavernous angiomas of the brainstem: "Cryptic" vascular malformations. Neuroradiology 8:83

Robinson JL, Hall CHS, Sedzimir CB (1974) Arteriovenous malformations, aneurysms and pregnancy. J Neurosurg 41:63–70

Roch Lecours A, Lhermitte F (1979) L'aphasie. Flammarion, Paris, pp 193–222

Roeltgen DP, Weimer GR, Patterson LF (1981) Delayed neurologic complications of left atrial myxoma. Neurology 31:8

Roig C, Carvajal A, Illa J (1982) Hemorrhagies mesencéphaliques isolées. Rev Neurol (Paris) 138:53

Roig C, Lopez-Pousa S, Ferrer J (1982) Bleeding in Syringobulbia. Eur Neurol 21:189–193

Ropper AH, Davis KR (1980) Lobar cerebral hemorrhage: Acute clinical syndromes in 26 cases. Am Neurol 8:141–147

Ropper AH, King RB (1984) Intracranial pressure monitoring in comatose patients with cerebral hemorrhage. Arch Neurol 41:725–728

Roosen N, Martin JJ, de la Porte C, van Vyve M (1985) Intracerebral hemorrhage due to cerebral amyloid angiopathy. J Neurosurg 63:965–969

Rose W (1948) Survival period of patients with cerebral hemorrhage dying in hospital. Lancet 255:561–563

Rosenberg NL, Koller R (1981) Computerized tomography and pure sensory stroke. Neurology 31:217–220

Rosenblath L (1918) Über die Entstehung der Hirnblutung bei dem Schlaganfall. Dtsch Z Nervenkr 61:10–143

Rosenblath L (1927) Über die apoplektiforme, nicht embolische und vorwiegend unblutige Hirnerweichung und über „Arteriocapillary-fibrosis". Z Klin Med 106:482–527

Rosenblum WI (1977) Miliary aneurysms and "fibrinoid" degeneration of cerebral blood vessels. Hum Pathol 8:133

Rosman KD (1986) The epidemiology of stroke in an urban black population. Stroke 4:667–669

Ross Russell RW (1963) Observations on intracerebral aneurysms. Brain 86:425

Ross Russell RW (1984) Pathological changes in small cerebral arteries causing occlusion and haemorrhage. J Cardiovasc Pharmacol 6:691–695

Rouchoux JA (1844) Du ramollissement du cerveau et de la curabilitée. Arch Gen Med 6:265

Rühl A (1927) Arteriosklerotische Gefäßruptur oder Spasmus als Ursache der apoplektischen Gehirnblutung? Path Anat 78:160–168

Russell DS (1954) The pathology of spontaneous intracranial haemorrhage. Proc Roy Med 47:689–704

Russell DS, Rubinstein LJ (1977) Pathology of tumors of the nervous system, 4. edn. Arnold, London

Russel EJ (1984) Complete ring on noncontrast CT could indicate aging hemorrhage. AJNR 4:997–998

Sacco RL, Wolf PA, Kannel WB, McNamara PM (1982) Survival and recurrence following stroke. The Framingham-Study. Stroke 13:290

Samarel A, Wright TL, Sergay S, Tyler HR (1976) Thalamic hemorrhage with speech disorder. Trans Am Neurol Assoc 101:283–285

Sand JJ, Biller J, Corbett JJ, Adams HP jr, Dunn V (1986) Partial dorsal mesencephalic hemorrhages: Report of three cases. Neurology 36:529–533

Sanders EA (1881) Study of primary, immediate or direct hemorrhage into the ventricules of the brain. Am J Med Sci 82:128

Sandhu HS, Friedmann GB (1979) Proton spin-spin relaxation time and hemoglobin content. J Clin Engl 4:357–362

Sandyk R (1985) Spontaneous pain, hyperpathia and wasting of the hand due to parietal lobe hemorrhage. Eur Neurol 24:1–3

Sano K (1979) Intracerebral haematomas. In: Pia HW, Langmaid C, Zierski J (eds) Cerebral aneurysms. Advances in diagnosis and therapy. Springer, Berlin Heidelberg New York, p 402

Sano K (1986) Persönliche Mitteilung

Sano K, Yoshida S (1980) Cerebellar hematomas. In: Pia HW, Langmaid C, Zierski J (eds) Spontaneous intracerebral haematomas. Springer, New York, pp 348–356

Sato M, Kyoshima K, Miyamato Y, Shino A, Handa J, Hazama F (1984) Intracerebral hemorrhage with Moyamoya disease: Source of hemorrhage in three patients. Arch Jpn Chir 53:463–472

Schaafsma S (1968) On the differential diagnosis between cerebral hemorrhage and infarction. J Neurol Sci 7:83–95

Schlote W (1965) Die Amyloidnatur der kongophilen drusigen Entartung der Hirnarterien (Scholz) im Senium. Acta Neuropathol (Berl) 4:449–468

Schmitt HP, Barz J (1980) Intrakranielle Blutungen bei kongophiler Angiopathie: Pathogenese, Inzidenz und forensisch-traumatologische Relevanz. Beitr Gerichtl Med 6:73–81

Schnapper RA (1982) Pontine hemorrhage presenting as ataxic hemiparesis. Stroke 13:518–519

Scholz W (1938) Die drusige Entartung der Hirnarterien und Capillaren. Z Ges Neuro Psych 162:694–715

Scholz W, Nieto D (1938) Studien zur Pathologie der Hirngefäße. I. Fibrose und Hyalinose. Z Ges Neuro Psych 162:675–693

Schuermann K, Meining G, Der apoplektische Insult. Lebensversicherungsmedizin 31:27–33

Schütz HJ (1985 a) Verlauf und Prongose spontaner intrazerebraler Hämatome. Habilitationsschrift im Fachbereich Humanmedizin der Justus-Liebig-Universität Gießen

Schütz HJ (1985 b) Klinik und Langzeitprognose spontaner Thalamushämatome. Fortschr Neurol Psychiatr 53:355–362

Schütz HJ (1987) Die Putamenhämatome. Nervenarzt 58:670–676

Schütz HJ, Oehler KU (1985) Die Bedeutung kardiovaskulärer Risikofaktoren für die Prognose spontaner intrazerebraler Hämatome. Nervenarzt 56:328–330

Schütz HJ, Hartmann A, Alberti E, Schreckenberg F (1982) Einfluß von Furosemid, Spironolacton und 6-Methylprednisolon auf den Liquordruck. Ein Beitrag zur Behandlung der Hirnödeme. Med Welt 33:1054–1058

Schütz HJ, Ziersky J, Agnoli A (1983) Rezidivierende spontane intrazerebrale Hämatome. In: Seitz D, Vogel P (Hrsg) Verhandlungen der Deutschen Gesellschaft für Neurologie, Bd II. Springer, Berlin Heidelberg New York Tokio

Schumacher M, Rossberg Ch, Stroeter P (1982) CT-Differentialdiagnose und Verlaufsuntersuchungen bei intrazerebralen Blutungen. Arch Psychiat Nervenkr 231:171–185

Schuster HP, Becker G, Prellwitz W, Weilemann LS, Schuster CL (1980) Überwachung der Blutgerinnung und Komplikationen bei Langzeittherapie mit Streptokinase. Infusionstherapie 7:260

Schwartz P (1930) Die Arten der Schlaganfälle des Gehirns und ihre Entstehung. Springer, Berlin

Schwartzman RJ; Hill JB (1982) Neurologic complication of disseminated intraventricular coagulation. Neurology 32:791–797

Scott BB, Seeger JF, Schneider RC (1973) Successful evacuation of a pontine hematoma secondary to rupture of a pathologically diagnosed "cryptic" vascular malformation. Case report. J Neurosurg 39:104–108

Scott M (1960) Neurosurgical treatment of spontaneous intracerebral hemorrhage. JAMA 172:889–895

Scott M (1975) Spontaneous intracerebral hematomas. Caused by cerebral neoplasms. J Neurosurg 42:338–342

Scott WR, New PFJ, Davis KR, Schnur JA (1974) Computerized axial tomography of intracerebral and intraventricular hemorrhage. Radiology 112:73–80

Scully RE, Mark EY, McNeely BU (1983) Case record of the Massachusetts General Hospital. Weekly clinicopathological exercises. Case 1949–1982. A 63-year old man with recurrent intracerebral hemorrhage. N Engl J Med 307:1507–1514

Selby G (1967) Stereotactic surgery for the relief of Parkinson's disease. An analysis of the results in a serie of 303 patients. J Neurol Sci 5:354–375

Serdaru M, Gray F, Mercand JJ, Escourolle R, Grumbach R (1980) Moyamoya disease and intracerebral hematoma. Neuroradiology 18:47–52

Serras AERA (1819) Nouvelles divisions des apoplexies. Ann Med Chir 1:246

Seto H, Nonaka N, Kuratsu J, Ito Y, Miura G, Matsukado Y (1984) Clinical features of hemorrhagic infarction. Neurol Med Chir (Tokyo) 24:706–711

Shafer SA, Bruum B, Richter RW (1983) The contribution of nonaneurysmal intracranial hemorrhage to stroke mortality in New York City Blacks. Stroke 4:928–932

Sheehan HL, Lynch JB (1973) Pathology of toxemia of pregnancy. Williams & Wilkins, Baltimore

Shenkin HA, Zavala M (1982) Cerebellar strokes: Mortality surgical indications and results of ventricular drainage. Lancet 21:429–432

Shizuka M, Nagata K, Yunoki K, Araki C, Mizukami M (1980) The relationship between clinical symptoms and extension of the hematoma on CT in patients with hypertensive thalamic hemorrhage. Jpn J Stroke 2:255–261

Shuey HM, Day AL, Quisling RG (1979) Angiographically cryptic cerebrovascular malformations. Neurosurgery 5:476–479

Silver FL, Norris JW, Lewis AJ, Hachinski VC (1984) Early mortality following stroke: A prospective review. Stroke 15:492–496

Silverstein AJ (1967) Primary pontine hemorrhage. Conf Neurol 29:33–46

Silverstein AJ (1978) Primary pontine hemorrhage. In: Vinken PJ, Bryn GW (eds) Handbook of clinical neurology, Bd XII. North-Holland, Amsterdam

Silverstein AJ (1979) Neurological complications of anticoagulation therapy. Arch Intern Med 139:217–220

Simmons KC, Sage MR, Reilly PL (1980) CT of intracerebral haemorrhage due to mycotic aneurysms – Case report. Neuroradiology 19:215–217

Singer JR, Crooks LE (1978) Some magnetic studies of normal and Leukemic blood. J Clin Engl 3:237–243

Sipponen JT, Sepponen RE, Sivula A (1983) Nuclear magnetic resonance (NMR) imaging of intracerebral hemorrhage in the acute and resolving phases. J Comput Assist Tomogr 7:954–955

Sipponen JT, Sepponen RE, Tanttu JI, Sivula A (1985) Intracranial hematomas studied by MR imaging at 0,17 and 0,02 T. J Comput Assist Tomogr 9:698–704

Smythe SE, Stern K (1938) Tumors of the thalamus. A clinico-pathological study. Brain 61:23–374

Snyder M, Renaudin J (1977) Intracranial hemorrhage associated with anticoagulation therapy. Surg Neurol 7:31–34

Solomon RA, Loftus CM, Quest DO, Correll JW (1986) Incidence and etiology of intracerebral hemorrhage. Following carotid endarterectomy. J Neurosurg 64:29–34

Som PM, Patel S, Nakagawa H, Anderson PJ (1979) The iron rim sign. J Comput Assist Tomogr 3:109–112

Spatz H (1939) Pathologische Anatomie der Kreislaufstörungen des Gehirns. Z Neurol 167:301–351

Squire LR, Morre RY (1979) Dorsal thalamic lesion in a noted case of human memory dysfunction. Ann Neurol 6:503–506

Stanley LD, Suss RA (1985) Intracerebral hematoma secundary to lightning stroke: Case report and review of literature. Neurosurgery 16:686–688

Steegman AT (1951) Primary pontine hemorrhage. J Nerv Mental Dis 114:35–65

Stehbens WE (1972) Pathology of the cerebral blood vessels. Mosby, St. Louis, pp 131–155

Steiger HJ, Tew JM (1984) Hemorrhage and epilepsy in cryptic cerebrovascular malformations. Arch Neurol 41:722–724

Stein RW, Kase C, Hier DB (1984) Caudate hemorrhage, abstracted. Neurology 33:165

Steiner J, Gomori JM, Melamed E (1984) The prognostic value of the CT scan in conservativly treated patients with intracerebral hematoma. Stroke 15:279–282

Steiner L, Bergvall U, Zwetnow N (1975) Quantitative estimation of intracerebral and intraventricular haematoma by computertomography. Acta Radiol 36:143–154

Steudel WJ, Hopp G, Hacken H (1983) The significance of the size of an intracerebral haematoma for treatment and prognosis. In: Jensen HP, Brock M, Klinger M (eds) Acute non-traumatic intracranial bleeding, posterior fossa tumors in infancy. Springer, Berlin Heidelberg New York Tokio

Stokes GS (1982) Hypertension and alcohol: Is there a link? J Chronic Dis 35:759–762

Sundt TMJR, Sharbrough RW, Piepgras DG (1983) The significance of cerebral blood flow measurements during carotid endarterectomy. In: Bergan II, Yao IST (eds) Cerebrovascular insufficiency. Grune & Stratton, New York, pp 287–307

Sundt TMJR, Sharbrough RW, Piepgras DG, Kearns TP, Messick JMJR, O'Gallon WM (1986) Correlation of cerebral blood flow and electroencephalographic changes during carotid endarterectomy. With results of surgery and hemodynamics of cerebral ischemia. Mayo Clin Proc 56:533–543

Suzuki J (1986) Persönliche Mitteilung

Suzuki J, Ebina T (1980) Sequential changes in tissue surrounding ICH. In: Pia HW, Langmaid C, Zierski J (eds) Spontaneous intracerebral haematoma. Springer, Berlin Heidelberg New York

Swensen SJ, Keller PL, Berquist TH, Mcleod RA, Stephens OH (1985) Magnetic resonance imaging of hemorrhage. AJR 145:921–927

Takamiya Y, Toya S, Otani M, Inoue H, Oku S, Takenaka N (1985) Wilm's tumor with intracranial metastases presenting with intracranial hemorrhage. Childs Nerv Syst 1:291–494

Takebayashi S, Kaneko M (1983) Electron microscopic studies of ruptured arteries in hypertensive intracerebral hemorrhage. Stroke 14:28–30

Takeuchi K, Shimizu K (1957) Hypoplasia of the bilateral internal carotid arteries. Brain Nerve (Tokyo) 9:37–43

Tanaka H, Ueda Y, Hayashi M et al. (1982) Risk factors for cerebral hemorrhage and cerebral infarction in a Japanese rural community. Stroke 13:67–73

Tanaka Y, Nishiya M, Suematsu K, Natcamura J (1983) Pontine hemorrhage. In: Hizukami M, Kanaya H, Kogure K, Yamoni Y (eds) Hypertensive intracranial hemorrhage. Raven Press, New York

Tanaka Y, Furuse M, Iwasa H, Masuzawa T, Saito K, Sato F, Mizuno Y (1986) Lobar intracerebral hemorrhage: Etiology and a long-term following-up study of 32 patients. Stroke 17:51–57

Tapia FK, Kase CS, Sawyer RH, Mohr JP (1983) Hypertensive putaminal hemorrhage presenting as pure motor hemiparesis. Stroke 14:505–506

Tazawa T, Mizukami M, Kawage T, Usami T (1981) The relationship between intracranial pressure and regional blood flow in hypertensive intracerebral hemorrhage. J Cereb Blood Flow Metab 1:545–546

Terao H, Hori T, Matsutani M (1979) Detection of cryptic vascular malformations by computerized tomography. Neurosurgery 51:546–557

Terry RD, Gonates NK, Weiss M (1964) Ultrastructural studies in Alzheimer's presenile dementia. Am J Pathol 44:269–297

Theodore WH, Striar J, Burger A (1979) Nonsurgical treatment of cerebellar hematoma. Mt Sinai J Med (NY) 46:328–332

Thomas SR, McLennan JE, Keseiakes JG, Neff R (1980) Intracranial blood clot volume and geometric parameters determined for CI image. Radiology 133:741–746

Thulborn KR, Waterton JC, Matthews PM, Radda GK (1982) Oxygenation dependence of the transverse relaxation time of water protons in whole blood at high field. Biochim Biophys Acta 714:265–270

Tomonaga M (1977) Cerebral bleeding in the high-aged persons; special reference on the relationship to congophilic angiopathy. Jpn J Geriatr 14:188–194

Toole JF, Patel AN (1974) Cerebrovascular disorders. McGraw-Hill, New York

Torack RM (1975) Congophilic angiopathy complicated by surgery and massive hemorrhage. Am J Pathol 81:349–366

Towne JB, Bernhard VM (1980) The relationship of postoperative hypertension to complication following carotid endarterectomy. Surgery 88:575–580

Tribble CG, Persing JA, Morgan RF, Kennedy JG, Edlich RF (1984) Lightning injury. Curr Concepts Trauma Care 7:5–10

Tsementzis SA, Gill JS, Hitchcook ER, Gill SK, Beevers DG (1985) Diurnal variation of and activity during the onset of stroke. Neurosurgery 17:901–904

Tuhrim S, Yang W, Rubinowitz H, Weinberger J (1982) Primary pontine hemorrhage and the dysarthria-clumsy hand syndrome. Neurology 32:1027–1028

Turner DA, Howe JF (1982) Cerebellar hemorrhage as evaluated by computerized tomography. West J Med 136:198–202

Tyler H, Johnson P (1972) Case records of the Massachusetts General Hospital 36. N Engl J Med 287:506–512

Tyler KL, Poletti CE, Heros R (1982) Cerebral amyloid angiopathy with multiple intracerebral hemorrhages. J Neurosurg 57:286–289

Uexküll T von, Wick E (1962) Die Situationshypertonie. Arch Kreislaufforsch 39:236

Ufferback RA (1971) Hemorrhagic cerebrovascular disease. In: Baker AB, Baker HL (eds) Clinical Neurology, Bd I. Harper & Row, New York

Valenstein E, Heilman KM (1981) Unilateral hypokinesia and motor extinction. Neurology 31:445–448

Victor M, Adams R, Collins G (1971) The Wernicke-Korsakow syndrome. Davis, Philadelphia

Vignolo LA (1984) Aphasia associated with computed tomography scan lesions outside Broca's and Wernicke's areas. In: Clifford Rose F (ed) Progress in aphasiology. Raven Press, New York

Vinters HV (1987) Cerebral amyloid angiopathy. A critical review. Stroke 18:311–324

Vinters HV, Gilbert JJ (1983) Cerebral amyloid angiopathy: Incidence and complications in the aging brain II. The distribution of amyloid vascular changes. Stroke 14:924–928

Waga S, Yamamoto Y (1983) Hypertensive putaminal hemorrhage: Treatment and results. Is surgical treatment superior to conservative one? Stroke 4:480–484

Waga S, Okada M, Yamamoto Y (1979) Reversibility of Parinaud syndrome in thalamic hemorrhage. Neurology 23:407

Wagle WA, Smith TW, Weiner M (1984) Intracerebral hemorrhage caused by cerebral amyloid angiopathy: Radiographic-pathologic correlation. AJNR 5:171–176

Wakai S, Yamakawa K, Manak S, Takakura K (1982) Spontaneaus intracranial hemorrhage caused by brain tumors: Its incidence and clinical significance. Neurosurgery 10:437–444

Walker AM, Jick H (1980) Predictors of bleeding during heparin therapy. JAMA 244:1209

Waller JD, Greenberg JH, Lewis CW (1976) Heriditary hemorrhagic teleangiectasia with cerebrovascular malformations. Arch Dermatol 112:49–52

Walshe TM, Davis KR, Fisher CM (1977) Thalamic hemorrhage: A computed tomographic – clinical correlation. Neurology 27:217–222

Waltimo O (1973) The relationship of size, density and localization of intracranial arterious malformations to the type of initial symptom. J Neurol Sci 19:13

Watson RT, Heilman KM (1979) Thalamic neglect. Neurology 29:690–694

Watson RT, Valenstein EV, Heilman KM (1981) Thalamic neglect. Possible role of the medial thalamus and nucleus reticularis in behaviour. Arch Neurol 38:501–506

Weerd AW (1980) The prognosis of intraventricular hemorrhage. J Neurol 222:46–51

Weis SR, Raskind R, Morganstern NL (1970) Intracerebral and subarachnoid hemorrhage following use of methamphetamine ("speed"). Int Surg 53:123–127

Weisberg LA (1979) Computerized tomography in intracerebral hemorrhage. Arch Neurol 36:422–426

Weisberg LA (1980) Peripheral ringenhancement in supratentorial intracerebral haematoma. Comput Tomogr 4:145–154

Weisberg LA (1984) Caudate hemorrhage. Arch Neurol 41:971–974

Wepfer JJ (1658) Observationes anatomicae, ex cadaveribus eorum, quos sustulit apoplexia, cum exercitatione de eius loco affecto. Joh. Caspari Suteri, Schaffhausen

Westphal K (1932) Über die Entstehung und Behandlung der Apoplexia sanguinea. Dtsch Med Wschr 58:685

Whisnant JP (1984) The decline of stroke. Stroke 15:160–168

Whisnant JP, Fitzgibbons JP, Kurland LT, Sayse GP (1971) Natural history of stroke in Rochester Minnesota 1945 through 1954. Stroke 2:11–22

Whisnant JP, Niall EF, Cartlidge MB, Elveback LR (1978) Carotid and vertebral basilar transient ischemic attacks. Effect of anticoagulants, hypertension, and cardial disorders on survival and stroke occurence – A population study. Ann Neurol 3:107

Wiggins WS, Moody DM, Toole JF, Laster DW, Ball MR (1978) Clinical and computerized tomographic study of hypertensive intracerebral hemorrhage. Arch Neurol 35:832–833

Wilkins RH, Brody IA (1969) The thalamic syndrome (neurological classics XVIII). Arch Neurol 20:559

Yarnell PR (1977) „Speed": Headache and hematoma. Headache 17:69–70

Yates PO (1977) Vascular disease of the central nervous system. In: Blackwood W, Corsellis JAN (eds) Greenfield's neuropathology. Year Book Medical Publ, Chicago

Zabel D (1910) Plötzliche Blutdruckschwankungen und ihre Ursachen. MMW 57:2278

Zimmerman HM (1949) Cerebral apoplexy: Mechanism and differential diagnosis. NY State J Med 49:2153–2157

Zimmerman RA, Bilaniuk CT (1980) Computed tomography of acute intratumoral hemorrhage. Neuroradiology 135:355–359

Zimmerman RA, Bilaniuk LT, Hackney DB, Goldberg HI, Grossman RI (1986) Head injury: Early results of comparing CT and high-field MR. AJNR 7:764

Zimmerman RD, Leeds NE, Naidich TP (1977) Ringblush associated with intracerebral hematoma. Radiology 122:707

Zipp A, James TL, Kuntz ID, Shohet SB (1976) Water proton magnetic resonance studies of normal and sickle erythrocytes: Temperamenture and volume dependence. Biochim Biophys Acta 428:291–303

Zoll JG (1969) Transient anosognosia associated with thalatomy: Is it caused by proprioceptive loss? Confin Neurol 31:48–55

Zschocke ST (1974) Pathogenese epileptischer Reaktionen beim arteriovenösen Angiom des Gehirns. Beitrag zur Frage epileptischer Reaktionen bei zerebralen Durchblutungsstörungen. Fortschr Neurol Psychiatr 42:433–453

Zuccarello M, Javicoli R, Pardatschwer K (1980) Primary brainstem hematomas, diagnosis and treatment. Acta Neurochir 54:45

Zuccarello M, Andrioli GG, Trinicia G, Pardatscher K (1983) Spontaneous intracerebral haematomas. Aspects of treatment. Zentrabl Neurochir 44:209–213

Zülch KJ (1961) Die Pathogenese von Massenblutungen und Erweichungen. In: Tönnis W, Marguth F (Hrsg) Kreislaufstörungen des Zentralnervensystems. Springer, Wien

Zülch KJ (1971) Pathological aspects of cerebral accidents in arterial hypertension. Acta Neurol Belg 71:196–220

Sachverzeichnis